神奇的姜黄素 MIRACULOUS CURCUMIN

姜黄素应用于肿瘤防控的最新研究

Advances of Curcumin in Cancer Prevention and Control

许东晖　梅雪婷　主编

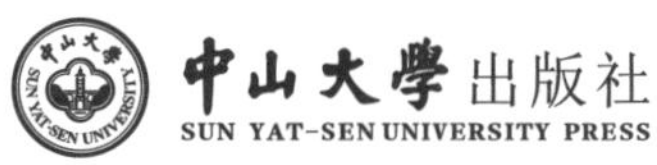

· 广州 ·

图书在版编目（CIP）数据

神奇的姜黄素：姜黄素应用于肿瘤防控的最新研究/许东晖，梅雪婷主编．—广州：中山大学出版社，2020.1
ISBN 978-7-306-06788-3

Ⅰ.①神…　Ⅱ.①许…　②梅…　Ⅲ.①姜黄—应用—肿瘤—防治—研究
Ⅳ.①R73

中国版本图书馆CIP数据核字（2019）第279000号

Shenqi De Jianghuangsu—— Jianghuangsu Yingyong Yu Zhongliufangkong De Zuixin Yanjiu

出 版 人：王天琪
策划编辑：鲁佳慧
责任编辑：谢贞静
封面设计：刘　犇
责任校对：梁嘉璐
责任技编：何雅涛
出版发行：中山大学出版社
电　　话：编辑部 020-84110779，84110283，84111997，84110771
　　　　　发行部 020-84111998，84111981，84111160
地　　址：广州市新港西路135号
邮　　编：510275　　传　　真：020-84036565
网　　址：http：//www.zsup.com.cn　E-mail：zdcbs@mail.sysu.edu.cn
印 刷 者：佛山市浩文彩色印刷有限公司
规　　格：787mm×1092mm　1/16　10.25印张　260千字
版次印次：2020年1月第1版　2020年1月第1次印刷
定　　价：63.00元

本书编委会

主　编　许东晖　梅雪婷

编　委　王家胜　薛　冰　麦智聪

孙文佳　吴日辉　薛　婷

张加宝　林彩霞　许实波

主编简介

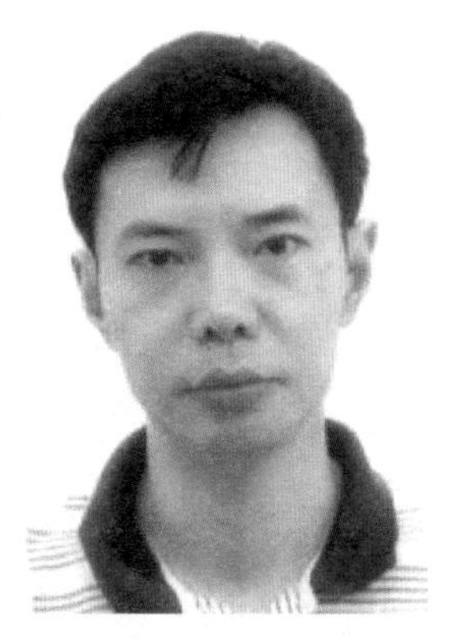

许东晖，博士研究生导师，研究方向为中药与海洋活性产物的新药研究与开发。

现任中山大学生命科学学院中药与海洋药物实验室主任，中国药理学海洋药物药理专业委员会委员，广东省实验动物学会常务理事，广东省毒理学会常务理事，广东省食品学会常务理事。2000 年获“南粤优秀教师（教坛新秀）”称号，2004 年被列为教育部“新世纪优秀人才支持计划”培养对象，获第九届霍英东教育基金会青年教师基金资助，“大海马的工厂化健康养殖与开发”项目获广东省科技进步二等奖（第二获奖者）。

在 *Toxicology*、*Pharmacology*、*Environmental Toxicology and Pharmacology*、*Ecotoxicology and Environmental Safety*、*Toxicology and Applied Pharmacology*、*Food and Chemical Toxicology*、*Biochemistry Toxicology* 等期刊发表论文 20 余篇，获中国发明专利 19 项、美国发明专利 1 项。主持完成 2001 年、2003 年、2006 年国家海洋高科技（863）项目，出版《海洋生物制药》。

课题组依托中山大学有害生物控制与资源利用国家重点实验室，从海洋天然产物、中药活性物质的筛选、结构修饰、药理评价、毒理分析、应用开发等角度开展系统研究。主要研究方向为：姜黄素及其衍生物在抗肿瘤治疗中的增效减毒作用及机理研究；姜黄素及其衍生物对代谢病的防治作用及机理研究；海洋活性物质对泌尿-生殖系统疾病的治疗及机理研究，利用专利技术开展海马活性物质治疗良性前列腺增生及肾衰研究；有益元素及其衍生物对重金属中毒的减毒及拮抗作用研究。

序

中国恶性肿瘤新发病例和死亡病例分别占全球的23.7%和30.2%，在全球185个国家或地区中，中国的恶性肿瘤发病率、死亡率位居中等偏上水平，部分消化道肿瘤如食管癌、胃癌、肝癌等恶性肿瘤的发病和死亡人数约占全球的50%，整体防控形势严峻。

肿瘤是全身性疾病，调节抗肿瘤微环境的药物应具有广谱、双向、低毒、高效的特点，而不应只关注肿瘤本身。中医具有辨证论治、整体观念、适宜技术多样化等特点，倡导"未病先防、既病防变、瘥后防复"的理念，"治未病"理论与方法在肿瘤防治上具有较大的优势。中医药是肿瘤防治的重要组成部分，特点在于整体性、平衡性、多系统、多靶点。中医认为姜黄具有破血行气、通经止痛的功效，可用于治疗胸胁刺痛、闭经等。现代研究证实，姜黄素是姜黄中的主要活性成分，在抗炎、抗氧化、抗微生物、抗肿瘤等方面具有药理作用，对心血管系统、消化系统、呼吸系统、神经系统疾病等具有显著的预防和治疗作用，姜黄素能预防皮肤、口腔、肠道和结肠的肿瘤发生，是目前被广泛研究并清楚定义的具有化学防癌作用的植物化合物，被列入第三代癌化学预防药。

"药食同源"是我国劳动人民在食物和药物发现中总结的智慧结晶，体现了食物的药用功能。药食同源中药大多具有抗氧化活性，是开发抗氧化食品资源和寻找抗肿瘤药物比较好的来源。

姜黄作为一种药食同源的传统中药材，在中国及印度已使用有上千年，为咖喱提供特殊的色素和香味，并收载于《中华人民共和国药典》。目前，国内尚无姜黄药物产品上市，国外也仅有一些保健食品面市，这制约了姜黄产业的发展，与姜黄传统药理作用的发挥相差甚远。国内公开出版了姜黄种植、加工方面的著作，如《姜黄生产加工适宜技术》《姜黄资源高值化开发与利用》，对姜科植物的植物分类学著作《中国药用姜科植物》《中国姜科植物资源》，姜黄素药理相关著作《姜黄素与肾脏疾病》，但都未系统介绍姜黄及其姜黄素药理作用，特别是抗肿瘤药理作用未见相关专著。

姜黄素作用靶点的多样性增加了药理效果的复杂性，其对多数肿瘤细胞的抑制和杀伤能力得到普遍认可，这与其对正常细胞具有较低毒性有一定的矛盾，使姜黄素并未被推荐为明确抗癌作用药物。另外，姜黄素配合放疗和一线化疗药物（如阿霉素、顺铂等）可以起到增敏作用，继而降低治疗的副作用，提高病人生存质量，但其中机制并没有被充分阐明。根据近年姜黄素在肿瘤治疗方面的临床前、Ⅰ期、Ⅱ期研究结果，可以认为姜黄素将在战胜肿瘤的过程中大放异彩。

本书重点介绍姜黄素在肿瘤治疗相关应用的研究成果和分子机制，揭示姜黄素的作用靶点，为姜黄素及中药天然产物相关研究提供参考。关于胃肠肿瘤的研究，本书介绍了先期研究，阐明了姜黄素固体分散体对胃溃疡的治疗作用及机理，为后续研究提供参考。本书图文并茂、内容新颖，较好地反映了姜黄素相关研究进展。相信本书的出版，会对促进姜黄素治疗肿瘤的研究起到积极作用。

本书的出版受广东省自然科学基金项目（编号 2013A022100025）、广州市南山自然科学学术交流基金会和广州市合力科普基金会的资助。

本书难免存在疏漏、不当甚至错误之处，敬请读者斧正。

许东晖
2019 年夏于广州康乐园

目　录

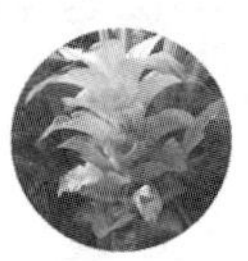

第一章 肿 瘤

第一节 肿瘤及其防控形势

21 世纪以来，恶性肿瘤仍然是极大危害人类生命健康的严重疾病，很可能将成为全球头号杀手，成为每个国家增加预期寿命的重要障碍之一。从世界范围看，肿瘤的流行情况绝不令人乐观，2018 年估计有 1 810 万新癌症和 960 万癌症死亡病例[1,2]。肺癌作为最常见癌症，高居发病率与死亡率之首位，发病率紧随其后的是女性乳腺癌、前列腺癌和结直肠癌，高死亡率排序为结直肠癌、胃癌和肝癌[2]。以美国为例，2018 年，美国有 170 余万新发癌症病例，死亡人数则在 61 万左右[3]，在男性中，前列腺癌、肺癌与结直肠癌名列前三，这三种癌症占总发病比例的 42%，仅前列腺癌就占 20%；对女性来说，前三则是乳腺癌、肺癌与结直肠癌，特别是乳腺癌，占据新发病例的 30%。根据报告中的数据[3]，男性一生中被诊断为癌症的概率为 39. 7%，而女性为 37. 6%；因癌症四大杀手——肺癌、乳腺癌、前列腺癌和结直肠癌致死病例人数占所有因癌症死亡人数的 45%，其中 25% 归罪于肺癌。2016 年，美国男性肺癌死亡人数比女性高出 20%，但是女性死亡人数可能将在 2045 年实现反超，女性肺癌应当引起更多的重视[4]。

现代社会中，贫穷地区居民更容易受到癌症风险因素的影响，比如美国贫困地区居民的吸烟和肥胖率是富裕地区的 2 倍[5]。另外，贫穷还往往意味着较低的筛查率[6]、更晚的诊断时间[7]，以及更低的医疗质量。我国正处于由发展中国家高发癌谱向发达国家高发癌谱的过渡时期，可能形成发展中国家与发达国家高发癌谱并存的局面。数十年来，我们只是提高了早期癌症的治疗效果，而癌症的形成机理尚未明晰。中国人口逐渐老龄化，并存在吸烟、感染及环境污染等问题，这使我国所面临的肿瘤防治形势更为严峻。

在我国，恶性肿瘤已成为我国第二大致死疾病（为城镇居民第一大致死疾病），恶性肿瘤占居民全部死因的 23. 91%[8]，且近十几年来恶性肿瘤的发病、死亡人数均呈持续上升态势，每年恶性肿瘤所致的医疗花费超过 2 200 亿元[9]。2015 年，恶性肿瘤发病者约有 392. 9 万人，死亡约 233. 8 万人，平均每天超过 1 万人被确诊为癌症，平均每分钟有 7. 5 个人被确诊为癌症。与历史数据相比，癌症负担呈持续上升态势[9]，近十几年来，恶性肿瘤发病率保持每年约 3. 9% 的增幅，死亡率保持每年 2. 5% 的增幅。2015 年，恶性肿瘤发病率为 285. 83/10 万，“中标率”（指中国人口标

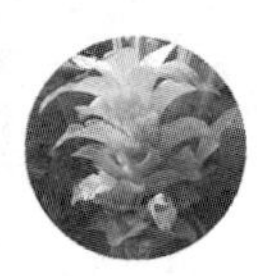

准化率，按照2000年中国标准人口结构）为190.64/10万，“世标率”（指世界人口标准化率，按照Segi's世界标准人口结构）为186.39/10万，累积率（0～74岁）为21.44%；2015年中国恶性肿瘤死亡率为170.05/10万，中标率为106.72/10万，世标率为105.84/10万，累积率（0～74岁）为11.94%。[8]

按死亡人数顺位排序，肺癌位居我国恶性肿瘤死亡第1位[8]。2015年，我国因肺癌死亡约为63.1万例，死亡率为45.87/10万，中标率为28.16/10万。其他主要恶性肿瘤死亡顺位依次为肝癌[10]、胃癌[1]、食管癌[11]和结直肠癌[12]等，前10位恶性肿瘤死亡约占全部恶性肿瘤死亡的83.00%。

男性和女性的恶性肿瘤死因顺位略有差异。男性依次为肺癌、肝癌、胃癌、食管癌和结直肠癌，男性前10位恶性肿瘤死亡约占男性全部恶性肿瘤死亡的87.60%。女性主要恶性肿瘤死因顺位依次为肺癌、胃癌、肝癌、结直肠癌和乳腺癌，女性前10位恶性肿瘤死亡约占女性全部恶性肿瘤死亡的80.50%。

城市地区与农村地区的恶性肿瘤死因顺位不同，城市地区主要恶性肿瘤死因依次为肺癌、肝癌、胃癌、结直肠癌和食管癌，农村地区主要恶性肿瘤死因依次为肺癌、肝癌、胃癌、食管瘤和结直肠癌，城市地区与农村地区前10位恶性肿瘤死亡分别占城乡全部恶性肿瘤死亡的81.30%和85.20%。

肺癌、肝癌、上消化系统肿瘤[13]及结直肠癌、女性乳腺癌等依然是我国主要的恶性肿瘤。肺癌位居男性发病第1位[14]，而乳腺癌位居女性发病首位。男性恶性肿瘤发病相对女性较高，且发病谱构成差异较大。近年来，甲状腺癌增幅较大，在女性恶性肿瘤发病谱中目前已位居发病第4位。[15]男性前列腺癌近年来的上升趋势明显，已位居男性发病第6位[16,17]。

从年龄分布看，恶性肿瘤的发病随年龄的增加而上升。40岁以下青年人群中恶性肿瘤发病率处于较低水平。从40岁以后开始快速升高，发病人数分布主要集中在60岁以上，到80岁年龄组达到高峰。不同恶性肿瘤的年龄分布均有差异。[18]

在过去的10余年里，恶性肿瘤生存率呈现逐渐上升趋势[19,20]。目前我国恶性肿瘤的5年相对生存率约为40.5%，与10年前相比，我国恶性肿瘤生存率总体提高约10%，但是与发达国家还有很大差距。城乡恶性肿瘤发病水平逐渐接近，恶性肿瘤负担差异仍然较为明显，表现在城市恶性肿瘤发病率高于农村，而农村恶性肿瘤死亡率高于城市。这可能与城乡癌谱构成差异有关，农村地区主要癌症种类以上消化系统肿瘤如食管癌、胃癌、肝癌等预后较差的恶性肿瘤为主，城市地区则以结直肠癌和乳腺癌等恶性肿瘤高发。此外，农村地区医疗资源分配不足，诊治水平相对较差，居民健康意识不足，也会导致农村地区的恶性肿瘤生存率相对偏低。全球癌症负担估计结果显示，中国恶性肿瘤新发病例和死亡病例分别占全球恶性肿瘤新发病例和死亡病例的23.7%和30.2%。[21]在全球185个国家或地区中，中国的恶性肿瘤发病、死亡位居中等偏上水平，部分消化道肿瘤如食管癌、胃癌、肝癌等恶性肿瘤的发病和死亡约占全球的50%，整体防控形势严峻。

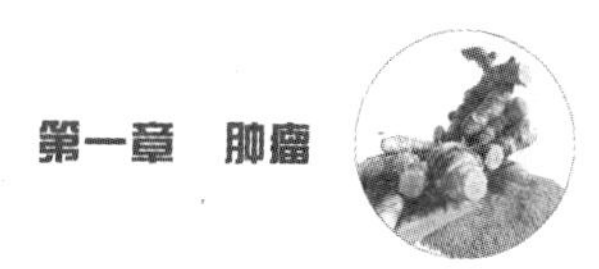

第二节　肿瘤的中西医结合疗法

一位长期从事免疫学研究、每年解剖近200例尸体的教授发现，80岁左右老人100%在体内患有隐匿性的、无任何症状的肿瘤，他估计，如果人的平均寿命达到100～120岁，每个个体体内的肿瘤数量将达到3～4个。但多数情况下，这些肿瘤并不一定威胁老年人的生存质量，或一定条件下并不影响他们的生存期限。以我国上海地区和美国为例，每年新发癌症病人比例都约占总人口的0.3%[2]，如果每个人的平均期望寿命都以80岁计算，那么将有25%左右的人在一生中会因癌症而寻求治疗。这清晰地表明，癌症是种慢性病，是一种伴随着衰老而出现的常见病。从本质上讲，多数肿瘤是一种伴随机体衰老过程而难以避免的生理偏差，就像老人会骨质疏松、脑组织会变性一样，这是一个难以避免的生物学现象。近10年来，中西医结合防治肿瘤的科研和临床工作均取得突破性的进展，中西医结合治疗肿瘤的疗效高于单用西医治疗的疗效，这在大量的临床实践中已被广泛证实。

根据中医基础理论，恶性肿瘤是人体正气虚衰，邪毒、痰湿、瘀血在机体内潜伏和聚集而致病的结果，治疗上以扶正攻邪为总则。临床研究证明，中药可以减轻放疗、化疗的不良反应及并发症，在放疗、化疗前或期间开始服用，会有效减轻放疗、化疗的毒副反应及改善并发症。此外，中药可以起到放疗、化疗增敏的作用，其中以活血化瘀、健脾益气治则为主的组方可以用于治疗放化疗不敏感的消化道肿瘤、非小细胞肺癌及部分鼻咽癌等。另外，中药有效生物碱制剂介入抗癌治疗的疗效均优于单纯西药介入化疗。总的来说，采用中西医结合方法，对恶性肿瘤的治疗有明显的优越性和广阔的发展前景。

中医药辅助治疗可扶正祛邪，攻补结合，减毒增效，起到缓解病情、改善症状、提高生活质量、延长病人生命的满意临床疗效。目前中医药治疗癌症已形成一些新的理论，且临床科研中也已有不少取得较好疗效的报告，但单用中医药治疗肿瘤仍未达到质的飞跃，故目前中医药在肿瘤治疗中依然处于辅助地位。

一、中医药预防肿瘤

吸烟、膳食不合理、病毒及职业危害的干预措施以及在高危人群中实施早期筛查的措施，对降低肿瘤发病率和病死率有显著作用[22]。控烟、肺癌高危人群筛查降低了20%的肺癌死亡率，疫苗的接种大幅度降低了肝癌、宫颈癌病死率[23]；选择性雌激素受体调节剂降低了乳腺癌高危人群的发病率，阿司匹林对结肠直肠癌、胃癌和食管癌的预防具有较好效果[24-28]。

肿瘤是全身性疾病，而不是单纯局部肿瘤的问题，宿主因素在肿瘤发生发展中起

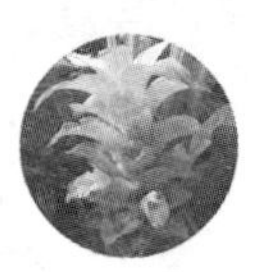

着重要的作用，调节肿瘤微环境应具有广谱、双向、低毒、高效的特点[22]。中医药是我国肿瘤防治工作中的重要组成部分，特点在于整体性、平衡性、多系统、多靶点。中医具有辨证论治、整体观念、适宜技术多样化（包括情志调节、食疗、药物治疗、针灸、推拿、导引等）等特点[22]，倡导“未病先防、既病防变、瘥后防复”的理念，充分体现了“治未病”理论与方法上的优势。

二、中西医结合疗法在乳腺癌治疗中的应用

（一）中医治疗可从精神层面辅助肿瘤治疗

个体化的治疗模式已是近年全球治疗肿瘤，尤其是乳腺癌的倡导方向，对乳腺癌治疗提出规范化和个体化相结合，高度重视生存受益，也是今后我国乳腺癌领域肿瘤专家临床工作准则。中医治疗乳腺癌的介入，能贯穿整个治疗过程，无论是在手术前后期、放疗和化疗期，还是在内分泌治疗，中医治疗乳腺癌是个体化治疗的最好范例。在中西医结合的个体化综合疗法下，中医的介入能减低各种毒副反应，在临床上舒缓病人各种症状，并能提高治疗率和生存率，改善生活质量。中西医综合治疗可互补不足之处，优胜单纯中医或西医治疗。[29]

早期乳腺癌术后病人如无助、悲观、自卑、焦虑、绝望等心理状态，与生存期有密切关系。[30]中医的介入，除可疏肝解郁、安神定志等外，其在围手术期的介入[31]，还能提高手术耐受性[32]，使手术顺利完成，并能改善术后疲劳症状，促进术后康复[33]；能减少皮瓣坏死，促进伤口愈合，减少上肢水肿等并发症。围手术期应激反应与心、肝、肾等脏器有密切关系[29]。心主血脉及主神志，肝藏血主疏泄，肾为先天之本，气血盛衰能影响围手术期的预后，故联合应用益气养阴和疏肝解郁中药能改善乳腺癌围手术期的身心状态。

（二）中医治疗可提高化疗病人的生存质量

在乳腺癌现代医学的综合治疗中，辅助化疗能够降低乳腺癌复发风险，提高生存率。但化疗所产生的毒副反应，往往令病人痛苦难耐，影响病人生活质量，延误治疗。中医药的介入可提高病人生存质量，改善症状，确保化疗如期按量进行[29]。中药治疗有如下优点：

（1）改善胃肠功能。化疗后，大脑呕吐中枢及肠胃黏膜受到破坏，刺激消化道，使病人出现恶心、呕吐、腹痛腹泻、食少等功能紊乱。中医药的介入能改善化疗期胃肠不适[34]。内服中药，多以益气健脾化湿、降逆和胃化浊为原则，可有效改善胃肠的功能。

（2）改善骨髓抑制。[35,36]化疗药物的毒副作用会抑制骨髓的造血功能，使白细胞、红细胞及血小板数量降低[37]，使病人不能顺利完成化疗，并产生疲乏、头晕、四肢无力、畏寒肢冷、发热等症状。中医药治疗以补虚为主，以补益气血、健脾益肾为原则。[38]中药治疗化疗骨髓抑制的临床文献[39]中采用最多的补气中药有黄芪、甘

草、白术、党参，补血中药为当归、阿胶及鸡血藤。

（3）改善化疗对心脏损害。阿霉素为治疗乳腺癌的蒽环类抗癌药之一，其毒副作用是累积性心脏毒性，可产生从轻度心律失常至急性或迟发性心肌损害，具有剂量依赖性，严重的可产生致死心肌病。中医把心脏毒性归入心悸范畴，临床表现为心悸、心慌、气短、乏力等。

（三）中医治疗能减轻放射治疗毒副反应

中药治疗能改善放疗对皮肤的损伤。[29] 皮肤损伤是乳腺癌放射治疗的常见副反应。周围正常组织受放射线的影响，在细胞核内的 DNA 吸收了放疗辐射后，发生复制、合成异常和细胞分化异常，引起皮肤反应和损伤，如疼痛、瘙痒、红斑、色素沉着，甚至继发溃疡感染等症状。中药认为放疗是火热毒邪，易伤气阴，治疗以益气养阴、清热解毒为原则。

中药治疗能改善放疗对肺部损伤。放射性肺炎是乳腺癌放射治疗危害较大的并发症。乳腺癌术后放疗病人会随着照射剂量及体积的增加、联合化疗及伴有肺部基础性疾病等因素而发生放射性肺损伤[40]，表现为急性放射性肺炎和肺纤维化。临床表现为咳嗽、气急、高热和胸闷等。中医认为肺为娇脏，放射线乃毒热之邪，最易伤阴耗气。中医可在预防期治以清热解毒，润肺生津；在肺炎急性期重视益肺健脾、清肺化痰；在纤维化成期，中医认为病因为久病入络、气虚血瘀，阻于肺络，宜益气活血、祛痰通络。

在乳腺癌手术根治后，极微量的癌细胞处于转移的最初状态，而身体功能又十分低下，因此，术后最初一段时间防止癌细胞侵袭与转移尤为重要。中医药之作用，并非单纯地刺激免疫活性，而是调节受创伤机体的阴阳气血平衡，修复脏腑以参与免疫。[29] 在乳腺癌治疗的全程加入中医药治疗，可最大限度改善乳腺癌病人的生存质量，提高早期乳腺癌的治疗效果，使病人全面康复，控制或减低乳腺癌并发症的发生，控制乳腺癌复发和转移，提高无病生存率和远期疗效，改善及控制晚期或老年乳腺癌的临床症状。中医药治疗重视病人心理及生活护理，以保持健康心理和精神状态，而疏肝理气解郁之法在乳腺癌治疗全程均适用。[29]

参考文献

[1] KHAZAEI Z, JARRAHI A M, MOMENABADI V, et al. Global cancer statistics 2018: GLOBOCAN estimates of incidence and mortality worldwide stomach cancers and their relationship with the Human Development Index (HDI) [J]. World Cancer Research Journal, 2019, 6.

[2] BRAY F, FERLAY J, SOERJOMATARAM I, et al. Global cancer statistics 2018: GLOBOCAN estimates of incidence and mortality worldwide for 36 cancers in 185 countries [J]. Ca-a Cancer Journal for Clinicians, 2018, 68 (6): 394-424.

[3] SIEGEL R L, MILLER K D, JEMAL A. Cancer statistics, 2018 [J]. Ca-a Cancer

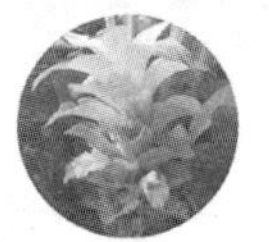

Journal for Clinicians, 2018, 68 (1): 7 -30.

[4] JEON J, HOLFORD T R, LEVY D T, et al. Smoking and lung cancer mortality in the United States from 2015 to 2065: a comparative modeling approach [J]. Annals of Internal Medicine, 2018, 169 (10): 684 -692.

[5] EGEN O, BEATTY K, BLACKLEY D J, et al. Health and social conditions of the poorest versus wealthiest counties in the United States [J]. American Journal of Public Health, 2017, 107 (1): 130 -135.

[6] BENNETT K J, PUMKAM C, BELLINGER J D, et al. Cancer screening delivery in persistent poverty rural counties [J]. J Prim Care Community Health, 2011, 2 (4): 240 -249.

[7] HENRY K A, SHERMAN R, FARBER S, et al. The joint effects of census tract poverty and geographic access on late-stage breast cancer diagnosis in 10 US States [J]. Health & Place, 2013, 21: 110 -121.

[8] 孙可欣，郑荣寿，张思维，等. 2015 年中国分地区恶性肿瘤发病和死亡分析 [J]. 中国肿瘤, 2019, 28 (1): 1 -11.

[9] 陈万青，孙可欣，郑荣寿，等. 2014 年中国分地区恶性肿瘤发病和死亡分析 [J]. 中国肿瘤, 2018, 27 (1): 1 -14.

[10] ZHENG R, QU C, ZHANG S, et al. Liver cancer incidence and mortality in China: temporal trends and projections to 2030 [J]. Chin J Cancer Res, 2018, 30 (6): 571 -579.

[11] LIU Y, ZHAO Q, DING G, et al. Incidence and mortality of laryngeal cancer in China, 2008—2012 [J]. Chin J Cancer Res, 2018, 30 (3): 299 -306.

[12] ZHANG L, CAO F, ZHANG G, et al. Trends in and predictions of colorectal cancer incidence and mortality in China from 1990 to 2025 [J]. Front Oncol, 2019, 9: 98.

[13] LIU J, YANG X L, ZHANG S W, et al. Correction to: incidence, mortality, and temporal patterns of oropharyngeal cancer in China: a population-based study [J]. Cancer Commun (Lond), 2019, 39 (1): 6.

[14] LIU S, CHEN Q, GUO L, et al. Incidence and mortality of lung cancer in China, 2008—2012 [J]. Chin J Cancer Res, 2018, 30 (6): 580 -587.

[15] DU L, LI R, GE M, et al. Incidence and mortality of thyroid cancer in China, 2008—2012 [J]. Chin J Cancer Res, 2019, 31 (1): 144 -151.

[16] 刘曙正，郭兰伟，曹小琴，等. 中国 2014 年肾病发病与死亡分析 [J]. 中华流行病学杂志, 2018, 39 (10): 1346 -1350.

[17] LIU X, YU C, BI Y, et al. Trends and age-period-cohort effect on incidence and mortality of prostate cancer from 1990 to 2017 in China [J]. Public Health, 2019, 172: 70 -80.

[18] CHEN Q, GUO Z, LIU S, et al. The cancer incidence and mortality among children

and adolescents during the period of 2010—2014 in Henan Province, China [J]. Cancer Med, 2019, 8 (2): 814 - 823.

[19] WU C, LI M, MENG H, et al. Analysis of status and countermeasures of cancer incidence and mortality in China [J]. Sci China Life Sci, 2019, 62 (5): 640 - 647.

[20] XU C, WANG Y, YANG H, et al. Association between cancer incidence and mortality in web-based data in China: infodemiology study [J]. J Med Internet Res, 2019, 21 (1).

[21] FENG R M, ZONG Y N, CAO S M, et al. Current cancer situation in China: good or bad news from the 2018 global cancer statistics? [J]. Cancer Communications, 2019, 39.

[22] 花宝金. 中医药预防肿瘤的优势及新时代创新发展的思考 [J]. 中国中西医结合杂志, 2018, 38 (8): 905 - 907.

[23] ABERLE D R, ADAMS A M, BERG C D, et al. Reduced lung-cancer mortality with low-dose computed tomographic screening [J]. New England Journal of Medicine, 2011, 365 (5): 395 - 409.

[24] CUZICK J. Preventive therapy for cancer [J]. Lancet Oncology, 2017, 18 (8): E472 - E482.

[25] CUZICK J. Progress in preventive therapy for cancer: a reminiscence and personal viewpoint [J]. British Journal of Cancer, 2018, 118 (9): 1 - 7.

[26] CRAWFORD S. A new paradigm for cancer therapy: a targeted systemic preventive/therapeutic approach [J]. Annals of Oncology, 2013, 24: 18 - 18.

[27] SESTAK I, CUZICK J. Preventive therapy for breast cancer [J]. Current Oncology Reports, 2012, 14 (6): 568 - 573.

[28] CUZICK J, DECENSI A, ARUN B, et al. Preventive therapy for breast cancer: a consensus statement [J]. Lancet Oncology, 2011, 12 (5): 496 - 503.

[29] 严华. 中医综合疗法对乳腺癌术后生活质量的影响 [D]. 南京: 南京中医药大学, 2017.

[30] WATSON M, HAVILAND J S, GREER S, et al. Influence of psychological response on survival in breast cancer: a population-based cohort study [J]. Lancet, 1999, 354 (9187): 1331 - 1336.

[31] 孙晓文, 张文莹, 蔺聪. 围手术期舒适护理对乳腺癌病人情绪及疼痛程度的影响 [J]. 实用中西医结合临床, 2018, 18 (8): 173 - 175.

[32] LOI S. Host antitumor immunity plays a role in the survival of patients with newly diagnosed triple-negative breast cancer [J]. Journal of Clinical Oncology, 2014, 32 (27): 2935 - 2937.

[33] KNUTSON K L, CLYNES R A, YERAMIAN P, et al. Associations of HER2-specific immunity with survival during treatment with trastuzumab and chemotherapy in breast

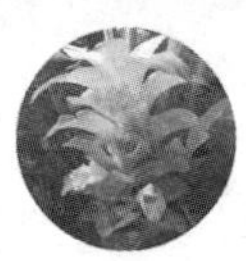

cancer. [J]. Journal of Clinical Oncology, 2015, 33 (Suppl 15): 587.

[34] 林晓明. 中药益气健脾和胃法治疗乳腺癌病人术后化疗胃肠反应的观察 [J]. 中医临床研究, 2016, 8 (1): 76-77.

[35] 刘俊, 丁芋友, 孟春芹, 等. 浅析健脾补肾法防治化疗所致的骨髓抑制 [J]. 肿瘤药学, 2014 (2): 103-106.

[36] 范奎, 代良敏, 伍振峰, 等. 放化疗所致骨髓抑制的研究进展 [J]. 中华中医药杂志, 2017 (1): 210-214.

[37] 王振强, 谢丽娜, 李小江. 中医药防治恶性肿瘤化疗后骨髓抑制研究 [J]. 中医学报, 2010, 25 (2): 212-215.

[38] 周华, 孙红文, 赵培珠, 等. 三阳血傣合剂辅助放化疗对头颈鳞癌病人骨髓抑制的影响 [J]. 中国实验方剂学杂志, 2015 (21): 173-176.

[39] 贾英杰, 于建春, 杨佩颖, 等. 扶正解毒祛瘀法防治化疗后骨髓抑制的探讨 [J]. 中医杂志, 2014 (3): 198-201.

[40] 王永志. 乳腺癌术后放疗致放射性肺损伤影响因素 [J]. 医疗装备, 2017, 30 (22): 138-139.

第二章 姜黄素

第一节 姜　　黄

姜黄为姜科（Zingiberaceae）植物姜黄（*Curcuma longa* L.）的干燥根茎（图2－1）。中医认为姜黄具有破血行气、痛经止痛的功效，可用于治疗胸胁刺痛、闭经等。姜黄始载于《唐本草》，被列为中品，称其“味辛，苦，温，归脾、肝经。有破血行气，痛经止痛之功。主治胸胁刺痛，闭经，症瘕，风湿肩臂疼痛，跌扑肿痛”。古时所称之郁金即今之姜黄。郁金始载于《唐本草》，曰：“郁金，此药苗似姜，花白质红，末秋出茎心，无实。根赤黄。取四畔子根，去皮，火干之。生蜀地及西戎岭南者有实，似小豆蔻，不堪吠。”《本草衍义》曰：“郁金不香，今人将染妇人衣最鲜明，然不耐日炙。染成衣则微有郁金之气。”《本草纲目》曰：“近时扁如干姜形者，为片子姜黄；如蝉腹形者，为蝉肚郁金，并可浸水染色。”其描述特征与现今姜科植物姜黄的植物形态一致。“可浸水染色者”应为其根茎部位，说明时至明朝时期，姜黄的根茎均作郁金使用，产地为我国四川、广西、广东、海南等地。苏颂《图经本草》曰：“姜黄旧不载所出州郡，今广南、江西州郡亦有之，然不及蜀中者佳。”《本草品汇精要》《药物出产辩》均记载“郁金，产四川为正地道”。清光绪元年（1875）《崇庆州志物产》载“郁金，姜黄所结子，可以入药，可和羹，川东三江场一带种植

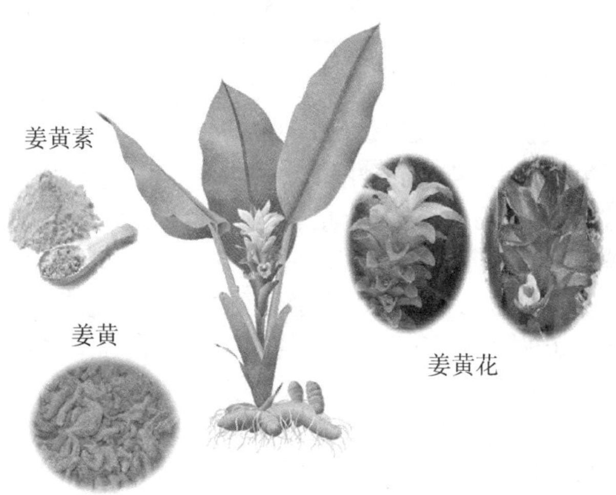

图2－1　姜黄

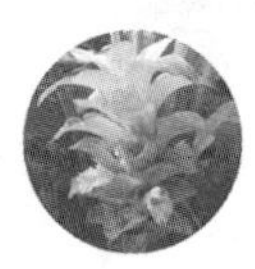

很多”。

道地药材是中医药的精髓，是得到公认且来源于特定产地的名优正品药材，是千百年来人们评价药材品质的独特的、抽象的、综合性的“金标准”。据统计，全国道地药材约 200 种，占常用品种（约 500 种）的 40%，但道地药材产量和产值却占经营药材的 80% 以上，可见道地药材的重要性。

目前对道地药材的解释主要有两种。一种解释认为从历史的角度来看，道地药材中的“道”是古代行政区划分单位，道地药材即指某“道”或某地产的药材。另一种解释认为道地药材的生物内涵是同种异地，即同一物种因其具有一定的空间结构，能在不同的地点上形成大大小小的群体单元，其中，如果某一群体产生质优效佳的药材，即为道地药材，而这一地点则被称为药材的“道地产地”。道地药材的“道”是某一物种的特定“居群”，是一个比较稳定的“地方居群”（local population），该“居群”的药材质优效佳，具有数量、空间、遗传和药效等特定特征，其形成是基因型和环境饰变共同作用的结果[1]。

药学专著《神农本草经》在其所收载的 365 种药物中，多冠地名或古国名，如蜀椒、巴豆、巴戟天、秦皮、吴茱萸、阿胶等，不仅在药物名称和命名上带有“秦”“巴”“吴”“蜀”等古国名，而且提出“土地所出，真伪新陈，并各有法”。可见此时已将药材产地、“土地所出”作为评价药材质量的重要指标。陶弘景之“诸药所生，皆的有境界”“江东以来，小小杂药，多出近道，气力性理，不及本邦”的论述，以及“蜀药”“北药”也应精选，应注意小环境对药材质量的影响，还对多种药材用“第一”“最佳”等加以记载，被认为是本草学上“道地药材”概念最早的雏形。《新修本草》中的至理名言“离其本土，则质同而效异”，说明这一时期对药材道地性已经有了进一步的认识。孙思邈在《千金翼方》中按照当时行政区划的“道”用“药出州土篇”以“土地”“州土”“郡县”，某处“为良”“为佳”“最胜”等写法，专门记载了十道各州的地产药材，特别强调“用药必依土地”。此著中虽仍未见与“道地药材”联系起来的提法，但被认为奠定了后世正式采用“道地药材”这一术语的基础。“道地药材”作为专有名词正式见于明代的《本草品汇精要》（1505 年），每种药物项下专列“道地”条目，如附子为“道地梓州蜀中”，千金子为“道地广州”等，此后明代汤显祖所著《牡丹亭·药》（1598 年）中有“好道地药材”一语，清代医药学家在评价某质量不好的药材时有“大不道地”一语，说明明清时期作为优质药材代名词的“道地药材”的概念已相当普及并得到广泛认可，明清时期药材贸易的繁盛也促进了道地药材的发展。史料记载分析，古时四川即为姜黄的道地产区，四川栽培姜黄已逾千年历史，产量居全国首位，年产姜黄约 500 t，乐山地区的犍为、沐川为姜黄的道地产区[2]，广西、广东、海南等地也有出产[1]。

姜黄植株高达 1.5 m，根茎发达、成丛、椭圆形或圆柱状，花冠淡黄色、极香，每株 5～7 片叶，叶片长椭圆形。其花色奇特、艳丽，花姿优美，近年来已成为切花、盆花新品和布置花坛、林边、路旁绿化点缀的首选花卉（图 2－1）。

第二节 姜黄素

一、姜黄素的理化性质

姜黄素是一种黄橙色的粉末（图2-1），分子式是$C_{21}H_{20}O_6$，易溶于甲醇、乙醇、丙酮、乙酸乙酯、碱液中，不溶于水，微溶于苯和乙醚。溶液中的姜黄素以烯醇式构型存在，是目前唯一一种含有酚基和醌基的天然产物，这对清除自由基的能力具有重要意义。姜黄素分子两端具有两个羟基，在碱性条件下发生电子云偏离的共轭效应，当pH大于8时，姜黄素会由黄变红，可利用此性能将其作为酸碱指示剂。在姜黄中主要的姜黄素类化合物包括姜黄素、去甲氧基姜黄素和双去甲氧基姜黄素，还有最近才被证实的环姜黄素（图2-2）。从姜黄提取出来的各种植物化学物质都表现出与那些从姜（姜辣素）、几内亚胡椒（非洲豆蔻醇）、印度姜（甲和乙）、山姜（益智酮甲）、红胡椒（辣椒素）、甘草和丁香（异丁子香酚）提取物强烈的结构同源性。

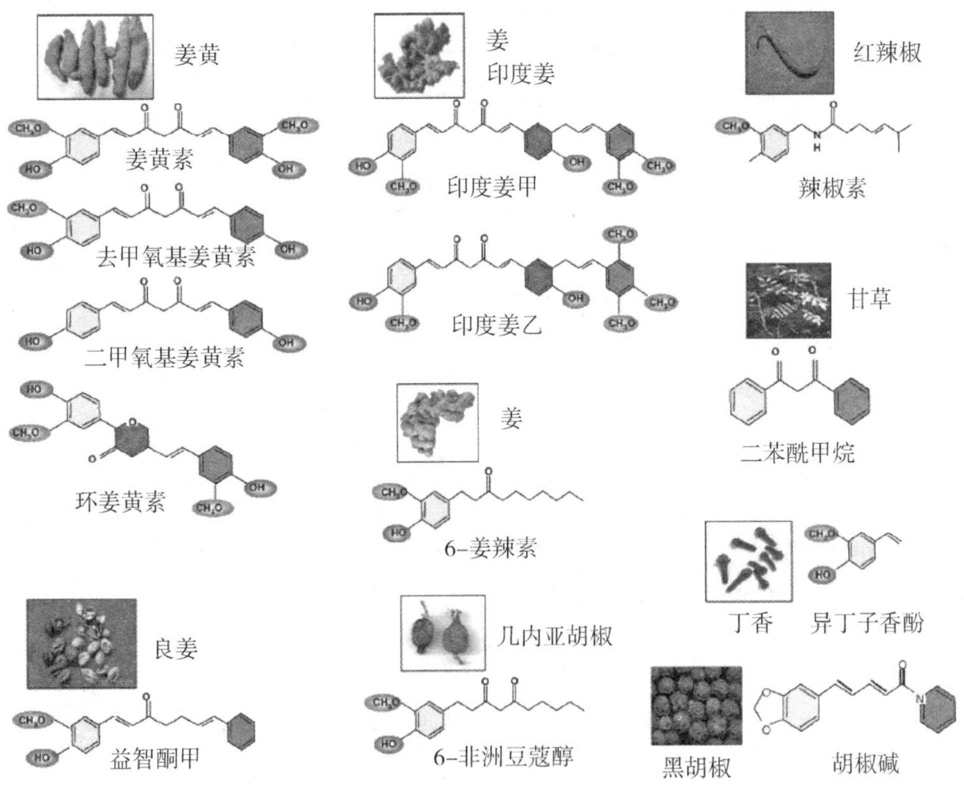

图2-2 姜黄素及其类似物的化学结构[3]

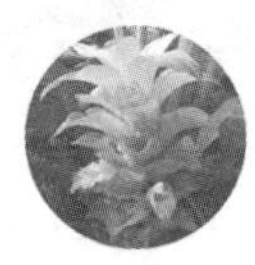

二、姜黄素的提取方法

姜黄属植物是姜黄素类化合物的主要来源。目前提取姜黄素的方法很多，要想得到纯度较高的姜黄素，需要提取和精制两个步骤。

传统的渗滤提取、水杨酸提取，以及现在常用的超声辅助提取、微波辅助提取、酶法提取等[4-9]常作为辅助方法，便于姜黄素提取工艺的创新与优化。

姜黄素易溶于碱水，故可用碱水对姜黄素进行浸提。用1%左右的NaOH溶液提取姜黄素效果较好，其提取效率虽不如有机溶剂，但从经济角度和安全性考虑仍有应用价值。

常用有机溶剂如甲醇、乙醇、丙酮、乙酸乙酯等可提取姜黄素，一般有机溶剂用量是原料的若干倍，采用过滤或反复抽提等方法。此法主要优点是提取率高，但有机溶剂消耗量大，成本高，并且存在脂溶性杂质。回流提取法是生产中常用的方法，有机溶剂（常用乙醇）可回收，有利于降低成本、减少污染。乙醇加热回流提取法较超声提取[10]简单可行，以10倍体积的65%乙醇溶液提取2次，每次提取2 h，效果较好。另外，在提取温度80 ℃、90%乙醇溶液、提取1.5 h、料液比1 g∶8 mL[11]条件下也可有效提取姜黄中姜黄素类化合物。

超声因其良好的迅速加热与快速破壁效果，在中药提取领域应用广泛。超声通过机械效应破坏植物细胞壁，借由空化效应使溶剂迅速渗透到内部细胞中，且超声产生的热也可以加速溶质的扩散[12]。超声辅助优化的pH、溶剂组成和提取时间提取姜黄素类化合物，可获得传统方法3倍提取率。[13]根据Box-Behnken试验设计原理[14]，在单因素试验基础上，以液固比、超声功率和提取时间为对象，在最优提取工艺下姜黄的提取率达3.97 mg/g。Xu等[15]通过响应面法优化超声提取工艺，采用离子液体法提取姜黄素，在三因素五水平确定提取工艺，[Omim]Br 4.2 mol/L，30 mL/g，超声功率250 W，提取时间90 min。超声法具有实验操作方便、设备简单、成本低、节省时间、提取效率高等优点，具有较强的实用性。

微波辅助方式提取物料的有效成分的原理是利用微波的穿透性，直接作用于细胞内的极性物质（尤其是水分子），产生的大量的热破坏了细胞膜和细胞壁，使溶剂易于进入细胞内，溶解并释放出有效成分。另外，微波的热效应也加快了溶剂的渗透速率和溶质的扩散速率。[16]微波加热丙酮溶剂与用甲醇溶液浸泡的姜黄药材，可大幅度缩减提取时间，明显升高提取率。[17]姜黄药材用水浸泡后，再使用丙酮溶液进行微波提取，可高效提取姜黄素。[18]湿粉微波提取姜黄的工艺是乙醇体积分数69%、液（单位：mL）料（单位：g）比为21.8、微波时间55 s，姜黄总素的提取量为36.38 mg/g（生药材），三种姜黄素的总提取量为28.97 mg/g，与超声和回流的最优工艺进行比较，三种姜黄素含量差距不大，且均含有定性的19种姜黄素类化合物[5]。

超临界限CO_2流体萃取技术是一种新型的绿色分离技术，超临界流体既具有气体的低黏度、高扩散性，又具有类似液体的高密度、大的溶解度。由于超临界CO_2

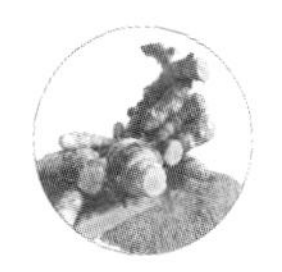

萃取温度不高，与氧气隔绝，因此特别适合萃取热敏性的物质和不稳定性的物质。郑深[4]首先利用超临界 CO_2 萃取法将姜黄油从姜黄中分离出来，考察了压力、温度、萃取时间、CO_2 的流量和粒径等因素对姜黄油的萃取率的影响。用传统的溶剂萃取法进行了对比，利用石油醚从姜黄提取姜黄油。基于单因素实验设计、四因素三水平正交实验进一步优化提取过程，包括提取时间、溶剂配比、粒度、提取温度等因素。结果表明，溶剂法萃取的提取率要显著高于超临界 CO_2 萃取，溶剂萃取法的产率为5.82%。然后，对于除油的姜黄，用醇提法来提取其中的姜黄素，并且用响应面法（response surface methodology，RSM）来优化姜黄素的提取条件，考察了提取时间、提取温度、乙醇浓度和固液比等因素对姜黄素提取率的影响。方差分析的结果表明，该回归模型可很好地反映姜黄素的产率和提取时间、提取温度、乙醇浓度和固液比之间的关系。醇提法的最优化工艺为：在 80 ℃的提取温度下，提取时间为 2.5 h，88% 的乙醇体积，1∶23 的固液比，姜黄素的提取率为 4.71%。

Takenaka 等[19]使用研磨萃取法，通过碳链甘油三酯与姜黄一起研磨，再进行固液分离，获得姜黄素类化合物的提取物。虽然回收率较低，但是姜黄素类的饱和甘油三酯可以直接作为食品添加剂。非循环色谱柱使用 8 倍量的 80% 的乙醇作为洗脱剂，循环色谱使用 2 倍量的 80% 的乙醇重复洗脱，两种色谱柱的提取法提取率均达到99% 以上[20]，与超声法提取相比提取效率大大提高。在超临界 CO_2 萃取后，用高压液体对剩余物进行 20 min 的静态提取，其最优压力为 10 MPa，最适温度为 333 K（换算为 59.85 ℃）[21]，与传统的低压溶剂提取和索式提取相比所需时间仅为 1/3 和 1/6，即可得到相同的提取率。甘油酯（44/14）的萃取效果优于甘油酯（50/13）和聚乙二醇（6000）[22]，在料液比为 3 g∶3 mL 时，提取率达到 20.27 mg/g。

精制方法主要有六种。①专一性溶剂法。本法利用对姜黄素的溶解能力差别很大的单一型或复合型溶剂多次处理粗制品，使其与杂质分开。这种方法得到的姜黄素产品纯度高，但提取工艺复杂，设备要求高，而且可供使用的专一性溶剂很少。②酸碱法。用有机溶剂提取的姜黄素粗产品中含有大量酯类物质，用酸碱法处理可使其水解，从而达到纯化的目的。该法的特点是不用太复杂的设备就可以生产出具有一定纯度的产品，不足之处是反应条件剧烈，易造成部分姜黄素的破坏。③酶水解法。用水提取的姜黄素中含有淀粉，用淀粉酶进行水解，使淀粉由与姜黄素紧密结合的大分子降解成麦芽糖、葡萄糖等与姜黄素吸附力较小的小分子物质，这些物质在一定 pH 的酸性溶液中保持溶解状态而与该 pH 条件下沉淀的姜黄素分离开来。该方法的主要特点是与水提取法结合后，用少量或不用有机溶剂就可以得到纯度较高的姜黄素产品，从而大大降低成本，不足之处是此法的专业性较强，技术难度较大。④层析法。本法包括柱层层析法和薄层层析法。用有机溶剂提取姜黄素时，大量脂溶性杂质也进入了提取液中，让提取液通过柱层或薄层，则姜黄素和部分杂质被吸附，然后选择不同的洗脱液分步洗脱，就可得纯化的姜黄素产品。这种方法可一次性将提取液中的姜黄素和挥发油完全分开，姜黄素纯度高，但存在有机溶剂用量大且需回收利用等缺点。⑤树脂法。将一定浓度的粗产品溶液进行离子交换处理，利用交换树脂所具有的选择

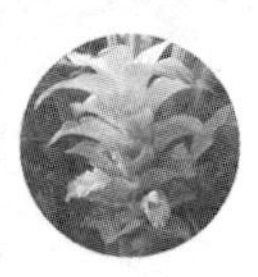

性达到纯化的目的。本法制备的姜黄素产品纯度高，安全性好。其过程简单易于操作，对环境无污染。⑥分子蒸馏法。分子蒸馏技术是近年来迅速发展起来的一种高新分离技术，由于其在分解挥发性物质领域的独特优势而被广泛应用。

三、姜黄素的构效关系

姜黄素与其同类衍生物结构中的羟基酚酸结构是其具有较强抗炎症活性的关键，这类化学基团可以有效地抑制前列腺素 PG 酶以及白细胞三烯的合成，姜黄素苯环中的甲氧基结构和直链上的二酮基结构具有明显的抗突变和抗诱导作用。当姜黄素的二酮基变为 α，β－不饱和双键时，姜黄素显示出强烈的对血管生成的抑制作用，对核转录因子－κB（nuclear factor kappa-B，NF-κB）的抑制作用与姜黄素化合物的结构有直接关系，其苯基上的甲氧基数量为活性的关键[23]。

第三节　姜黄素的药理作用

姜黄素在抗炎、抗氧化、抗微生物、抗肿瘤等方面具有药理作用，对某些疾病的实验动物模型具有显著的预防和治疗作用[24]，如心血管系统疾病、消化系统疾病、呼吸系统疾病、神经系统疾病等。

一、姜黄素的药代动力学

姜黄素口服给药后，直接进入胃肠道，极少量通过门静脉进入外周血液循环，而且其在胃肠道中吸收较差，大部分未经吸收直接从粪便排出体外，少量吸收后经胆汁和肾脏消除。血浆、尿液、胆汁中的姜黄素检出量极低，不足口服原药的 0.01%[25]。姜黄素的生物利用率低，代谢速度快，化学成分在体内不稳定，在人体中，口服后 1～2 h，血浆中姜黄素达到峰值（27 nmol/L），如此低的浓度说明了姜黄素的生物利用度较低，不过也说明低纳摩尔浓度的姜黄素即可发挥治疗作用[26]。

姜黄素的生物利用度较低，口服的姜黄素大部分自粪便排出[27]，静脉和腹腔注射的主要经胆汁排出。给予大鼠 1 g/kg 的姜黄素后，约有 75% 的姜黄素直接从肠道排出，只有微量的在尿液中检测到[25,28]。大鼠肝脏和肾脏中可检测到姜黄素，末段小肠也可吸收姜黄素[29]。

为了达到化学预防剂的作用和效果，姜黄素临床口服的剂量至少应达到 1.6 g[30]。即使长期口服姜黄素，其体内的血药浓度依然很低，进入血液循环中的姜黄素仅为纳摩尔浓度级别[31]。尽管姜黄素的生物利用度极低，但口服大剂量的姜黄素依然能够对晚期胰腺癌病人发挥有效的药理作用，有效降低 NF-κB 以及环氧合酶

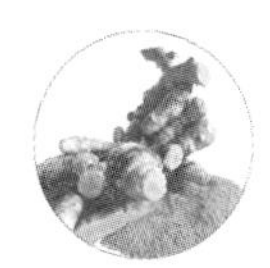

（cyclooxygenase-2，COX-2）的表达水平，没有显示出任何副反应[32]。

姜黄素卵磷脂聚合物更容易在胃肠道处吸收，口服卵磷脂制剂后血浆中姜黄素的质量浓度可达到600 ng/mL，而口服游离姜黄素后其最高质量浓度为267 ng/mL，同时卵磷脂制剂也使姜黄素在体内的半衰期延长了1.5倍[33]。血浆以及肝脏中的姜黄素代谢产物（包括四氢姜黄素、六氢姜黄素、姜黄素葡萄糖醛酸化产物、姜黄素硫酸酯化产物等），其浓度水平均比口服游离姜黄素更高[34]。

甲基化醌中间体是酚类物质抗肿瘤的物质基础，姜黄素中的庚二烯－3，5－二酮结构在碱性氧环境或COX及脂肪氧合酶（Lipoxygenase，LOX）等催化酶作用下，可形成甲基化醌中间体[35]，产生双环乙酰丙酮[36,37]，产生抗肿瘤、抗氧化、清除自由基等一系列药理活性。另外，姜黄素药理效应可能并非完全依赖于姜黄素本身，也可能与分布于机体组织中的姜黄素同系物、代谢产物或降解产物有关[38]。

图2－3 姜黄素的体内代谢途径[39]

姜黄素类化合物的体内代谢途径包括Ⅰ相还原代谢、Ⅱ相结合代谢以及自身氧化和细胞内的催化氧化代谢（图2－3）[39]，姜黄素在体内首先转化为二氢姜黄素和四氢姜黄素，这些Ⅰ相代谢产物继而发生Ⅱ相代谢反应，生成单葡萄糖醛酸的聚合物[40]。血浆中仅仅检测到微量的姜黄素原型化合物，而其葡萄糖醛酸化聚合物以及硫酸酯化聚合物大量存在于血浆当中[41]，小肠吸收是姜黄素生成葡萄糖醛酸化产物的主要因素，人小肠中的葡萄糖醛酸化程度比大鼠小肠中更强[42]。

姜黄素的Ⅰ相代谢是庚二烯－3，5－二酮结构中4个双键逐步加氢的过程，由于未发现脱甲基化或羟基化的代谢产物，因此CYP450酶未参与姜黄素的Ⅰ相代谢，而是由存在于肝脏和小肠细胞质内的ADH参与进行的[43]。主要的Ⅰ相代谢产物包括四氢姜黄素（约占50%）和六氢姜黄素（约占42%），还有少量的阿魏酸、二氢姜黄素和八氢姜黄素[28]。姜黄素的同系物去甲氧基姜黄素和双去甲氧基姜黄素，有着类似的Ⅰ相代谢途径，逐级产生一系列的加氢产物，而且六氢化产物较其他还原产物更为主要[43]。

Ⅱ相代谢主要是药物原形或其Ⅰ相代谢物在体内尿苷二磷酸葡醛酸转移酶（UDP-glucuronosyltcansferase，UGTs）、N－乙酰基转移酶（N-acetyltransferase，NATs）、甲基转移酶（methyltransferases，MTs）、谷胱甘肽－S－转移酶（glutathione-s-transferase，GSTs）、磺基转移酶（sulfotransferase，SULTs）等作用下的官能团的结合反应，结合后极性增加而易于排出体外[39]。姜黄素及其Ⅰ相代谢产物都具有酚羟基和醇羟基的结构，极易发生葡萄糖醛酸化或硫酸化的Ⅱ相结合反应[39]。酚羟基较醇羟基更易结合葡萄糖醛酸，而且六氢姜黄素的葡萄糖醛酸化是血浆、组织或细胞中最主要的Ⅱ相代谢产物[29,43]。姜黄素的最终代谢产物中95%都是以葡萄糖醛酸化[28]的形式存在，血清中检出葡萄糖醛酸化产物和硫酸化产物比例为1.92：1[44]，血浆中游离姜黄素、葡萄糖醛酸化产物及硫酸化产物的比例为11：16：9，尿液中为4：8：1[45]，说明葡萄糖醛酸化是较为主要的人体Ⅱ相代谢产物[39]。姜黄素结构中酚羟基的葡萄糖醛酸化主要是由肝UGT1A1和肠UGT1A8、UGT1A10介导，而醇羟基的葡萄糖醛酸化由UGT1A9介导，六氢姜黄素对UGT1A9、UGT2B7、UGT1A8的活性较高[46]。人体胃肠道对姜黄素的葡萄糖醛酸化起了至关重要的作用。胡椒碱是一种葡萄糖醛酸抑制剂，可调节姜黄素葡萄糖醛酸化进程，从而提高血浆内姜黄素丰度[47,48]。在人类志愿者和大鼠模型的血浆内，单独口服姜黄素后几乎检测不到原型化合物，而当与胡椒碱联合用药后，姜黄素生物利用度在大鼠体内提高了154%，在人体内提高了2000%[49]。

图2－4显示的是姜黄素的分子靶点，详细中文全称、英文全称及对应英文缩写见附录部分。

二、姜黄素的抗炎作用

姜黄素对IL-8、MIP-1α、MCP-1、IL-1b及TNF-α有抑制作用，并且与作用剂量和作用时间呈正相关，正是通过对这些细胞因子的抑制作用，姜黄素得以抑制佛波酯或脂多糖刺激的单核细胞及肺泡巨噬细胞凋亡[51]。

细胞间黏附分子和内皮细胞白细胞黏附分子的表达上调，能促进炎症的发生，但加入姜黄素后可以降低细胞间黏附分子的过量表达（8/10），而对内皮细胞白细胞黏附分子的过量表达则完全抑制[52]。用0.5%、2.0%、5.0%的姜黄素饲喂大鼠，三硝

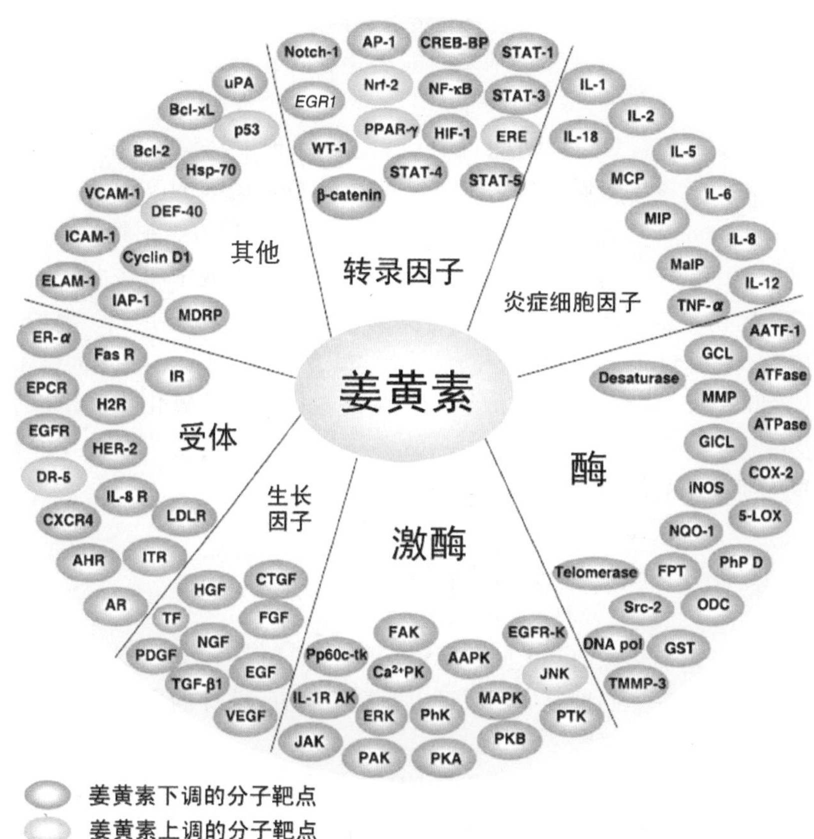

图2－4 姜黄素的分子靶点[50]

基苯磺酸诱导的大鼠结肠炎的组织病理学改变明显减轻，体重消耗也得到改善[53]。在酒精性与非酒精性诱导的急性胰腺炎模型[54]中，姜黄素可明显减轻胰腺炎的严重程度[55]，包括组织学、血清淀粉酶、胰蛋白酶、中性粒细胞浸润等的检测指标得到改善。

相关研究[56]表明，姜黄素对急性、亚急性和慢性炎症均具有抗炎作用，姜黄素作为有效的新型非甾体抗炎药已进入Ⅱ期临床试验阶段[57－59]，短期、双盲、交叉试验风湿性关节炎和骨关节炎临床实验[58,60]的结果令人满意。

三、姜黄素的抗氧化作用

氧化应激深刻影响着生物体内的生理进程，其产物活性氧（reactive oxygen species，ROS）可引起广泛的生物结构破坏，诱导细胞凋亡、自噬。缺血性损伤、休克、神经细胞损伤以及癌症都受 ROS 调控。姜黄素结构上的酚羟基可以直接捕获或清除自由基，表现出优于 VC 和 VE 的抗氧化作用，是包括超氧阴离子、羟自由基、一氧化氮合酶（nitric oxygen synthase，NOS）在内的多种活性氧离子的有效清除剂[61]。姜黄素经口服后，在肠管上皮细胞被吸收并转换成四氢姜黄素，四氢姜黄素捕捉自由基后，自身会降解成2’-甲氧基邻羟基苯丙酸类化合物，具有比姜黄素更强的抗氧化能力[62]。

姜黄素可抑制脂质过氧化，清除自由基，达到保护生物膜的作用[63]。姜黄素能降低肝匀浆和血清过氧化脂质，显著抑制腹腔注射 Fe^{2+} 诱导的 Wistar 大鼠肝细胞损伤[64]，4～100 μmol/L 的姜黄素即可较好地抑制 H_2O_2 诱导人红细胞及细胞膜的脂质过氧化物[65]，因此，姜黄素作为细胞膜抗氧化剂，能保护地中海贫血红细胞由于铁刺激而引起的损伤。姜黄素的酚羟基有助于除去过氧化物、二氧化氮，保护血红蛋白不被氧化成为高铁血红蛋白，抑制亚硝酸诱导氧化血红蛋白[66]。大鼠心肌的黄嘌呤氧化酶（xanthine oxidase，XOD）、过氧化物阴离子、脂质过氧化物（lipid peroxide，LPO）以及过氧化物酶（peroxidase，PO）的水平[67]降低，是姜黄素对异丙肾上腺素引起的大鼠心肌缺血的保护作用基础。

四、姜黄素的抗微生物作用

姜黄素对金黄色葡萄球菌、大肠杆菌[68]、沙门氏菌[69]、幽门螺杆菌[70]（*Helicobacter pylori*，*Hp*）有强烈的抑制作用，可以明显抑制 *Hp* 菌株的生长[71,72]，为姜黄素抗消化性溃疡[73]提供了依据。

姜黄素分子内部的苯环堆积导致其与 HIV-1 整合酶作用核心相结合，从而抑制整合酶的活性，加上姜黄素通过抑制转录因子 NF-κB 的活化在抗 HIV 复制的过程中发挥作用[74]，因此姜黄素对人类免疫缺陷病毒 HIV-1 具有抑制作用[75,76]。姜黄素对红色毛癣菌、玫瑰毛癣菌[77,78]、疟原虫[79]、克氏锥虫[80]具有强烈的抑制作用。

第四节　姜黄素免疫调节及治疗作用

姜黄中的姜黄素类化合物[81]主要包括姜黄素、去甲氧基姜黄素和双去甲氧基姜黄素。由于具有不溶于水的特性，因此姜黄素在细胞内部摄入缓慢，生物利用度非常低，需要重复口服剂量以达到能够支持任何生理活动的药物浓度[82]，12 g/d 的口服剂量也被证实是安全的[83]，已用于治疗免疫相关的代谢疾病和肿瘤[84-89]。

姜黄素的生物靶点包括一些转录因子和激酶[90,91]。细胞氧化还原平衡状态会引起许多重要转录因子如激活蛋白-1（activating protein，AP-1）、NF-κB、激活态 T 细胞核因子（nuclear factor of activated T-cells，NF-AT）、P53 等的敏感反应，进而影响细胞周期、细胞分化、细胞应激反应以及其他的生理过程。姜黄素能黏附 COX-2、LOX、GSK3b 及其他调节酶，调节细胞内氧化还原状态[92-94]，调节 T 细胞、B 细胞、树突状细胞、单核细胞、巨噬细胞和嗜中性粒细胞的功能[95-98]。

一、姜黄素对T淋巴细胞的作用

姜黄素通过有丝分裂原和内源性抗体不可逆转地抑制淋巴细胞的增生[99]。姜黄素可抑制Con A刺激引起的T细胞株有丝分裂和自发增生[82]，在12.5 μmol/L浓度下的姜黄素中增生即明显减少[100]，不能保护大鼠胸腺细胞和T细胞株免受地塞米松和紫外线的辐射所引发的细胞凋亡，其作用与抑制AP-1转录因子激活有关[101]。姜黄素通过激活caspase-3诱导正常静止状态下细胞凋亡和人类淋巴细胞的增生，但是没有出现DNA的降解[102]。

姜黄素对超级抗原所产生的T细胞增生有直接的抑制作用；对PMA、CD28、PHA、OKT3 mAb等抗原所引起的人类T细胞增生，姜黄素（2.8～10 μmol/L）能够起到较好的拮抗作用[103]。姜黄素的抗增生作用[104]可减低依赖于树突状细胞（dendritic cell，DC）的外源性CD4^{+}T细胞增生。然而姜黄素（20～30 μmol/L）会抑制对CD86和CD83的上调[105]。

姜黄素具有特异性的淋巴增生作用[106]，在肿瘤增生中发挥免疫保护作用。注射过姜黄素的动物淋巴细胞增生加强，当T细胞被ConA和PHA激活时姜黄素也会显示出相似的增生作用[107]。喂食姜黄素的动物的CD8^{+}、CD4^{+}和CD3^{+}T细胞数量增加，自发黏膜息肉形成明显减少[30,108]，达到保护胸腺的作用[109]。

姜黄素通过调控Jak3/Stat5通路，降低磷酸化水平，恢复免疫细胞功能[110]，阻滞白血病细胞增殖并诱导凋亡。姜黄素可减少IL-12诱导STAT4磷酸化，提高IFN-β诱导STAT4磷酸化[111]，增加IFN-α诱导的IL-10和IFNAR1表达。

实验性自身免疫性脑脊髓炎（experimental autoimmune encephalomyelilis，EAE）[112]可模拟多发性硬化症，口服姜黄素能够抑制脊髓中炎症细胞的发生，降低麻痹的发生率。姜黄素处理后，IL-17、TGF-β、IL-6、IL-21、STAT3的表达下降[108]，阻断Th-17细胞的分化，致CD4^{+}和CD8^{+}T细胞的TLR4和TLR9表达减少[113]，阻断IL-12磷酸化从而抑制EAE[114]。

二、姜黄素对树突状细胞的作用

树突状细胞为免疫学反应的中心[115]，姜黄素可以调节T细胞介导的特定功能区，控制自身免疫性疾病的免疫反应[116]。25 μmol/L浓度下的姜黄素能够抑制树突状细胞的成熟，超过50 μmol/L则有毒性效应[117]。姜黄素能够抑制鼠科动物成熟树突状细胞中脂多糖（lipopolysaccharide，LPS）介导的CD86、CD80和MHCⅡ细胞表面过度表达，但是同时姜黄素的治疗会明显增加FITC标记的葡聚糖微粒的摄入[118]。

姜黄素可抑制脂多糖诱导骨髓衍生的树突状细胞（bone marrow-derived dendritic cells，BMDC）[115]，提高脂多糖处理的树突状细胞的前列腺素E2（prostaglandin E2，PGE2）和COX-2表达，姜黄素增强PGE2水平的原因是对LPS诱导IDO（indoleamine

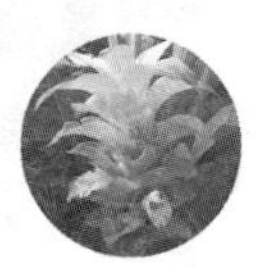

2，3-dioxygenase，IDO）的产生[119]。LPS 可诱发脾脏树突状细胞中的 IDO 过量表达，姜黄素（50 mg/kg）会抑制 IDO 产生[112]。静脉注射 LPS（3 μmol/L）会减少 31% 脾血流量，减少进入小鼠脾脏的银[111]，与姜黄素在 BMDC 的作用比较起来，COX-2 表达增加，在 BV2 小胶质细胞中脂多糖诱导的 COX-2 的生成呈剂量依赖性减少[113]。IFN-γ 能够在 48 h 内上调单核细胞衍生的树突状细胞（monocyte-derived dendritic cells，MoDCs）的 CD86、CD38、CCR7[120]，然而鼠科 BMDCs 细胞 CD86 和 CD80 水平没有明显升高。IFN-γ（100 IU/mL）和姜黄素（1～25 μmol/L）会抑制 BMDCs 上调 IDO 的产生，姜黄素可以通过调节 JAK1 和 PKC 影响 IFN-γ 诱导 IDO 表达[121]，从而扭转姜黄素介导的 T 细胞增殖功能降低。

姜黄素处理树突状细胞还会提升 IL-10 和 ALDH 的产生，调节黏膜免疫反应，抑制抗原特异性致病性 T 细胞引起的结肠炎[118]。姜黄素的免疫抑制作用依赖于 IL-10，在很低的生物可利用浓度也能够有效地改变与 IL-10 有关的免疫反应。姜黄素还能够与 IL-10 协同抑制胃肠道表皮细胞 NF-κB 的活性，从而在没有影响免疫细胞功能的情况下发挥额外功效[115]。

三、姜黄素对自然杀伤细胞的作用

胸腺产生的 T 细胞、由骨髓分化而来能产生抗体的 B 细胞以及 NK 细胞构成机体的免疫系统，NK 细胞来源于骨髓样淋巴干细胞，主要分布于骨髓、外周血、肝脏、脾脏、肺脏和淋巴结，其分化、发育依赖于骨髓微环境[122]。CD56 是 NK 细胞分化特异性标志物，CD16 的表达量与 NK 细胞杀伤活性密切相关，因此人源性 NK 细胞分为 $CD56^+CD16^+$、$CD56^+CD16^-$ 和 $CD56^-CD16^+$ 三个亚群。NKT 细胞是新近发现的第四类淋巴细胞[122]，主要参与机体的固有免疫和获得性免疫过程，发挥免疫调节和细胞毒性等生物学功能。NKT 细胞可直接识别由靶细胞表面 CD1d 提呈的磷脂和糖脂类抗原，无 MHC 限制性，也能被 IL-12 和 IFN-γ 等细胞因子激活，活化的 NKT 细胞产生各类细胞因子，包括白细胞介素（interleukin，IL）、IFN-γ、TNF-α 在内的炎症因子[123]。

体外实验中姜黄素能够提高 IFN-γ 的释放和增强 NK 细胞的细胞毒性[124]。姜黄素（30 μmol/L）介导的细胞毒作用可抑制 LAK 细胞生成[125]。三硝基苯磺酸（2，4，6-trinitrobenzene sulphonic acid，TNBS）小鼠结肠炎模型中，SJL/J 小鼠由于缺失 NKT 细胞，姜黄素的治疗效果没有 BALB/c 小鼠明显[126]。连续五周口服姜黄素（1、20、40 mg/kg）对大鼠 NK 细胞的活性均未产生明显的影响，但体内的抗体反应水平较高[127]。腹水肿瘤治疗中，注射姜黄素对 NK 细胞的活性[128]影响较小。

抗肿瘤免疫反应中姜黄素的主要作用体现在对 NK 细胞的调节上[129,130]，NK 细胞能够内化肿瘤外泌体[131]，姜黄素对树突状细胞 IDO 的下调则是其抗肿瘤效果的主要机制[132]，进而抑制免疫逃逸[133]。

四、姜黄素对单核细胞和巨噬细胞的作用

在炎症的发生过程中，白细胞向组织的定向迁移一般包括募集、着边、捕获、滚动、活化、紧密黏附、移行等七个步骤，外周血白细胞对血管内皮细胞的黏附引发白细胞在内皮屏障中迁移和对组织的侵犯是最关键的进程[134]，单核细胞聚集是最主要特征。细胞黏附分子（cell adhesion molecule，CAM）是众多介导细胞间或细胞与细胞外基质（extracellular matrix，ECM）间相互接触和结合分子的统称。众多的 CAM 在单核细胞和内皮细胞上均有表达，黏附分子的经典分类包括免疫球蛋白超家族、选择素家族和整合素家族，以及一些家族外的黏附分子，黏附分子一般通过短期效应（改变通透性）和长期效应（调节转录）介导信号通路导致细胞内钙的改变、细胞骨架重排、酶的激活、质膜微囊和中间微丝的改变，从而实现细胞旁迁移和跨细胞迁移两种途径[134]。

姜黄素能够抑制人类内皮细胞中肿瘤坏死因子（tumor necrosis factor α，TNF-α）所诱导的单核细胞的黏附，上调的 ICAM-1、VCAM-1、ELAM-1 被显著抑制，在肿瘤转移和诸如关节炎等的炎症反应中的作用广泛[135]。

PMA 或 LPS 诱导单核细胞和肺泡 Mφs 产生炎性细胞因子（TNF-α、IL-8、MIP-1α、MCP-1 和 IL-1β）[51]，明显受姜黄素剂量依赖地抑制；U937 单核细胞株中 MCP-1 的表达[136]也可被姜黄素下调。

第五节 姜黄素毒性实验与安全性评价

姜黄素已被证实具有多种药理作用，但是被开发成临床用药还需要检测其毒性与安全性。我们通过设计小鼠急性毒性试验和大鼠一个月亚急性毒性试验，确定姜黄素的安全剂量。

一、姜黄素毒性实验

在小鼠急性毒性试验（包括单次给药和多次给药实验，用药剂量分别为：0. 8 mL 17. 5% 的姜黄素锌固体分散体，含姜黄素 25 mg/mL；17. 5% 按实验动物体重 0. 2 mL/10g 给予的姜黄素锌固体分散体，含姜黄素 25 mg/mL）结果中，我们的数据显示，给药后的小鼠精神活跃，活动正常，摄食及饮水正常，体重无明显变化且未见死亡情况。在解剖检查中，对重要器官包括心、肝、脾、肺、肾、脑的检测未发现有器质性病变。由此可以提示在当前实验剂量下，姜黄素未呈现明显的毒性反应。

同样，在大鼠 30 天亚急性毒性实验（用药剂量为按主药含量计算：60、180、

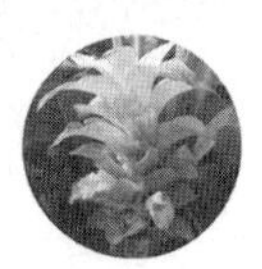

540 mg/kg）结果检测中，各剂量组大鼠外观体征无异常改变，行为活动正常；毛色有光泽且紧贴身体，口、眼、耳、鼻均无异常分泌物。粪便无黏液，无稀烂，成形；尿量正常，颜色淡黄且澄清透明。其他实验检测数据显示给药大鼠的体重及摄食量没有明显的变化。在血液学检测及血液生化检查数据中，除了白血球、血小板和单核细胞在给药后有明显降低趋势之外，其余各个血液学指标均没有明显性的改变，而且这三项指标的改变均在正常值范围内。此外，连续30天给药对实验大鼠的心、肝、脾、肺、肾、脑、肾上腺、子宫、卵巢、前列腺、附睾、睾丸、胸腺等重要器官均未见明显毒性作用。

综合上述，由小鼠单次给药最大耐受量实验结果可得，当小鼠一次性给予主药姜黄素锌配合物的最大量为1 g/kg时，未见明显毒性反应，相当于70 kg成人服用剂量姜黄素锌为7.8 g；由多次给药最大耐受量的实验结果可得，小鼠全天共给予姜黄素锌的最大剂量为2 g/kg，按体重换算相当于70 kg成人日服用剂量为15.5 g，未见明显毒性反应。低、中、高剂量组大鼠连续灌胃30天，其中高剂量组大鼠给予姜黄素锌540 mg/kg，锌元素含量为69 mg/kg，按体表面积换算为70 kg人临床日拟用剂量130 mg的47倍，按体重换算约为人临床拟用剂量290倍为安全剂量。

二、姜黄素的安全性

姜黄素的毒副作用极低，每天服用1.5 g不会引起毒副作用[137]。印度一项临床研究[138]表明，风湿性关节炎病人每天口服1.2～2.1 g姜黄素2～6周，没有观察到毒性。晚期结肠直肠癌病人每天口服0.45～3.6 g姜黄素，服用4个月均未见明显毒性[45]。美国国家癌症研究所（National Cancer Institute，NCI）的动物实验表明给大鼠、狗和猴口服3.5 g/kg姜黄素3个月，没有观察到明显的不良反应[139]。一期临床试验中[44]，对高风险恶性肿瘤或恶性肿瘤癌前病变的病人连续3个月应用姜黄素，每天服用姜黄素8 g未发现对人体有毒性。口服姜黄素4周，剂量高达每天15 g[140]，结果证实姜黄素是安全无毒的。

1. 姜黄素对比格犬长期毒理学研究

为观察比格犬重复3个月经口给予姜黄素后产生的毒性反应，判断主要的毒性靶器官或靶组织及其损害的可逆性，确定无不良反应剂量，给临床设计人用安全剂量和主要监测指标提供参考，进行本试验。试验用普通级比格犬24只，设对照组、低剂量组（$0.42\ g \cdot kg^{-1} \cdot d^{-1}$）、中剂量组（$1.05\ g \cdot kg^{-1} \cdot d^{-1}$）、高剂量组（$2.1\ g \cdot kg^{-1} \cdot d^{-1}$），每组雌雄各3只。采用胶囊经口给予，各剂量组给予不同数量的胶囊，每天上午、下午各给药1次，连续给药91天；对照组给予高剂量组相同剂量的空白辅料胶囊。实验过程中每天观察记录动物的外观体征、行为活动表现，每天上下午各加入约170 g的饲料；每周称重并调整给药量，并在给药前1天、给药6周、给药13周及恢复期4周时进行体温、眼科、心电图、血液学、血液生化学、尿液观察和分析等检查；试验期间若发现死亡动物及时解剖，并对异常组织器官进行

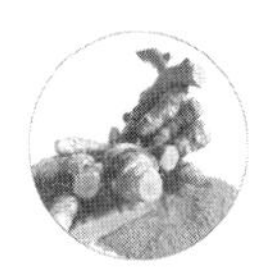

组织病理学检查。在给药13周及恢复期4周进行病理学检查，并测定部分脏器（脑、心脏、肝脏、肾脏、肾上腺、胸腺、脾脏、睾丸、附睾、卵巢、子宫）重量，计算脏器系数。

给药期间，高剂量组有部分动物（2～5/6）给药后见稀便、呕吐饲料等；中剂量组有部分动物（1～4/6）给药后偶见稀便、呕吐饲料等，1例动物的眼周围见分泌物（2/91天）；低剂量组1例动物在第13天出现稀便，对照组1例动物在第16天出现呕吐饲料；余未见异常。连续13周经口给药后，各组动物体重增长正常，对比格犬的体重未见明显影响，体温、眼科及心电图均未见明显影响，尿液指标均未见明显差异。

与对照组相比，在给药6周，高剂量组的LDH显著降低（$P<0.05$）；在给药13周，中、高剂量组的LDH均显著降低（$P<0.05$），高、低剂量组的ALP均显著降低（$P<0.05$）、Cl^-均显著升高（$P<0.01$）。与给药前相比，在给药6周，低剂量组的Cl^-显著升高（$P<0.01$），高剂量组的ALP显著降低（$P<0.05$）；在给药13周，高、低剂量组的ALP均显著降低（$P<0.01$）、Cl^-均显著升高（$P<0.01$），高剂量组的LDH显著降低（$P<0.05$），其余指标未见异常。

在经口给予姜黄素13周和恢复期4周期间，各剂量组的脏器重量和系数与对照组相比，均未见明显差异。给药13周后，对照组和低剂量组可见脾脏边缘有黑褐色带状病灶，各组十二指肠、空肠、回肠黏膜表面均可见暗红色或红褐色斑块，呈散状或块状分布；对照组1例动物的盲肠、结肠、直肠黏膜面见红色突起，呈密集分布，针尖至粟粒大小。在恢复期4周，高剂量组1例动物的脾脏边缘部位有黑褐色斑块。给药13周后，各组部分动物（2～3/4）均可见轻微肝细胞坏死和炎细胞浸润、消化道轻微或中度充血（1～2/4）、肾脏轻微或中度炎细胞浸润（1～2/4）、淋巴结的髓窦轻微扩张及淋巴样增生（1～3/4），对照组、中剂量和高剂量组唾液腺的腺泡轻度空泡化等变化（1/4），对照组、低剂量和中剂量组（1～2/4）动物中可见脾脏充血或出血，中、高剂量组各1例动物见肾小管钙盐轻度沉积，对照组和中剂量组各1例轻微骨骼肌细胞凋亡。在恢复期4周，对照组1例动物见肺间质以淋巴细胞为主的炎细胞浸润，低剂量组1例动物见肺血管周炎细胞浸润，高剂量组1例可见脾脏出血和充血，中、低剂量组（1/2）动物见肾脏轻度或中度炎细胞浸润，消化道轻微或中度充血、淋巴结的髓窦轻微扩张及淋巴样轻微或轻度增生，高剂量组1例动物可见小脑和脑干的轻微脂质空泡样变、肾上腺的皮质轻微空泡化，对照组和中剂量组各1例轻微骨骼肌细胞凋亡，对照组和高剂量组各1例动物见睾丸的双侧生精细胞轻微或轻度空泡样变等改变。

综上可知，连续13周经口给予比格犬姜黄素后，高剂量组（$2.1\ g\cdot kg^{-1}\cdot d^{-1}$）中的部分动物出现稀便、呕吐饲料等症状，是给予的胶囊数量较多所致，动物出现ALP、LDH显著降低、Cl^-显著升高，但可恢复，未观察到不良反应的剂量水平（NOAEL）为$1.05\ g\cdot kg^{-1}\cdot d^{-1}$。

2. 姜黄素对比格犬安全性评价

选用健康比格犬24只，雌雄各半，实验前先禁食不禁水12 h，实验前先将犬进行称重，然后对犬进行麻醉：将比格犬固定后，在后肢外侧小隐静脉处去毛，用橡皮筋结扎后肢，使小隐静脉充盈，分别用碘酒和75%酒精棉签消毒皮肤，操作者右手持注射器，针头向血管旁的皮下刺入，再与血管平行向前刺入静脉，见回血即松开橡皮筋，注射麻醉药3%戊巴比妥钠30 $mg \cdot mL^{-1} \cdot kg^{-1}$，注射麻醉药的速度分为2段，第1段是快速注入1/2量，减少犬因恐惧挣扎而使血压升高心率加快等不利因素，第2段是注射戊巴比妥钠半量后，观察到犬脚松软无力、呼吸较前平稳时，用约1 mL/min速度把戊巴比妥钠注射完毕。

给予姜黄素前后，比格犬的收缩压、舒张压和平均压均在正常值范围内波动，与同期溶媒对照组相比，无显著性差异（$P>0.05$）。由此提示，姜黄素在治疗剂量及超过剂量时，对比格犬的血压无明显影响。

正常比格犬的呼吸频率为每分钟11～37次，由于戊巴比妥钠对呼吸的影响具有直接性，不同犬的个体差异较大，因此在实验中出现个别犬的呼吸频率和呼吸深度给药前后波动较大，这与麻醉药的补充和犬对戊巴比妥钠的敏感性有关。在本实验中，姜黄素各给药组在给药前后，其呼吸频率和呼吸深度均在基本上在正常值范围内波动，与同期溶媒对照组相比，无显著性差异（$P>0.05$）。由此提示，姜黄素在治疗剂量及超过剂量时，对比格犬的呼吸系统无明显影响。

给予姜黄素前后，比格犬的心电图均保持窦性心律状态，心率、P-R间期、QRS波、Q-T间期、T波均在正常值范围内波动，ST段在等电位线上下偏移均小于0.3 mV；各参数与同期溶媒对照组相比，无显著性差异（$P>0.05$），提示姜黄素在治疗剂量及超过剂量时，对比格犬的心电图无明显的影响。

由对比格犬心电图、血压、呼吸的影响的实验结果可得，姜黄素低、中、高剂量组的给药剂量分别为0.600 g/kg、1.200 g/kg、2.400 g/kg，即按体表面积换算相当于70 kg成人日服用量的9倍、18倍、36倍，对比格犬在给药后15 min、30 min、60 min、90 min、2 h、3 h、4 h的指标包括血压（收缩压、舒张压和平均压）、心电图（Q-T间期、P-R间期、ST段、T波和QRS波、心率）、呼吸（呼吸频率、呼吸深度）等各参数均无明显的影响。综上所述，姜黄素各剂量组对比格犬的心血管系统和呼吸系统在给药后4 h内均无明显的影响。

参考文献

[1] 李青苗. 姜黄、郁金道地性差异及其形成机制研究［D］. 雅安：四川农业大学，2014.

[2] 廖婉，高天慧，林美斯，等. 姜黄属中药重金属元素与道地性的相关性研究［J］. 中草药，2018，49（12）：2833－2839.

[3] KUNNUMAKKARA A B, ANAND P, AGGARWAL B B. Curcumin inhibits proliferation, invasion, angiogenesis and metastasis of different cancers through interaction with multiple cell signaling proteins［J］. Cancer Lett, 2008, 269（2）：199－225.

[4] 郑深. 姜黄的提取和姜黄素的纯化研究［D］. 广州：广东工业大学，2016.

[5] 周培培. 姜黄中姜黄素类化合物的提取分离研究 [D]. 天津: 天津大学, 2015.
[6] 罗廷顺, 李洪文, 刘正文, 等. 姜黄素的提取分离与药理作用研究进展 [J]. 现代药物与临床, 2011, 26 (2): 102-107.
[7] CHENG S B, WU L C, HSIEH Y C, et al. Supercritical carbon dioxide extraction of aromatic turmerone from curcuma longa Linn. Induces apoptosis through reactive oxygen species-triggered intrinsic and extrinsic pathways in human hepatocellular carcinoma HepG2 Cells [J]. Journal of Agricultural and Food Chemistry, 2012, 60 (38): 9620-9630.
[8] 岳春华, 郑礼涛, 郭启明, 等. 超声强化微乳提取分离姜黄中总姜黄素的研究 [J]. 中药材, 2014, 37 (05): 880-883.
[9] LEE K J, KIM Y S, MA J Y. Separation and identification of curcuminoids from Asian Turmeric (*Curcuma longa* L.) using RP-HPLC and LC-MS [J]. Asian Journal of Chemistry, 2013, 25 (2): 909-912.
[10] 高苏亚, 范涛, 王黎, 等. 姜黄中姜黄素的提取与分离工艺研究 [J]. 应用化工, 2011, 40 (02): 203-205.
[11] 旷春桃, 李湘洲, 张胜, 等. 多指标综合评分法研究姜黄色素的提取工艺 [J]. 林产化学与工业, 2010, 30 (04): 65-68.
[12] 叶陈丽, 贺帅, 曹伟灵, 等. 中药提取分离新技术的研究进展 [J]. 中草药, 2015, 46 (03): 457-464.
[13] ROUHANI SH A N, SALIMI SH, HAJI-GHASEMI T. Ultrasonic assisted extraction of natural pigments from rhizomes of Curcuma Longa L [J]. Progress in Color, Colorants and Coatings, 2009, 2 (2): 103-113.
[14] 张良, 杨松, 何剑为, 等. 响应面法优化姜黄素提取工艺及其对类淀粉样蛋白聚集形成的抑制 [J]. 食品科学, 2013, 34 (20): 55-60.
[15] XU J L, WANG W C, LIANG H, et al. Optimization of ionic liquid based ultrasonic assisted extraction of antioxidant compounds from Curcuma Longa L. using response surface methodology [J]. Industrial Crops and Products, 2015, 76: 487-493.
[16] 范华均, 肖小华, 李攻科. 微波辅助提取石蒜和虎杖中有效成分的动力学模型 [J]. 高等学校化学学报, 2007 (6): 1049-1054.
[17] MANDAL V, MOHAN Y, HEMALATHA S. Microwave assisted extraction of curcumin by sample-solvent dual heating mechanism using Taguchi L9 orthogonal design [J]. J Pharm Biomed Anal, 2008, 46 (2): 322-327.
[18] WAKTE P S, SACHIN B S, PATIL A A, et al. Optimization of microwave, ultrasonic and supercritical carbon dioxide assisted extraction techniques for curcumin from Curcuma longa [J]. Separation and Purification Technology, 2011, 79 (1): 50-55.
[19] TAKENAKA M, OHKUBO T, OKADOME H, et al. Effective extraction of curcumi-

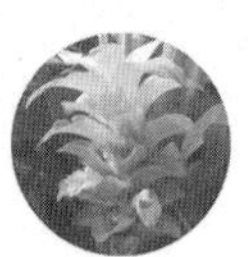

noids by grinding turmeric (*Curcuma longa* L.) with medium-chain triacylglycerols [J]. Food Science and Technology Research, 2013, 19 (4): 655 - 659.

[20] ZHAN P Y, ZENG X H, ZHANG H M, et al. High-efficient column chromatographic extraction of curcumin from Curcuma longa [J]. Food Chemistry, 2011, 129 (2): 700 - 703.

[21] OSORIO-TOBON J F, CARVALHO P I N, ROSTAGNO M A, et al. Extraction of curcuminoids from deflavored turmeric (*Curcuma longa* L.) using pressurized liquids: process integration and economic evaluation [J]. Journal of Supercritical Fluids, 2014, 95: 167 - 174.

[22] GILDA S, KANITKAR M, BHONDE R, et al. Activity of water-soluble turmeric extract using hydrophilic excipients [J]. Lwt-Food Science and Technology, 2010, 43 (1): 59 - 66.

[23] 李锐, 肖燕, 和心依, 等. 中药姜黄化学成分、生物活性及体内代谢研究进展 [J]. 西华大学学报 (自然科学版), 2013, 32 (3): 98 - 104.

[24] KUNNUMAKKARA A B, BORDOLOI D, PADMAVATHI G, et al. Curcumin, the golden nutraceutical: multitargeting for multiple chronic diseases [J]. British Journal of Pharmacology, 2017, 174 (11): 1325 - 1348.

[25] WAHLSTROM B, BLENNOW G. A study on the fate of curcumin in the rat [J]. Acta Pharmacol Toxicol (Copenh), 1978, 43 (2): 86 - 92.

[26] SU L Q, WANG Y D, CHI H Y. Effect of curcumin on glucose and lipid metabolism, FFAs and TNF-alpha in serum of type 2 diabetes mellitus rat models [J]. Saudi J Biol Sci, 2017, 24 (8): 1776 - 1780.

[27] METZLER M, PFEIFFER E, SCHULZ S I, et al. Curcumin uptake and metabolism [J]. Biofactors, 2013, 39 (1): 14 - 20.

[28] HOLDER G M, PLUMMER J L, RYAN A J. The metabolism and excretion of curcumin [1, 7-bis- (4-hydroxy-3-methoxyphenyl) -1, 6-heptadiene-3, 5-dione] in the rat [J]. Xenobiotica, 1978, 8 (12): 761 - 768.

[29] IRESON C R, JONES D J, ORR S, et al. Metabolism of the cancer chemopreventive agent curcumin in human and rat intestine [J]. Cancer Epidemiol Biomarkers Prev, 2002, 11 (1): 105 - 111.

[30] PERKINS S, VERSCHOYLE R D, HILL K, et al. Chemopreventive efficacy and pharmacokinetics of curcumin in the Min/ + mouse, a model of familial adenomatous polyposis [J]. Cancer Epidemiology Biomarkers & Prevention, 2002, 11 (6): 535 - 540.

[31] GARCEA G, JONES D J, SINGH R, et al. Detection of curcumin and its metabolites in hepatic tissue and portal blood of patients following oral administration [J]. Br J Cancer, 2004, 90 (5): 1011 - 1015.

[32] DHILLON N, AGGARWAL B B, NEWMAN R A, et al. Phase Ⅱ trial of curcumin in patients with advanced pancreatic cancer [J]. Clin Cancer Res, 2008, 14 (14): 4491 – 4499.

[33] LIU A, LOU H, ZHAO L, et al. Validated LC/MS/MS assay for curcumin and tetrahydrocurcumin in rat plasma and application to pharmacokinetic study of phospholipid complex of curcumin [J]. J Pharm Biomed Anal, 2006, 40 (3): 720 – 727.

[34] MARCZYLO T H, VERSCHOYLE R D, COOKE D N, et al. Comparison of systemic availability of curcumin with that of curcumin formulated with phosphatidylcholine [J]. Cancer Chemotherapy and Pharmacology, 2007, 60 (2): 171 – 177.

[35] GRIESSER M, PISTIS V, SUZUKI T, et al. Autoxidative and cyclooxygenase-2 catalyzed transformation of the dietary chemopreventive agent curcumin [J]. J Biol Chem, 2011, 286 (2): 1114 – 1124.

[36] SIDDIQUI N A. Evaluation of thermo sensitivity of curcumin and quantification of ferulic acid and vanillin as degradation products by a validated HPTLC method [J]. Pak J Pharm Sci, 2015, 28 (Suppl 1): 299 – 305.

[37] GORDON O N, SCHNEIDER C. Vanillin and ferulic acid: not the major degradation products of curcumin [J]. Trends Mol Med, 2012, 18 (7): 361-363; author reply 363 – 364.

[38] SHEN L, JI H F. The pharmacology of curcumin: is it the degradation products? [J]. Trends Mol Med, 2012, 18 (3): 138 – 144.

[39] 刘佳，黄宇虹，王保和，等. 姜黄素类化合物体内代谢途径及其代谢产物的研究进展 [J]. 现代药物与临床，2015，30 (12): 1553 – 1557.

[40] PAN M H, HUANG T M, LIN J K. Biotransformation of curcumin through reduction and glucuronidation in mice [J]. Drug Metabolism and Disposition, 1999, 27 (4): 486 – 494.

[41] IRESON C, ORR S, JONES D J L, et al. Characterization of metabolites of the chemopreventive agent curcumin in human and rat hepatocytes and in the rat in vivo, and evaluation of their ability to inhibit phorbol ester-induced prostaglandin E-2 production [J]. Cancer Research, 2001, 61 (3): 1058 – 1064.

[42] IRESON C R, JONES D J L, ORR S, et al. Metabolism of the cancer chemopreventive agent curcumin in human and rat intestine [J]. Cancer Epidemiology Biomarkers & Prevention, 2002, 11 (1): 105 – 111.

[43] HOEHLE S I, PFEIFFER E, SOLYOM A M, et al. Metabolism of curcuminoids in tissue slices and subcellular fractions from rat liver [J]. J Agric Food Chem, 2006, 54 (3): 756 – 764.

[44] CHENG A L, HSU C H, LIN J K, et al. Phase Ⅰ clinical trial of curcumin, a chemopreventive agent, in patients with high-risk or pre-malignant lesions [J]. Antican-

cer Res, 2001, 21 (4B): 2895 -2900.

[45] SHARMA R A, EUDEN S A, PLATTON S L, et al. Phase Ⅰ clinical trial of oral curcumin: biomarkers of systemic activity and compliance [J]. Clin Cancer Res, 2004, 10 (20): 6847 -6854.

[46] HOEHLE S I, PFEIFFER E, METZLER M. Glucuronidation of curcuminoids by human microsomal and recombinant UDP-glucuronosyltransferases [J]. Mol Nutr Food Res, 2007, 51 (8): 932 -938.

[47] VOLAK L P, HANLEY M J, MASSE G, et al. Effect of a herbal extract containing curcumin and piperine on midazolam, flurbiprofen and paracetamol (acetaminophen) pharmacokinetics in healthy volunteers [J]. Br J Clin Pharmacol, 2013, 75 (2): 450 -462.

[48] HUSSAARTS K, HURKMANS D P, OOMEN-DE HOOP E, et al. Impact of curcumin (with or without piperine) on the pharmacokinetics of Tamoxifen [J]. Cancers, 2019, 11 (3): 403.

[49] SHOBA G, JOY D, JOSEPH T, et al. Influence of piperine on the pharmacokinetics of curcumin in animals and human volunteers [J]. Planta Med, 1998, 64 (4): 353 -356.

[50] ANAND P, SUNDARAM C, JHURANI S, et al. Curcumin and cancer: an "old-age" disease with an "age-old" solution [J]. Cancer Lett, 2008, 267 (1): 133 -164.

[51] ABE Y, HASHIMOTO S, HORIE T. Curcumin inhibition of inflammatory cytokine production by human peripheral blood monocytes and alveolar macrophages [J]. Pharmacological Research, 1999, 39 (1): 41 -47.

[52] HOLY J M. Curcumin disrupts mitotic spindle structure and induces micronucleation in MCF-7 breast cancer cells [J]. Mutation Research-Genetic Toxicology and Environmental Mutagenesis, 2002, 518 (1): 71 -84.

[53] SUGIMOTO K, HANAI H, TOZAWA K, et al. Curcumin prevents and ameliorates trinitrobenzene sulfonic acid-induced colitis in mice [J]. Gastroenterology, 2002, 123 (6): 1912 -1922.

[54] GUKOVSKY I, REYES C N, VAQUERO E C, et al. Curcumin ameliorates ethanol and nonethanol experimental pancreatitis [J]. American Journal of Physiology-Gastrointestinal and Liver Physiology, 2003, 284 (1): G85 - G95.

[55] SOLDA C, BARDINI R, SPERTI C, et al. Phase Ⅱ study of Gemcitabine and Curcumin (Meriva®) as first line treatment for locally advanced or metastatic pancreatic cancer: preliminary results [J]. Annals of Oncology, 2015, 26 (Suppl 6): 90 - 105.

[56] DAS L, VINAYAK M. Long term effect of curcumin in restoration of tumour suppressor p53 and phase-Ⅱ antioxidant enzymes via activation of Nrf2 signalling and modula-

tion of inflammation in prevention of cancer [J]. Plos One, 2015, 10 (4).

[57] BISWAS J, BASU P S. A phase-Ⅱ randomized placebo controlled study on efficacy of topical application of curcumin and curcumin containing polyherbal cream to clear cervical human papillomavirus infection [J]. Asia-Pacific Journal of Clinical Oncology, 2014, 10: 166.

[58] PARK C, MOON D O, CHOI I W, et al. Curcumin induces apoptosis and inhibits prostaglandin E-2 production in synovial fibroblasts of patients with rheumatoid arthritis [J]. International Journal of Molecular Medicine, 2007, 20 (3): 365 - 372.

[59] BASU P, DUTTA S, BEGUM R, et al. Clearance of cervical human papillomavirus infection by topical application of curcumin and curcumin containing polyherbal cream: A phase Ⅱ randomized controlled study [J]. Asian Pacific Journal of Cancer Prevention, 2013, 14 (10): 5753 - 5759.

[60] AMALRAJ A, VARMA K, JACOB J, et al. A novel highly bioavailable curcumin formulation improves symptoms and diagnostic indicators in rheumatoid arthritis patients: A randomized, double-blind, placebo-controlled, two-dose, three-arm, and parallel-group study [J]. Journal of Medicinal Food, 2017, 20 (10): 1022 - 1030.

[61] ZHANG J F, BAI K W, SU W P, et al. Curcumin attenuates heat-stress-induced oxidant damage by simultaneous activation of GSH-related antioxidant enzymes and Nrf2-mediated phase Ⅱ detoxifying enzyme systems in broiler chickens [J]. Poultry Science, 2018, 97 (4): 1209 - 1219.

[62] SUGIYAMA Y, KAWAKISHI S, OSAWA T. Involvement of the beta-diketone moiety in the antioxidative mechanism of tetrahydrocurcumin [J]. Biochem Pharmacol, 1996, 52 (4): 519 - 525.

[63] 许东晖，王胜，金晶，等. 姜黄素的药理作用研究进展 [J]. 中草药，2005, (11): 1737 - 1740.

[64] REDDY A C, LOKESH B R. Effect of curcumin and eugenol on iron-induced hepatic toxicity in rats [J]. Toxicology, 1996, 107 (1): 39 - 45.

[65] GRINBERG L N, SHALEV O, T NNESEN H H, et al. Studies on curcumin and curcuminoids: XXVI. Antioxidant effects of curcumin on the red blood cell membrane [J]. International Journal of Pharmaceutics, 1996, 132 (s 1/2): 251 - 257.

[66] UNNIKRISHNAN M K, RAO M N. Inhibition of nitrite induced oxidation of hemoglobin by curcuminoids [J]. Pharmazie, 1995, 50 (7): 490 - 492.

[67] MANIKANDAN P, SUMITRA M, AISHWARYA S, et al. Curcumin modulates free radical quenching in myocardial ischaemia in rats [J]. International Journal of Biochemistry & Cell Biology, 2004, 36 (10): 1967 - 1980.

[68] ZHANG M, ZHUANG B, DU G, et al. Curcumin solid dispersion-loaded in situ hydrogels for local treatment of injured vaginal bacterial infection and improvement of va-

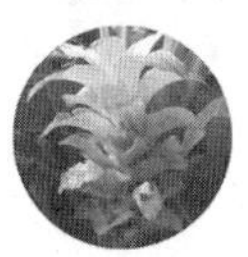

ginal wound healing [J]. J Pharm Pharmacol, 2019, 71 (7): 1044 - 1054.

[69] RAHAYU S I, NURDIANA N, SANTOSO S. The effect of curcumin and cotrimoxazole in salmonella typhimurium infection in vivo [J]. ISRN Microbiol, 2013.

[70] MAHADY G B, PENDLAND S L, YUN G, et al. Turmeric (*Curcuma longa* L.) and curcumin inhibit the growth of Helicobacter pylori, a group 1 carcinogen [J]. Anticancer Research, 2002, 22 (6C): 4179 - 4181.

[71] SANTOS A M, LOPES T, OLEASTRO M, et al. Curcumin inhibits gastric inflammation induced by Helicobacter pylori infection in a mouse model [J]. Nutrients, 2015, 7 (1): 306 - 320.

[72] KUNDU P, DE R, PAL I, et al. Curcumin alleviates matrix metalloproteinase-3 and -9 activities during eradication of Helicobacter pylori infection in cultured cells and mice [J]. PLoS One, 2011, 6 (1).

[73] VETVICKA V, VETVICKOVA J, FERNANDEZ-BOTRAN R. Effects of curcumin on Helicobacter pylori infection [J]. Ann Transl Med, 2016, 4 (24): 479.

[74] PRASAD S, TYAGI A K. Curcumin and its analogues: a potential natural compound against HIV infection and AIDS [J]. Food Funct, 2015, 6 (11): 3412 - 3419.

[75] MAZUMDER A, RAGHAVAN K, WEINSTEIN J, et al. Inhibition of human immunodeficiency virus type-1 integrase by curcumin [J]. Biochem Pharmacol, 1995, 49 (8): 1165 - 1170.

[76] DA SILVA T A L, MEDEIROS R M V, DE MEDEIROS D C, et al. Impact of curcumin on energy metabolism in HIV infection: a case study [J]. Phytother Res, 2019, 33 (3): 856 - 858.

[77] BRASCH J, BECK-JENDROSCHEK V, MAHN V. Photochemical inhibition of Trichophyton rubrum by different compoundings of curcumin [J]. Mycoses, 2018, 61 (6): 393 - 399.

[78] BALTAZAR L M, KRAUSZ A E, SOUZA A C O, et al. Trichophyton rubrum is inhibited by free and nanoparticle encapsulated curcumin by induction of nitrosative stress after photodynamic activation [J]. Plos One, 2015, 10 (3).

[79] MANCONI M, MANCA M L, ESCRIBANO-FERRER E, et al. Nanoformulation of curcumin-loaded eudragit-nutriosomes to counteract malaria infection by a dual strategy: Improving antioxidant intestinal activity and systemic efficacy [J]. Int J Pharm, 2019, 556: 82 - 88.

[80] NAGAJYOTHI F, ZHAO D, WEISS L M, et al. Curcumin treatment provides protection against Trypanosoma cruzi infection [J]. Parasitol Res, 2012, 110 (6): 2491 - 2499.

[81] SINGH S, KHAR A. Biological effects of curcumin and its role in cancer chemoprevention and therapy [J]. Anticancer Agents Med Chem, 2006, 6 (3): 259 - 270.

[82] SIKORA E, BIELAK-ZMIJEWSKA A, PIWOCKA K, et al. Inhibition of proliferation and apoptosis of human and rat T lymphocytes by curcumin, a curry pigment [J]. Biochem Pharmacol, 1997, 54 (8): 899 -907.

[83] JURENKA J S. Anti-inflammatory Properties of Curcumin, a Major Constituent of Curcuma longa: A Review of Preclinical and Clinical Research [J]. Alternative Medicine Review, 2009, 14 (2): 141 -153.

[84] EGAN M E, PEARSON M, WEINER S A, et al. Curcumin, a major constituent of turmeric, corrects cystic fibrosis defects [J]. Science, 2004, 304 (5670): 600 -602.

[85] MALL M, KUNZELMANN K. Correction of the CF defect by curcumin: hypes and disappointments [J]. Bioessays, 2005, 27 (1): 9 -13.

[86] FIALA M, LIU P T, ESPINOSA-JEFFREY A, et al. Innate immunity and transcription of MGAT-Ⅲ and Toll-like receptors in Alzheimer's disease patients are improved by bisdemethoxycurcumin [J]. Proc Natl Acad Sci U S A, 2007, 104 (31): 12849 -12854.

[87] HSU C H, CHENG A L. Clinical studies with curcumin [J]. Molecular Targets and Therapeutic Uses of Curcumin in Health and Disease, 2007, 595: 471 -480.

[88] MIRIYALA S, PANCHATCHARAM M, RENGARAJULU P. Cardioprotective effects of curcumin [J]. Molecular Targets and Therapeutic Uses of Curcumin in Health and Disease, 2007, 595: 359 -377.

[89] WEISBERG S P, LEIBEL R, TORTORIELLO D V. Dietary curcumin significantly improves obesity associated inflammation and diabetes in mouse models of diabesity [J]. Endocrinology, 2008, 149 (7): 3549 -3558.

[90] BYKOV V J N, LAMBERT J M R, HAINAUT P, et al. Mutant p53 rescue and modulation of p53 redox state [J]. Cell Cycle, 2009, 8 (16): 2509 -2517.

[91] SABAPATHY K, KLEMM M, JAENISCH R, et al. Regulation of ES cell differentiation by functional and conformational modulation of p53 [J]. EMBO J, 1997, 16 (20): 6217 -6229.

[92] GAFNER S, LEE S K, CUENDET M, et al. Biologic evaluation of curcumin and structural derivatives in cancer chemoprevention model systems [J]. Phytochemistry, 2004, 65 (21): 2849 -2859.

[93] HONG J I, BOSE M, JU J Y, et al. Modulation of arachidonic acid metabolism by curcumin and related beta-diketone derivatives: effects on cytosolic phospholipase A_2, cyclooxygenases and 5-lipoxygenase [J]. Carcinogenesis, 2004, 25 (9): 1671 -1679.

[94] CORONELLA-WOOD J, TERRAND J, SUN H P, et al. c-Fos phosphorylation induced by H2O2 prevents proteasomal degradation of c-Fos in cardiomyocytes [J]. Journal of Biological Chemistry, 2004, 279 (32): 33567 -33574.

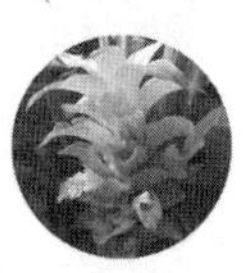

[95] SHAULIAN E, KARIN M. AP-1 in cell proliferation and survival [J]. Oncogene, 2001, 20 (19): 2390-2400.

[96] SHAULIAN E, KARIN M. AP-1 as a regulator of cell life and death [J]. Nature Cell Biology, 2002, 4 (5): E131-E136.

[97] BURHANS W C, HEINTZ N H. The cell cycle is a redox cycle: Linking phase-specific targets to cell fate [J]. Free Radical Biology and Medicine, 2009, 47 (9): 1282-1293.

[98] LAO C D, RUFFIN M T T, NORMOLLE D, et al. Dose escalation of a curcuminoid formulation [J]. BMC Complement Altern Med, 2006, 6: 10.

[99] SRIVASTAVA R M, SINGH S, DUBEY S K, et al. Immunomodulatory and therapeutic activity of curcumin [J]. International Immunopharmacology, 2011, 11 (3): 331-341.

[100] GAO X H, KUO J, JIANG H, et al. Immunomodulatory activity of curcumin: suppression of lymphocyte proliferation, development of cell-mediated cytotoxicity, and cytokine production in vitro [J]. Biochemical Pharmacology, 2004, 68 (1): 51-61.

[101] MAGALSKA A, BRZEZINSKA A, BIELAK-ZMIJEWSKA A, et al. Curcumin induces cell death without oligonucleosomal DNA fragmentation in quiescent and proliferating human $CD8^+$ cells [J]. Acta Biochimica Polonica, 2006, 53 (3): 531-538.

[102] SIKORA E, BIELAK-ZMIJEWSKA A, MAGALSKA A, et al. Curcumin induces caspase-3-dependent apoptotic pathway but inhibits DNA fragmentation factor 40/caspase-activated DNase endonuclease in human Jurkat cells [J]. Molecular Cancer Therapeutics, 2006, 5 (4): 927-934.

[103] DETERS M, KNOCHENWEFEL H, LINDHORST D, et al. Different curcuminoids inhibit T-lymphocyte proliferation independently of their radical scavenging activities [J]. Pharmaceutical Research, 2008, 25 (8): 1822-1827.

[104] SHIRLEY S A, MONTPETI A J, LOCKEY R F, et al. Curcumin prevents human dendritic cell response to immune stimulants [J]. Biochemical and Biophysical Research Communications, 2008, 374 (3): 431-436.

[105] RANJAN D, JOHNSTON T D, WU G, et al. Curcumin blocks cyclosporine A-resistant CD28 costimulatory pathway of human T-cell proliferation [J]. J Surg Res, 1998, 77 (2): 174-178.

[106] KHAR A, ALI A M, PARDHASARADHI B V V, et al. Antitumor activity of curcumin is mediated through the induction of apoptosis in AK-5 tumor cells [J]. Febs Letters, 1999, 445 (1): 165-168.

[107] RANJAN D, CHEN C G, JOHNSTON T D, et al. Curcumin inhibits mitogen stimulated lymphocyte proliferation, NF kappa B activation, and IL-2 signaling [J].

Journal of Surgical Research, 2004, 121 (2): 171 – 177.

[108] CHURCHILL M, CHADBURN A, BILINSKI R T, et al. Inhibition of intestinal tumors by curcumin is associated with changes in the intestinal immune cell profile [J]. Journal of Surgical Research, 2000, 89 (2): 169 – 175.

[109] VARALAKSHMI C, ALI A M, PARDHASARADHI B V V, et al. Immunomodulatory effects of curcumin: In-vivo [J]. International Immunopharmacology, 2008, 8 (5): 688 – 700.

[110] RAJASINGH J, RAIKWAR H P, MUTHIAN G, et al. Curcumin induces growth-arrest and apoptosis in association with the inhibition of constitutively active JAK-STAT pathway in T cell leukemia [J]. Biochemical and Biophysical Research Communications, 2006, 340 (2): 359 – 368.

[111] FAHEY A J, ROBINS R A, CONSTANTINESCU C S. Curcumin modulation of IFN-beta and IL-12 signalling and cytokine induction in human T cells [J]. Journal of Cellular and Molecular Medicine, 2007, 11 (5): 1129 – 1137.

[112] XIE L, LI X K, FUNESHIMA-FUJI N, et al. Amelioration of experimental autoimmune encephalomyelitis by curcumin treatment through inhibition of IL-17 production [J]. International Immunopharmacology, 2009, 9 (5): 575 – 581.

[113] CHEARWAE W, BRIGHT J J. 15-deoxy-Delta(12, 14)-prostaglandin J(2) and curcumin modulate the expression of toll-like receptors 4 and 9 in autoimmune T lymphocyte [J]. Journal of Clinical Immunology, 2008, 28 (5): 558 – 570.

[114] BHATTACHARYYA S, MANDAL D, SEN G S, et al. Tumor-induced oxidative stress perturbs nuclear factor-kappaB activity-augmenting tumor necrosis factor-alpha-mediated T-cell death: protection by curcumin [J]. Cancer Res, 2007, 67 (1): 362 – 370.

[115] JUNG I D, JEONG Y I, LEE C M, et al. COX-2 and PGE2 signaling is essential for the regulation of IDO expression by curcumin in murine bone marrow-derived dendritic cells [J]. International Immunopharmacology, 2010, 10 (7): 760 – 768.

[116] BHATTACHARYYA S, MANDAL D, SAHA B, et al. Curcumin prevents tumor-induced T cell apoptosis through Stat-5a-mediated Bcl-2 induction [J]. J Biol Chem, 2007, 282 (22): 15954 – 15964.

[117] LV J, SHAO Q Q, WANG H Y, et al. Effects and mechanisms of curcumin and basil polysaccharide on the invasion of SKOV3 cells and dendritic cells [J]. Molecular Medicine Reports, 2013, 8 (5): 1580 – 1586.

[118] KIM G Y, KIM K H, LEE S H, et al. Curcumin inhibits immunostimulatory function of dendritic cells: MAPKs and translocation of NF-kappa B as potential targets [J]. Journal of Immunology, 2005, 174 (12): 8116 – 8124.

[119] BHATTACHARYYA S, MD SAKIB HOSSAIN D, MOHANTY S, et al. Curcumin

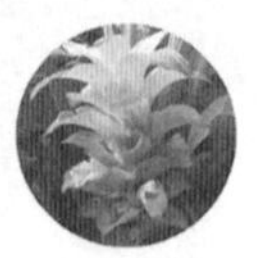

reverses T cell-mediated adaptive immune dysfunctions in tumor-bearing hosts [J]. Cell Mol Immunol, 2010, 7 (4): 306 -315.

[120] NATARAJAN C, BRIGHT J J. Curcumin inhibits experimental allergic encephalomyelitis by blocking IL-12 signaling through Janus kinase-STAT pathway in T lymphocytes [J]. Journal of Immunology, 2002, 168 (12): 6506 -6513.

[121] MOON D O, KIM M O, CHOI Y H, et al. Curcumin attenuates inflammatory response in IL-1beta-induced human synovial fibroblasts and collagen-induced arthritis in mouse model [J]. Int Immunopharmacol, 2010, 10 (5): 605 -610.

[122] 欧阳思雨，李靓，刘尚铭，等. 自然杀伤细胞和自然杀伤T细胞在动脉粥样硬化形成中的作用 [J]. 生理科学进展，2019，50 (3): 189 -194.

[123] FELLEY L, GUMPERZ J E. Are human iNKT cells keeping tabs on lipidome perturbations triggered by oxidative stress in the blood? [J]. Immunogenetics, 2016, 68 (8): 611 -622.

[124] KANG G, KONG P J, YUH Y J, et al. Curcumin suppresses lipopolysaccharide-induced cyclooxygenase-2 expression by inhibiting activator protein 1 and nuclear factor kappa B bindings in BV2 microglial cells [J]. Journal of Pharmacological Sciences, 2004, 94 (3): 325 -328.

[125] FRASCA L, NASSO M, SPENSIERI F, et al. IFN-gamma arms human dendritic cells to perform multiple effector functions [J]. Journal of Immunology, 2008, 180 (3): 1471 -1481.

[126] BILLEREY-LARMONIER C, UNO J K, LARMONIER N, et al. Protective effects of dietary curcumin in mouse model of chemically induced colitis are strain dependent [J]. Inflammatory Bowel Diseases, 2008, 14 (6): 780 -793.

[127] PLATT C D, MA J K, CHALOUNI C, et al. Mature dendritic cells use endocytic receptors to capture and present antigens [J]. Proceedings of the National Academy of Sciences of the United States of America, 2010, 107 (9): 4287 -4292.

[128] CONG Y Z, WANG L F, KONRAD A, et al. Curcumin induces the tolerogenic dendritic cell that promotes differentiation of intestine-protective regulatory T cells [J]. European Journal of Immunology, 2009, 39 (11): 3134 -3146.

[129] LARMONIER C B, UNO J K, LEE K M, et al. Limited effects of dietary curcumin on Th-1 driven colitis in IL-10 deficient mice suggest an IL-10-dependent mechanism of protection [J]. American Journal of Physiology-Gastrointestinal and Liver Physiology, 2008, 295 (5): G1079 -G1091.

[130] BOSE S, PANDA A K, MUKHERJEE S, et al. Curcumin and tumor immune-editing: resurrecting the immune system [J]. Cell Division, 2015, 10.

[131] MULLER L, SIMMS P, HONG C S, et al. Human tumor-derived exosomes (TEX) regulate Treg functions via cell surface signaling rather than uptake mechanisms

[J]. Oncoimmunology, 2017, 6 (8).

[132] JEONG Y I, KIM S W, JUNG I D, et al. Curcumin suppresses the induction of indoleamine 2, 3-dioxygenase by blocking the janus-activated kinase-protein kinase C delta-STAT1 signaling pathway in interferon-gamma-stimulated murine dendritic cells [J]. Journal of Biological Chemistry, 2009, 284 (6): 3700 -3708.

[133] SOUTH E H, EXON J H, HENDRIX K. Dietary curcumin enhances antibody response in rats [J]. Immunopharmacol Immunotoxicol, 1997, 19 (1): 105 -119.

[134] 赖志豪, 谢玉龙, 马超, 等. 细胞黏附分子在单核细胞迁移中的作用 [J]. 细胞与分子免疫学杂志, 2015, 31 (11): 1571 -1575, 1579.

[135] KUMAR A, DHAWAN S, HARDEGEN N J, et al. Curcumin (diferuloylmethane) inhibition of tumor necrosis factor (TNF) -mediated adhesion of monocytes to endothelial cells by suppression of cell surface expression of adhesion molecules and of nuclear factor-kappaB activation [J]. Biochem Pharmacol, 1998, 55 (6): 775 -783.

[136] LIM J H, KWON T K. Curcumin inhibits phorbol myristate acetate (PMA) -induced MCP-1 expression by inhibiting ERK and NF-kappa B transcriptional activity [J]. Food and Chemical Toxicology, 2010, 48 (1): 47 -52.

[137] EIGNER D, SCHOLZ D. Ferula asa-foetida and Curcuma longa in traditional medical treatment and diet in Nepal [J]. J Ethnopharmacol, 1999, 67 (1): 1 -6.

[138] DEODHAR S D, SETHI R, SRIMAL R C. Preliminary study on antirheumatic activity of curcumin (diferuloyl methane) [J]. Indian J Med Res, 1980, 71: 632 -634.

[139] Anon. Clinical development plan: curcumin [J]. J Cell Biochem Suppl, 1996, 26: 72 -85.

[140] WANG I L, HSIAO C Y, LI Y H, et al. Nanobubbles water curcumin extract reduces injury risks on drop jumps in women: A pilot study [J]. Evidence-Based Complementary and Alternative Medicine, 2019 (1): 1 -9.

第三章 姜黄素与肿瘤

姜黄素于1985年被发现具有抗肿瘤的作用，并被列为第三代癌化学预防药。姜黄素能预防皮肤、口腔、肠道和结肠的肿瘤发生，是目前被广泛研究并清楚定义的具有化学防癌作用的植物化合物。所谓化学防癌，是指使用天然或合成的无毒化合物在各个阶段干预肿瘤发生。在动物实验研究中，姜黄素能抑制血管生成和癌细胞转移，还能通过阻滞细胞周期的阶段性发展和诱导细胞凋亡来抑制肿瘤细胞的增殖。此外，姜黄素能通过抑制P450同工酶和诱导Ⅱ期致癌物解毒酶的活性或表达来抑制致癌物的致癌性。另外，姜黄素能与肿瘤药物联合使用共同治疗多种类型的肿瘤，与化疗、放疗协同起到增效减毒的作用。

第一节 姜黄素抗肿瘤作用研究进展

一、姜黄素与消化系统肿瘤

大多数消化系统肿瘤病人确诊时已发展到中晚期，失去了手术机会，需通过放疗、化疗提高病人的生存率，但由于胃肠道肿瘤病人的营养不良、体质虚弱、免疫功能低下，其放疗、化疗耐受性较差。姜黄素因具有抗炎、抗氧化、抗肿瘤等作用已被广泛应用于抗消化系统肿瘤研究中。

（一）食管癌

食管癌是一种常见的多病因的复杂性消化道癌症，在男性癌症死亡原因中排第七，中国是发病率和死亡率较高的国家之一。典型食管癌高发区主要集中在河北、河南、山西交界的太行山中南段，以盐亭为中心的四川省北部地区，湖北、安徽交界的大别山地区，以汕头和梅县为中心的广东东北部地区，以淮安建湖泰兴为代表的江苏北部地区及新疆维吾尔自治区的哈萨克族聚居地区。环境因素诸如土壤、饮用水、食物、遗传因素等都是影响该病的重要原因。食管癌死亡率与土壤和饮用水中铊、钼、砷、碘、锡元素含量呈负相关，与砷、钙元素含量呈正相关[1,2]。食管癌高发区蔬菜、粮食中钼、铁、锰、氟、溴、钙、氯、锌、碘的含量均偏低，铜的含量较高[3]。在对四川盐亭食管癌高、低发区农作物的研究中发现，癌症高发村冬瓜中的硒含量、

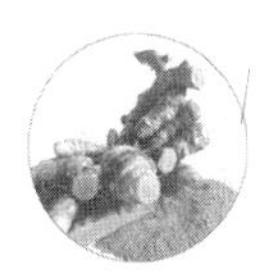

南瓜中的锰含量、水稻中的硒含量均低于癌症低发村[4]。

姜黄素之所以能够抑制食管癌的增殖，其有关机制可能是姜黄素能够抑制从正常人食管组织分离出来的食管癌微血管内皮细胞中的细胞因子 iNOS、JNK、VCAM 和 NF-κB 的激活。在许多肿瘤组织中都会发现像 NF-κB 这一类的炎症性分子表达过度，这就间接地说明了姜黄素可以抑制肿瘤生长。在癌症的不同阶段补充膳食姜黄素（500 mg/kg）可以有效地抑制食管癌大鼠模型[5]，抑制率可以高达 27%～33%[6]。

（二）胃癌

世界范围内，胃癌年发病率为 13.86/10 万，仅次于肺癌。我国是胃癌的高发区，据不完全统计，每年我国新发现 40 万胃癌病人，占世界胃癌发病人数的 42%，死亡率是欧美发达国家的 4～8 倍，且呈现年轻化的趋势。除了遗传原因、环境因素等不可避免的相关因素之外，睡眠严重不足、饮食无规律、工作和心理压力过大，都是越来越多的中青年人患胃癌的主要因素。喜好熏烤、高盐、辛辣食物，嗜好烟酒的人属于胃癌的高发人群，因为这些饮食习惯会破坏胃肠道的正常功能，严重损伤胃黏膜，导致胃炎、胃溃疡等疾病，增加癌变概率。另外，幽门螺杆菌感染会大大增加患胃癌的风险，感染幽门螺杆菌比没有感染的人患上胃癌的危险性高 2～3 倍。据世界卫生组织的统计，新发现的胃癌有接近一半与幽门螺杆菌感染有关。

胃癌的主要治疗方法包括手术和化学治疗，但是局部复发以及肿瘤转移导致存活率低的问题仍然没有得到有效的解决。姜黄素能抑制胃肿瘤细胞系 BGC-823 的生长，引起细胞周期阻滞，诱导凋亡，起到抗肿瘤的作用[7]。姜黄素和 5－氟尿嘧啶起协同作用，共同抑制胃癌细胞的生长[8]。姜黄素对甲基硝基亚硝基胍（N-methyl-N'-nitro-N-nitrosoguanidine，MNNG）所引发的小鼠十二指肠肿瘤以及大鼠胃癌同样是疗效显著的[9]。口服姜黄素后，Wistar 大鼠腺胃非典型增生合并肺鳞癌的发生率要比基础喂养组的低 10%，姜黄素组大鼠的腺胃非典型性增生和肺鳞癌的平均数量则下降了 45%[10]。饲喂含 2% 或 5% 姜黄素成分的饲料能显著抑制苯并［α］芘（Benzoapyrene，BaP）所诱导的雌性小鼠前胃肿瘤的形成，并且这种反应是有剂量和时间依赖性的[11]。姜黄素能抑制 BaP 诱导的前胃肿瘤病变和 MNNG 诱导的十二指肠癌[12]。

（三）肠癌

姜黄素能有效改变细胞凋亡抵抗性，阻止肠道内肿瘤生成和预防腺瘤的生长，降低小鼠红细胞肿瘤蛋白 β－连环蛋白（β-catenin）的表达，增加 2－氨基－1－甲基－6－苯基咪唑［4，5－b］吡啶（2-amino-1-methyl-6-phenylimidazo-［4，5－b］pyridine，PhIP）所诱导的细胞凋亡以及抑制小鼠近端小肠肿瘤形成[13]。在一项 I 期临床试验中，6 名胃肠道组织变性的病人连续 3 个月每天服用姜黄素 0.5～12 g，经姜黄素治疗后在癌前期病变中出现组织形态改善[10]。1，2－二甲基肼（1，2-dimethyl-hydrazindihydrochloride，DMH）诱导的雄性 Wistar 大鼠结肠癌模型中，对照组（无姜黄素处理）大鼠 100% 发生结肠癌，而实验组（姜黄素治疗）无一例发生结肠癌，这表明姜黄素还有预防癌症的作用[14]。Min/ + 小鼠在断乳 1 周后喂给其含有姜黄素的饲料，姜黄素组（0.2%、0.5%）能显著降低肠道肿瘤的发生[15]。另一实验表明，口服含 0.1% 姜黄素的饲料 10 周使雌性 Min/ + 小鼠肠道癌发生率降低 65%[16]。氧化偶氮甲烷（azoxymethane，AOM）诱导的结肠癌模型比较经典[17]。皮下注射 AOM（10 mg/kg）每周 1 次，连续 6 周，能诱导 CF-1 小鼠结肠部位典型增生和不典型增生[18]。给小鼠喂食 2% 的饲料能抑制 AOM 诱导的非典型增生的形成，姜黄素可抑制结肠非典型增生的形成。在 AOM 诱导的 Fischer344 大鼠结肠癌模型中，饲料中的姜黄素（2 000 mg/kg）能显著减低结肠癌的发病率以及侵袭性和非侵袭性腺癌的多样性[19]。此外，食用姜黄素使 F344 大鼠的结肠癌体积显著缩小了 57%[20]。

（四）肝癌

姜黄素已被证实能够有效中断肝癌细胞周期，对肝癌母细胞具有抗增生及诱导细胞凋亡的作用。姜黄素对肝癌 SMMC-7721 细胞有显著的生长抑制作用，IC_{50} 为 5.4 mg · L^{-1}，并呈剂量依赖性[28]，电镜下观察可见姜黄素处理组使 SMMC-7721 细胞的超微结构发生明显变化，主要破坏细胞的线粒体和内质网，使之肿大、空泡样变、数目减少，高浓度姜黄素处理组还可见染色质边集、细胞核固缩等细胞退变性改变，流式细胞仪检测未见凋亡峰[21]。

姜黄素能够阻止致癌物以及异种移植所形成的肝结节增生、体重下降、血液蛋白不足等症状。N – 亚硝基二乙胺（N-nitrosodiethylamine，DENA）是实验动物的强效肝癌致癌物[22]，姜黄素（100 mg · kg^{-1} · d^{-1}）能抑制 Wistar 大鼠的肝结节性增生的形成，减轻体重下降和低蛋白血症。5 周龄的 C3H/HeN 小鼠腹腔注射 DENA，其中一组小鼠在注射 DENA 前 4 d 开始喂给含有 0.2% 姜黄素的饲料，直到实验结束[23]，在第 42 周时，姜黄素组的结节多样性减少了 81%，肝癌发生率降低了 62%。肿瘤从注射部位转移到肝脏后，连续用 100 ～200 mg/kg 的姜黄素给小胃灌胃 20 d，肝内转移数明显地减少[24]，说明姜黄素对肝肿瘤有抑制作用。大鼠接种 Yoshida AH-130 肝癌腹水细胞（该细胞生长快速，10 d 内可致动物死亡），姜黄素对肿瘤的生长的抑制率为 31%，而肿瘤体积没有显著变化[25]。

肿瘤细胞最显著的特征是生长失控和不分化，细胞周期失控在肿瘤发生中起重要作用，表现为细胞周期紊乱，细胞增殖过多，凋亡减少。对细胞周期的有序调控可达到抑制肿瘤生长、增殖的目的。完整的细胞周期包括 DNA 合成前期（G_1 期）、DNA 合成期（S 期）、DNA 合成后期（G_2 期）、有丝分裂期（M 期）、休眠期（G_0 期）。细胞通过两个限制点（G_1/S 限制点和 G_2/M 限制点）保证细胞的复制。当细胞受损时，通过控制限制点，分别使细胞的 G_1 期或 G_2 期延迟，使细胞有时间完成复制前和有丝分裂前的修复，以保证细胞高质量存活；当损伤超过细胞的修复能力时，则促使细胞进入凋亡。若 G_1/S 限制点这一调控功能丧失，则携带受损基因组的细胞不发生 G_1 期阻滞，从而导致细胞增殖失控，最终形成肿瘤。姜黄素对肝癌 Hep1 细胞的增殖具有抑制作用，并呈时间和浓度依赖性，可能机制为姜黄素使 Hep1 细胞 G_1 期阻滞，

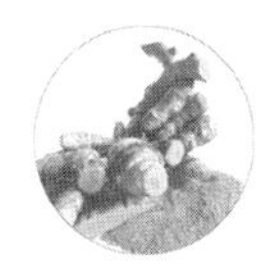

使细胞停留在 DNA 合成前期不能进入 S 期，阻碍细胞 DNA 的合成进而抑制细胞周期的进程，使其不能进行 G_2 期有丝分裂前的修复，促使细胞凋亡[26]。姜黄素能够增强对肿瘤坏死因子相关凋亡诱导配体（tumor necrosis factor-related apoptosis inducing ligand，TRAIL）耐药的前列腺癌、卵巢癌和神经胶质瘤细胞对 TRAIL 的敏感性，姜黄素能够成为逆转肿瘤细胞对化疗药物多药耐药的增效剂[27]。姜黄素能够诱导人肝胚细胞 HepG2 凋亡，抑制亚硝胺诱导的小鼠肝癌产生，同时其他肝癌细胞株如 Bel7402、SMMC-7721、QGY 等也能够被姜黄素抑制[23,28-31]。

（五）胰腺癌

在人的胰腺癌细胞株 SUIT-2 中，用不同浓度的姜黄素孵育 2 h，癌细胞的生长速率明显被抑制[32]。姜黄素与尼美舒利联合应用对胰腺癌细胞株 Pano2 的抑制作用有协同作用，尼美舒利及姜黄素对胰腺癌细胞株 Pano2 均有明显的抑制作用，呈量效关系，姜黄素与尼美舒利联合应用后，对胰腺癌细胞株的生长抑制较单独用药更加显著（$P<0.05$），姜黄素干预后，尼美舒的 IC_{50} 降低（$P<0.05$）[33]。另外，在人胰腺肿瘤组织及细胞中发现核转录因子 NF-κB 存在过度表达，姜黄素能有效抑制该转录因子的表达，从而降低肿瘤细胞的生长[34-36]。

二、泌尿生殖系统肿瘤

（一）膀胱癌

膀胱癌是泌尿系统最常见的恶性肿瘤，无论是早期的手术，还是随后的放疗和化疗，对身体的伤害都较大，病人生存率低，对其发生机制研究及治疗新药物的发现是解决膀胱癌临床治疗的根本途径[37]。姜黄素诱导膀胱癌细胞凋亡，且将细胞周期阻滞于 G_2/M 期，这与其通过下调 *Bd2* 和 survivin 基因，及增强 *Bax* 和 *p53* 的表达有关[38]。姜黄素能抑制膀胱癌大鼠模型的尿路上皮肿瘤的恶化，下调 survivin、VEGF 及其受体的表达，从而抑制 253JB-V 和 KU7 膀胱癌细胞生长[39]。姜黄素能通过减少 *Sp1*、*Sp3* 和 *Sp4* 的表达来抑制异种移植 KU7 细胞的荷瘤裸鼠的膀胱肿瘤生长[40]。姜黄素通过启动子的甲基化上调 miR-203 的表达，并下调 miR-203 的靶基因（如 *AKT2* 和 *Src*）诱导膀胱癌细胞凋亡，抑制细胞增殖[41]。

通过对人膀胱癌 T24 细胞施加不同浓度姜黄素（50、100、250、500 μmol/L），应用流式细胞仪检测细胞凋亡率（PI 染色），进而观察姜黄素对细胞凋亡的影响情况，结果显示姜黄素各组较对照组凋亡率升高且存在剂量－效应关系，证明姜黄素能促进人膀胱癌 T24 细胞凋亡[42]。姜黄素能抑制 *p300* 的表达，从而抑制人膀胱癌 T24 细胞增殖，而且呈量效关系和时效关系[43]。经 3 个月马兜铃酸诱变，诱变组膀胱癌发生率为 95%，而姜黄素预防组膀胱癌的发生率仅为 10%，对照组膀胱黏膜组织 Ras、p53 蛋白及 CK20 mRNA 均呈阴性表达，预防组及诱癌组膀胱黏膜组织 Ras、p53 蛋白及 CK20 mRNA 均呈阳性，且以诱癌组更明显，说明姜黄素对马兜铃酸诱导

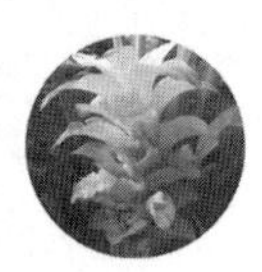

的膀胱癌具有良好的化学预防作用[44]。

（二）肾癌

肾癌又称肾细胞癌，通常发生于肾小管。5 μmol/L 姜黄素可裂解 DNA，激活 caspase-3，裂解磷脂酶 C-gl，诱导 ROS 产生而诱导 Caki 细胞凋亡，诱导细胞色素 C 的释放和下调 *Bcl2*、*BclxL*、L/P 和 *Akt* 途径可诱导 ROS 产生[45]。姜黄素可通过促进 ROS 的产生，加强 DR5 的上调来介导肿瘤坏死因子相关凋亡诱导配体[46]。姜黄素对人肾癌 ACHN 细胞具有放射增敏作用，其作用机制可能与其抑制 ACHN 细胞 NF-κB 表达、下调 *Bcl2/Bax* 比例、抑制 DNA 损伤修复、改变 ACHN 细胞周期分布有关[37]。为了研究姜黄素对人肾癌 786-O 细胞体外生长及细胞周期的影响，刘岩等用四噻唑蓝（methylthiazolyldiphenyl-tetrazolium bromide，MTT）比色法和流式细胞仪检测人肾癌 786-O 细胞增殖抑制率及细胞周期各时相的变化和凋亡率，结果证实姜黄素对人肾癌 786-O 细胞有抑制作用，存在剂量和时间的依赖性，能阻止 G_1 期细胞向 S 期发展的进程，促进人肾癌 786-O 细胞凋亡[47]。

（三）前列腺癌

前列腺癌（prostatic cancer，PCa）是男性常见恶性肿瘤之一，在美国发病率为男性肿瘤之首，且死亡率位居第二，仅次于肺癌。其发病率有明显的地域性和种族性。我国虽属于低发国家，但随着近年来经济发展、人口老龄化等因素的变化，前列腺癌发病率也呈现高速增长趋势。前列腺癌发病率随年龄的增长而逐渐升高，65 岁以上的男性其发病率可高达 938.5/10 万[48]。据统计，多数前列腺癌病人就诊时已为晚期，而且几乎所有最初对激素敏感的肿瘤在经过 18 ～24 个月的中位期后都将转变为激素非依赖型。因此为了不延迟最佳治疗时机，前列腺癌应该及早得到诊断。

姜黄素可降低 LNCa P 前列腺癌细胞的微血管密度，并抑制其在体内增殖和血管生成[49]。雄激素相关的前列腺癌中，前列腺特异性抗原（prostate specific antigen，PSA）被上调。姜黄素也能抑制 PSA，减少 AP-1、周期蛋白 D1、NF-κB 和 CREB 和 EGFR 的活性[50]。赵辉等人构建人雄性激素非依赖性前列腺癌细胞系 PC3 裸小鼠皮下移植瘤模型，随机分为对照组、姜黄素组、紫杉醇组和姜黄素 + 紫杉醇组，各组分别给药 30 d 后，经检测发现姜黄素 + 紫杉醇组在 30 d 内肿瘤生长体积和紫杉醇组相近，30 d 后合用组肿瘤体积小于单纯紫杉醇组（$P < 0.05$），姜黄素和紫杉醇明显降低 PC3 移植瘤组织中增殖细胞核抗原（proliferating cell nuclear antigen，PCNA）和基质金属蛋白酶 -2（matrix metalloproteinase，MMP-2）mRNA 的表达（$P < 0.01$），结果证实姜黄素能辅助紫杉醇增强其对前列腺癌 PC3 裸鼠移植瘤生长增殖的抑制作用[51]。刘立民[52]等通过给分组裸鼠连续 4 周注射姜黄素 50、100 mg/kg，每天 1 次，每次 0.1 mL，4 周后分别计算移植瘤的体积、瘤重、抑瘤率，移植瘤组织标本分别进行组织病理学检查及免疫组化检测 VEGF 蛋白的表达，结果证实在肿瘤生长早期，姜黄素对前列腺癌 PC-3M 移植瘤生长有明显的抑制作用，这与姜黄素能抑制瘤中肿瘤

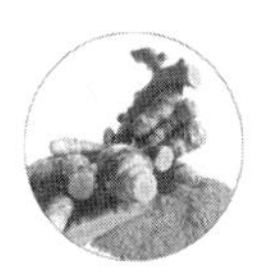

细胞 VEGF 的表达有关[53]。

三、妇科肿瘤

（一）乳腺癌

平均每 3 min 世界上就有 1 名妇女被诊断为乳腺癌，而在我国的沿海发达地区，平均每 1 000 名女性当中就有 1 名乳腺癌病人。作为威胁女性健康的“头号杀手”，女性乳腺癌在我国的发病率正以每年 3%～4% 的增长率急剧上升，城市乳腺癌发病率更是以每年 7.5% 的速度上升，死亡率则平均每年上升 6.9%。我国乳腺癌发病率低于西方国家，但我国乳腺癌发病却有着鲜明的特点。其中一个重要特点就是发病年龄与欧美国家恰好相反：我国该病的高发年龄段为 45～55 岁，比西方女性平均要早 10～15 年。另外一个特点就是在治疗上的问题，国外医生都非常注重内分泌治疗。在美国，乳腺癌抗肿瘤药物费用中的内分泌药物费用占 50% 以上；而在我国，内分泌药物费用只占 4%。

姜黄素抑制乳腺癌细胞生长的机制有许多。例如，姜黄素被证实能抑制 AhR 和 P4501A1、P185NEU、COX-1 和 COX-2 酶的活性，抑制 Ki-67、PCNA、p53 的 mRNA 表达。另外，姜黄素还能诱导依赖于 p53 的 Bax 表达，抑制 VEGF 和碱性成纤维细胞生长因子（basic fibroblast growth factor，b-FGF），破坏有丝分裂纺锤体结构和诱导微核体。通过人端粒酶逆转录酶抑制端粒酶活性，下调 MMP-2 的表达，上调基质金属蛋白酶组织抑制物-1（tissue inhibitors of metalloproteinases，TIMP-1）组织抑制物，阻止 NF-κB 和 AP-1 的激活。姜黄素能够抑制细胞 LOX 通路，通过依赖泛酸途径降解细胞周期 E 蛋白，上调依赖细胞周期蛋白的激酶抑制剂 p21 和 p27 以及下调乳腺癌细胞株的胰岛素样生长因子-1（Insulin-like growth factor，IGF-1）。

姜黄素对卵巢癌具有不错的抗肿瘤效果，能抑制细胞增殖，降低癌细胞侵袭迁移的能力，诱导凋亡，增加化疗药物的敏感性，降低顺铂的毒副作用[54]。

肿瘤细胞的增殖、逃避凋亡是癌症的特性[54]。姜黄素呈时间与浓度依赖性抑制卵巢癌细胞的增殖，促进癌细胞凋亡，联合顺铂时作用更加明显，即使在顺铂耐药的细胞株中，姜黄素也能发挥其抑制癌细胞增殖的作用[55]。姜黄素对卵巢癌细胞（SK-OV3 细胞）的迁移有明显的抑制作用，有抗卵巢癌和抗血管生成的作用。对于 SK-OV3ip1 和 HeyA8 肿瘤，姜黄素单独使用和联合多西紫杉醇均使两者的细胞增殖减少（$P<0.001$），微血管密度减少（$P<0.001$）和细胞凋亡增加（$P<0.05$）[56]。

肌浆/内质网钙 ATP 酶（sarco/endoplasmic reticulum calcium ATPase，SERCA）在卵巢癌中高表达，升高的胞质 Ca^{2+} 浓度可以促进细胞的存活和细胞凋亡，姜黄素可通过抑制 SERCA 活性而增加细胞溶质中 Ca^{2+} 浓度，引起卵巢癌细胞凋亡[57]。

紫杉醇、顺铂均是卵巢癌治疗中重要的化疗药物，顺铂的临床有用性的主要限制是化学耐药发生率及其不良反应，姜黄素可通过调节治疗靶点信号转导 - 转录激活因子 3（signal transducer and activator of transcription，STAT3）和核因子相关因子 - 2

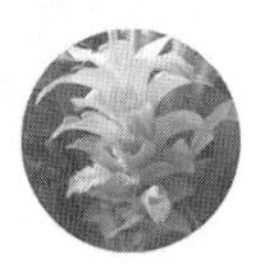

（Nuclear factor erythroid-2 related factor 2，Nrf-2）介导的顺铂化疗耐药，同时降低顺铂相关的耳毒性不良反应[58]。姜黄素可通过阻断卵巢细胞中多药耐药蛋白-1/P-gp（MDR1/P-gp）和 PKC-α 的表达，增加紫杉醇对卵巢癌细胞的毒性，降低卵巢癌细胞的耐药性，并且通过诱导与促进细胞凋亡，增加顺铂的敏感性[54]。

姜黄素能使 MCF-7 细胞阻滞在 G_1/S 期诱导细胞凋亡[59]。姜黄素（20 μmol/L）处理 72 h 的乳腺癌 MDA-MB-231 细胞抑制率可达 52% ±0.42%，细胞 Notch1 及 NF-κB 表达下调，并呈现剂量和时间依赖性，说明姜黄素具有抑制乳腺癌细胞增殖的作用[60]。

（二）子宫颈癌

宫颈癌作为全球女性恶性肿瘤中的第二大杀手，全球每年新发宫颈癌病例约有 46.6 万，其中中国新发病例占 28.8%，达到 13.15 万。世界范围内每年约有 29 万女性死于宫颈癌，我国每年约有 3 万女性会因这种恶性肿瘤死亡。其中，高危型人类乳头瘤病毒（HPV）是宫颈癌发病的主要原因。很长一段时间以来，对宫颈癌的预防手段主要依靠筛查和早诊早治。我国自 20 世纪 50 年代开始，在宫颈癌防治，尤其是筛查方面，一直在进行积极探索，目前已积累了一定的成功经验。

姜黄素作用 Hela 细胞后，癌细胞生长延缓并萎缩，胞质粗糙有大量颗粒状物堆积，而且药物浓度越大，形态学改变越明显，这证实姜黄素对 Hela 细胞具有直接杀伤作用，其作用机制可能是通过干扰细胞代谢及改变细胞外膜的性质来抑制肿瘤细胞增殖[61]。夏美慧等以子宫颈癌株 Hela 细胞为研究对象，利用 RT-PCR 技术检测 Notch1、Notch2、Bcl2、Bax、IkB 基因的表达，用 Western Blot 方法检测 P65 蛋白的表达，探讨相关机制，结果显示姜黄素对 Hela 细胞具有体外增殖抑制作用，而且 Notch1 的活化与人宫颈癌的发生、发展有一定关系[62]。将姜黄素单独应用或者与临床上常用的宫颈癌化疗药物顺铂（cDDP）、博来霉素（BLM）、拓扑替康（TPT）联合应用，观察其对 Hela 细胞生长抑制的影响以及采用 MTT 法检测药物敏感，结果显示姜黄素能明显抑制 Hela 细胞的生长，而且与单独使用对比，其与 cDDP、BLM 或 TPT 联合应用可提高这三种药物的化疗效果，起到增效减毒的辅助作用[63]。

（三）卵巢癌

卵巢癌是女性常见的妇科恶性肿瘤之一，其发病率仅次于宫颈癌，在妇科恶性肿瘤中占第三位。由于卵巢深藏于盆腔内，即使发生肿瘤，也不易被人发觉。据统计，60%～70% 的病人在因产生症状而初诊时，已属晚期。因此，人们应及时发现卵巢癌发病的痕迹。如发现有以下情况出现应当更加注意：月经过少或闭经，腹胀、腹痛、腰痛，下肢及外阴部水肿，性激素紊乱，不明原因消瘦等。目前，以手术为主的综合治疗延长了卵巢癌病人的生存期，但对卵巢癌病人 5 年生存率却没有明显改善，术后化疗即使能够获得临床完全缓解，85%～90% 的病人最终仍难免复发和转移。化疗是卵巢癌术后的主要辅助治疗手段，如何克服或预防耐药成为临床研究的热点和难点

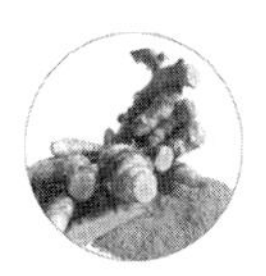

问题。

为了探讨姜黄素能否增强卵巢癌耐药细胞株 COC1/DDP 对顺铂化疗敏感性，吕靖等通过 MTT 法和 TUNEL 法分别检测姜黄素、顺铂单独和联合作用时对 COC1/DDP 细胞增殖和凋亡的影响，用 RT-PCR 检测上述实验各组细胞凋亡相关基因的表达，结果证实姜黄素能够显著抑制 COC1/DDP 增殖，并能增强该细胞株对顺铂的敏感性，起到辅助化疗的作用，机制可能与降低 Bcl-2 基因的表达，增加 Smac 基因的表达有关[64]。为了探讨姜黄素对卵巢癌 SK 细胞增殖活性的作用及机制，张振军等向培养的人卵巢癌 SK 细胞分别加入不同浓度的姜黄素，同样应用 MTT 法和细胞计数方法测定 SK 细胞的生长抑制率，实验数据表明在 10 ～ 50 μmol/L 浓度范围内，姜黄素对 SK 细胞增殖的抑制率随浓度增高和时间延长而增加，而且其抑制效果明显[65]。体外培养卵巢癌微血管内皮细胞，分为正常对照组和姜黄素各浓度组，于加入姜黄素共孵育后 24、48、72 h 观察细胞变化，结果显示姜黄素呈剂量依赖性抑制细胞生长。在 RT-PCR 法检测中发现姜黄素能降低乙酰肝素酶 mRNA 转录和蛋白表达，起到显著抑制人卵巢癌微血管内皮细胞增殖活性[66]。

四、头颈部及胸部肿瘤

（一）肺癌

由于环境污染的加剧以及吸烟人数和吸烟量的增加，世界各国肺癌的发病率和死亡率都有明显升高。在美国，每年约有 16 万人死于肺癌，其中 75% 的病人为非小细胞肺癌。我国肺癌发病率快速上升，21 世纪以来，我国肺癌病人总人数排名世界第一。一些发达城市如北京、上海、广州、合肥、南京等的肺癌死亡率已跃居群癌之首。大城市中人群的肺癌发病呈现出了新的趋势，年轻人发病率明显升高，女性的肺癌发病率上升尤其明显。引起肺癌的病因比较复杂，但医学界公认的是：环境污染、吸烟和高温油烟等危险因素应是肺癌高发的主要元凶。

Survivin 是凋亡抑制蛋白（inhibitor of apoptosis protein，IAP）家族中的新成员，广泛表达于人类大多数恶性肿瘤组织中，可以引起肿瘤细胞凋亡的丧失，与肿瘤的发生密切相关，而且与肿瘤的病理分期、病人生存期、治疗效果、预后均有密切关系[67－69]。黄冬生等[70]通过将不同浓度的姜黄素作用于人肺癌细胞（SPC-A1 细胞）12、24 h，用末端标记法检测细胞凋亡率，原位杂交检测姜黄素作用 24 h 后的 SPC-A1 细胞凋亡相关蛋白 survivin 的表达，结果显示高浓度且作用时间长的小组其细胞凋亡率是最高的，其作用机制与姜黄素能够降低肺癌细胞相关蛋白 survivin mRNA 的表达有关。

因为姜黄素能有效抑制细胞周期，所以能够发挥抗肿瘤的作用。岳秀等人[69]的实验证实姜黄素能够抑制肺癌 A549 细胞胞浆内 β-catenin 蛋白进入胞核，阻断 Wnt 信号转导通路，进而抑制下游靶基因 *c-Myc* 的表达，阻止肺癌 A549 细胞由 G1 期进入 S 期，阻止其正常的细胞周期，有效抑制该肺癌细胞的增殖。

（二）口腔癌

口腔癌是全世界范围内位居第六位的常见恶性肿瘤，在我国口腔癌发病率在3.6/10万～8/10万之间，已居全身恶性肿瘤发生率的第十位，它可发生在唇、舌、颊、腭、牙龈、口底等部位。男性口腔癌的发生率比女性高2～6倍。发生口腔癌的危险因素有：①年龄。口腔癌的发病率会随着年龄的增长而急剧上升，30岁男性口腔癌的发生率为7/10万，但是到了60岁时则接近80/10万，因此，老年人要特别注意口腔癌的发生。②吸烟与饮酒。美国约有75%的口腔癌病人与此因素密切相关。重度吸烟和饮酒兼有者，患该癌症的危险会成倍增加，比无此嗜好者增加38倍。③口腔内诸如牙结石、残冠、不良修复体等慢性刺激因素也会增加患该癌症的风险。据资料显示，40%的口腔癌有较明确的癌前病变，口腔癌的发生虽与上述多种危险因素有关，但大部分是由口腔癌前病变发展而成。因此，只要重视保健，注意自我检查，90%以上的病人是可以早发现，早治疗，一般预后较好。

在4-硝基喹啉-N-氧化物（4-Nitroquinoline N-oxide，4NQO）诱导的舌癌实验中，在启动和启动后期给雄性F344大鼠食用含0.5 mg/kg姜黄素的饲料能将舌癌的发生率降低91%[71]。姜黄素还能降低口腔癌发生的概率。此外，食用姜黄素还能显著抑制启动期和启动后期由NMBA诱导的大鼠食管癌[72]。在叙利亚金仓鼠实验中，姜黄素能对二甲基苯并蒽（dimethylbenzanthracene，DMBA）诱导或甲基亚硝胺诱导的口腔癌的病变起到保护作用[73,74]。

MTT法可以间接反映活细胞的数量，在一定细胞数范围内，MTT结晶物形成的量与细胞数成正比，从而间接反映了姜黄素对Hep-2细胞增殖是否存在抑制作用。分别用MTT法测定细胞增殖抑制率和免疫细胞化学方法检测经姜黄素处理后的细胞内β-catenin和Notch1的表达，结果证实姜黄素能有效抑制口腔鳞癌细胞系Tca8113及Tb的增殖，其作用机制与细胞内β-catenin表达水平下调和Notch1表达水平上调有关[75]。流式细胞仪检测显示口腔鳞癌细胞凋亡率随着姜黄素浓度的升高而增加；倒置显微镜下可观察到部分凋亡细胞出现染色质凝集、核固缩、核碎裂等形态学改变。由此证明姜黄素对人口腔鳞癌细胞具有明显的抑制作用。

（三）喉癌

喉癌主要发生在50～65岁的人群，其中男性明显多于女性。抽烟与喉癌发生有密切关系，每天吸烟次数多与烟龄长的人患喉癌的概率就大。据不完全统计，吸烟者患喉癌的危险是不吸烟者的3～39倍，而重度吸烟者的喉癌死亡率是不吸烟者的20倍，戒烟者患喉癌的风险有所下降。另外，饮酒与喉癌也有密切关系，但同吸烟相比，饮酒只是较弱的相关因素。

当细胞凋亡时，细胞内依赖钙离子的核酸内切酶被激活，核内基因组DNA降解，高分子量DNA减少，小分子量DNA片段就会增多，并出现在胞质内。核酸内切酶的活性依赖于细胞内高浓度的钙离子，姜黄素能抑制PKC和EGFR，从而调节细胞内钙

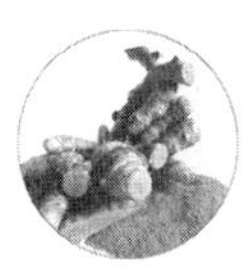

离子浓度，最终诱导细胞凋亡[21,76,77]。凋亡细胞DNA断裂点有规律地发生在核小体之间，出现长度为180～200 bp的DNA片段，琼脂糖凝胶电泳呈现阶梯状条带（DNA-ladder），这种现象是细胞凋亡的重要标志之一。在张淑芳等的实验中，经不同浓度姜黄素处理的人喉癌Hep-2细胞均能观察到DNA-ladder，表明姜黄素能诱导该细胞凋亡。随着药物作用时间的延长以及药物浓度的提升，所形成的DNA梯形条带越亮，表明细胞凋亡程度越大，说明姜黄素能有效抑制人喉癌细胞的生长[78]。

（四）鼻咽癌

中国是鼻咽癌发病率最高的国家，而广东、广西、海南省等地都是高发区，发病率比其他大部分国家、地区高100余倍，因此鼻咽癌有“广东癌”之称。据报道，居住在广东省中部以及方言为广东地方语的男性，其发病率为30/10万～50/10万。就全国而言，鼻咽癌的发病率由南到北逐渐降低，如最北的地区发病率不高于2/10万～3/10万。流行病学调查提出鼻咽癌的病因也与EB病毒感染、环境污染、饮食中的微量元素镍含量、遗传基因等因素相关。

集落形成法为判断细胞增殖性死亡的可靠方法，在杨甫文等的实验中通过集落形成法表明200 μmol/L姜黄素可以完全抑制人鼻咽癌NCE细胞增殖的能力，并且这种抑制效果会随着药物的浓度与作用时间的增加而增加[79]。对姜黄素作用人鼻咽癌CNE-2Z细胞的研究显示姜黄素能有效抑制该癌细胞的增殖，而且在放射增敏实验中，经姜黄素处理的小组，与单纯放射组比较，可产生明显的放射增敏作用，辐射加姜黄素共同作用24 h后，CNE-2Z细胞主要处于G_2/M细胞周期，辐射联合20 μmol/L姜黄素处理CNE-2Z细胞24 h后，G_2/M细胞上升至83.35%，与单纯辐射组比较，差异有极显著性[80]。

（五）食管癌

食管癌又叫食道癌，是发生在食管上皮组织的恶性肿瘤，占所有恶性肿瘤的2%。全世界每年约有22万人死于食管癌，我国是食管癌高发区，因食管癌死亡者仅次于胃癌，居第二位，发病年龄多在40岁以上，男性多于女性，但近年来40岁以下发病者有增长趋势。食管癌的发生与亚硝胺慢性刺激、炎症与创伤，遗传因素以及饮水、粮食和蔬菜中的微量元素含量有关。食管癌在我国有明显的地理聚集现象，高发病率及高病死率也是相当集中的，年平均病死率在100/10万以上的县市就有21个，其中河南省的病死率是最高的。调查资料显示，食管癌的发生与饮食的关系最为密切。少吃如酸菜等富含亚硝胺类的食物（亚硝胺类化合物是一种很强的致癌物质），少进烫食、粗食以及辣椒等刺激性强的食物，少喝浓茶，不吃发霉变质的食物，多吃新鲜蔬菜水果等都能有效防治食管癌。

在研究姜黄素对人食管癌细胞的作用的实验中，流式细胞分析仪结果显示姜黄素能使人食管癌细胞Ec-9706细胞在加药后24 h出现凋亡峰，通过电镜观察可见姜黄素能使细胞发生凋亡，出现核边集及染色质浓缩成块状。此外，随着姜黄素剂量的增

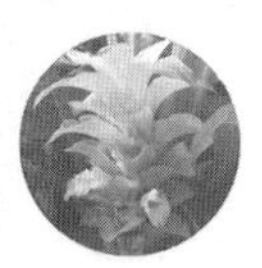

加，其对 Ec-9706 细胞的抑制作用逐渐增强，存在一定的量效依赖关系。姜黄素能使 Ec-9706 细胞停滞于 DNA 合成期，不能顺利进入 G_2/M 期。从结果可知，处于 S 期的细胞明显增加，而处于 G_0/G_1 期和 G_2/M 期细胞均明显减少。姜黄素的这一作用主要是通过抑制胸腺嘧啶脱氧核苷激酶（thymidine kinase，TK）的活性来实现的。由此证实姜黄素具有抑制癌细胞周期，促使其凋亡的功能[81]。

五、血液肿瘤

（一）白血病

白血病是一种造血组织的恶性疾病，又称为“血癌”。其特点是骨髓及其他造血组织中有大量无核细胞无限制地增生，并进入外周血液，将正常血细胞的内核明显吸附。该病居年轻人恶性疾病中的首位，原生性病毒可能使神经性负感组织增生，还有许多因素如食物的矿物放射性化、毒化（苯等）或药物变异、遗传因素等可能是致病的辅因子。据不完全统计，中国目前有 400 万名以上的白血病病人，其中超过 50% 是儿童，白血病相比其他癌症有个明显的特点，其发病期一般在 35 岁以前的中青年或者是儿童。儿童时期最容易患上白血病，15 岁以下儿童白血病的发病率约为 4/10 万，约占该时期所有恶性肿瘤的 35%。我国每年约有 1.5 万名 15 岁以下的儿童发生白血病。其特点是白血病细胞在骨髓中恶性增生，并浸润至其他组织与器官，从而产生一系列临床症状。白血病虽为恶性肿瘤，但儿童白血病尤其是急性淋巴细胞白血病，在经过几十年的努力后，在今天已不是不治之症，儿童白血病的无病生存率和治愈率，已取得了显著、稳定的增长。

细胞自噬适度的活化可帮助生物体及时排除有碍或有害因素，利于生长发育；若过度激活，则会破坏生物体新陈代谢的动态平衡，加速其瓦解。自噬在姜黄素诱导的人白血病 K562 细胞死亡中起着重要作用。在姜黄素给药后期，自噬被大量激活，凋亡不可避免地发生，促进细胞死亡，由此可见，姜黄素能有效诱导白血病细胞凋亡[82]。另外，阿霉素是目前治疗白血病的一线药物，对该病有很好的疗效，但是其对心脏和造血系统的毒性限制了它的使用，阿霉素在与姜黄素联合使用之后确实能够增加人白血病细胞株 HL-60 对阿霉素的敏感性[83]。

（二）淋巴瘤

淋巴瘤是起源于淋巴系统的恶性肿瘤，主要分为霍奇金淋巴瘤（hodgkin lymphoma，HL）和非霍奇金淋巴瘤（non-hodgkin lymphoma，NHL）两大类，中国病人以非霍奇金淋巴瘤较为多发，占淋巴瘤的 80% 以上。非霍奇金淋巴瘤的发病从 20 世纪的 2/10 万已快速上升至 7/10 万。淋巴瘤在中国的发病率正日益走高，现已跻身中国十大恶性肿瘤的行列。淋巴瘤是一种可以临床治愈的疾病，50%～60% 的早期病人使用免疫化疗可以被治愈。有数据显示，中国淋巴瘤的发病率目前约为 6.91/10 万，每年以 5% 的速度上升，新发病人每年约 5 万人。对于淋巴瘤，病人应该具有“可防可

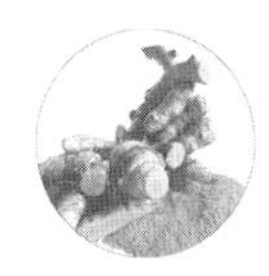

治”的思想。预防淋巴瘤可以从身边的小事做起，例如，避免放射线、肾上腺激素等药物的长期刺激，远离滥用农药、杀虫剂等的农作物，多吃维生素含量丰富的食物、新鲜蔬菜、水果等，养成有规律的作息和适当锻炼身体等。

非霍奇金淋巴瘤初治时对多种化疗药物有反应，但是最终多数都会复发，而且复发之后病人会逐渐出现多药耐药的问题，并最终会因耐药导致化疗无效而死亡。针对这个问题，肖晖等设计实验探讨姜黄素联合环磷酰胺用药对人体淋巴瘤耐药细胞株HT/CTX的增殖抑制作用，实验结果证实姜黄素通过抑制基因 *FANCA2* 单泛素化而成功逆转细胞对化疗药物的耐药性，可以增强对耐药细胞株HT/CTX的凋亡作用，而单药作用则无此效应[84]。另有实验探讨姜黄素对淋巴瘤细胞株增殖的影响。吴青等设计实验将不同浓度的姜黄素分别作用于名为Raji细胞的淋巴瘤细胞株，结果显示姜黄素能够呈时间及剂量依赖性抑制Raji细胞的增殖，而且抑制率可以达到59.83%～91.46%，姜黄素能干扰细胞周期的进程，诱导Raji细胞的凋亡是其作用机制之一[85]。

（三）多发性骨髓瘤

多发性骨髓瘤（multiple myeloma，MM）是浆细胞的恶性肿瘤。其特征是骨髓中浆细胞克隆性增殖并积聚，分泌单克隆的免疫球蛋白或其片段（如M蛋白），同时伴有广泛的溶骨病变或骨质疏松及贫血、感染、肾功能损害等临床表现。若不进行治疗，进展期MM病人的中位生存期仅为6个月。常规化疗的治疗有效率为40%～60%，完全缓解率低于5%，中位生存期不超过3年。约25%的MM病人能存活5年以上，存活10年的病人不到5%。

在研究姜黄素对多发性骨髓瘤的作用时，刘波等在实验中将不同实验浓度的姜黄素加入人多发性骨髓癌细胞H929、RPMI8226，用MTT法检测对细胞的增殖抑制作用，用FCM分析细胞凋亡和周期的变化，RT-PCR法检测存活蛋白等的表达变化，结果显示姜黄素能抑制骨髓瘤细胞的增殖并能诱导其凋亡，并呈现时间和浓度依赖性[86]。细胞脑源性神经营养因子能够有效地促进内皮细胞的迁移和小管形成，促进瘤细胞的生成，是一种具有促进血管增殖活性的细胞因子。王雅丹的实验证明姜黄素能明显阻断这两个效应，在该实验中主要通过RT-PCR法观察姜黄素处理前后多发性骨髓瘤细胞株KM3中的细胞脑源性神经营养因子和内皮细胞株中基因TrkB（该基因在内皮细胞小管形成中起重要作用）的表达变化，实验结果显示姜黄素都能够下调细胞脑源性神经营养因子和内皮细胞株中基因TrkB的表达，阻碍两者之间的相互作用，继而抑制血管新生，由此证明姜黄素能抑制多发性骨髓癌细胞脑源性神经营养因子所诱导的血管新生[87]。

六、其他癌症

（一）皮肤癌

皮肤癌常见有鳞状细胞癌和基底细胞癌。鳞状细胞癌恶性程度较高，多发于头

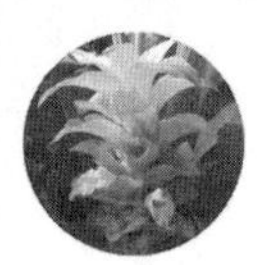

颈、四肢、躯干等部位的皮肤、黏膜及皮肤黏膜交界处，早期即可形成溃疡，生长呈浸润性，当浸入深部组织时，常伴有化脓性感染和淋巴结转移。易在色素性干皮病、老年性角化病基础上演变而来。基底细胞癌多见于老年人，好发于额面、眼眶、眼睑、鼻侧、耳周等处，恶性程度较低，生长甚为缓慢，病程超过 10～20 年者极为常见，初起时多为一增厚的小块，逐渐呈隆起向周围浸润，很少转移。皮肤癌在我国约占全部恶性肿瘤的 1.5%，南方发病率比北方高。预防皮肤癌可以从日常生活中的小事做起，如避免长期在烈日下活动，以避免紫外线的损伤，避免接触如石油、沥青、煤油、焦油等化学物质。另外，患有着色性干皮病、白化病的病人更应该定期检查，因为这类人患皮肤癌的危险性更高。

组织多肽抗原（tissue polypeptide antigen，TPA）是一种较强的皮肤癌诱导剂，能升高参与细胞增殖的癌基因的表达。姜黄素能够通过调节前癌基因的表达抑制皮肤癌[88]，Kakar 等的研究中发现在 TPA 应用前 30 min 用不同浓度的姜黄素涂抹于鼠背皮肤，结果显示，10 nmol 的姜黄素可抑制 TPA 诱导的 *c-Fos*、*c-Jun*、*c-Myc* 等前癌基因（癌细胞中这些前癌基因的表达都异常升高）的表达，其中 *c-Fos*、*c-Jun* 的抑制率达到 90%，*c-Myc* 的抑制率达到 60%。用姜黄素（1～10 μmol/L）和 5 nmol/L 的原位肿瘤诱导剂 TPA 一起，局部涂抹于已用二羟甲基丁酸（DMB）启动癌变的雌性 CD-1 大鼠皮肤，每周 2 次，共 20 周，结果证实能很好地抑制乳头状瘤的形成[89,90]。在另一个研究中，局部使用相对较低浓度的姜黄素（20、100 nmol/L），能显著削弱 TPA 诱导的促肿瘤作用，局部使用商品级的姜黄素（含 77% 姜黄素，17% 的去甲氧基姜黄素，3% 双脱甲氧基姜黄素）、纯姜黄素或去甲氧基姜黄素，对由 DMBA 启动的皮肤癌变的小鼠，几乎有着同样对 TPA 促癌变作用的抑制效果[91]。其他研究还表明，口服 2% 的姜黄同样能够显著抑制 DMBA + TPA 诱导的雌性 Swiss 大鼠的皮肤癌的形成[92]。在 BaP 启动和 TPA 促进的两阶皮肤癌模型中，3 μmol/L 或 10 μmol/L 的姜黄素对每只小鼠的皮肤癌的数目的抑制率分别为 58% 或 62%[93]，荷瘤数的数目降低了 18%～25%。

（二）黑素瘤

黑素瘤是死亡率很高的一种皮肤癌，通常在医生做出诊断之前癌细胞已经扩散到病人全身，澳大利亚是黑素瘤发病率最高的国家，每年约有上万人患此病。恶性黑素瘤有部分是由黑色素痣恶变而成的，另一部分则在正常皮肤或雀斑基础上演变而来的。其演变的真正原因尚未明确，但外伤或者各种外在刺激则被视为诱因，这种情况老年人较多见。

邱实等设计实验观察姜黄素对人黑素瘤 A375 细胞增殖及凋亡的影响，实验结果显示 20 μmol/L 姜黄素作用于 A375 细胞 12 h 就可以观察到凋亡细胞；同时姜黄素在一定剂量范围内对细胞株 A375 具有明显生长抑制作用，并呈现时间和剂量依赖性[94]。另外，Odot 等对耐阿霉素的 B16-R 黑素瘤进行了体内和体外的研究，结果表明姜黄素同样能抑制黑素瘤细胞生长和具有细胞毒作用[95]。

第二节　姜黄素控制癌症并发症

癌症病人都会被各种各样与治疗相关的伴随症状所困扰，诸如神经疼痛、抑郁、乏力、食欲下降、睡眠障碍等。这些症状会延缓癌症的治疗以及阻止预定时间内全剂量治疗的运转。在针对肿瘤治疗的过程中，大多数化疗药剂能够激活 NF-κB 和诱导 TNF 的释放。因此，许多与细胞因子失调有关的症状都会受到癌症以及癌症治疗的影响。例如，化疗通常会引发神经疼痛、抑郁、乏力、食欲下降、睡眠障碍，这些症状都与包括 NF-κB、TNF、IL-1 和 IL-6 在内的促炎信号通路有关。动物模型实验也很好地证实了这个观点，动物模型中 TNF、IL-1 和 IL-6 等炎症细胞因子的水平与动物的并发病症（如厌食、睡眠不安、痛觉过敏、认知能力受阻等）有关，这些细胞因子的释放能引起机体的并发病症，而这些病症同时又能被作用于细胞因子的抗体所消除，姜黄素能够抑制 NF-κB、TNF、IL-1 和 IL-6 的表达，这预示着姜黄素具有潜在的改善癌症并发症状的功效[96]。

一、神经性疼痛

尽管人们对于神经性疼痛的确切致病因子还未很好地认识，但已明确的一点是炎症细胞因子在此种癌症并发症中发挥重要的作用。例如，肿瘤坏死因子是一种介导神经性疼痛的重要因子[97]。疼痛感受器由各种各样的致炎性因子激活，例如 TNF、IL-1 和 IL-6，这些炎性因子是从受损坏死的组织或者肿瘤中释放出来的[98]。使用包括长春新碱、紫杉烷类、顺氯氨铂等在内的各种化学治疗药物后都有神经性疼痛的症状。最近有报道称，MM 病人注射硼替佐米后出现神经性疼痛，尽管在晚期多发性骨髓瘤中疼痛大多由骨质破坏引起，但是炎症因子在疼痛传播以及与 MM 治疗有关的痛觉过敏中发挥重要的作用[99]。

许多研究证实姜黄素能够对抗神经性疼痛。在小鼠浸尾实验及热板实验中，15 ～ 60 mg/kg 姜黄素能够让小鼠减轻神经性疼痛，这与姜黄素下调 TNF 以及抑制 NO 释放有关，除了炎症性细胞因子之外，姜黄素还通过与 CD13（氨基肽酶 N）相互作用而发挥其缓解疼痛的功效，氨基肽酶 N 是通过灭活阿片样肽（例如脑啡类肽）参与神经性疼痛的一种黏附细胞膜的依赖于锌的基质金属蛋白[100]。姜黄素被发现能够直接与氨基肽酶 N 连接，不可逆转地抑制氨基肽酶 N 的活性，这也是姜黄素治疗神经性疼痛的另一个机制。

二、抑郁

不少癌症病人表现出免疫反应性抑郁症状伴有 IL-2 水平升高，患有抑郁症的癌症病人其 IL-6 血浆浓度明显比健康测试者以及没有患抑郁症的癌症病人高[101]，IL-2 的水平与精神状态有关，在经药物治疗后的抑郁病人其血浆中 TNF-α 水平升高。

姜黄是传统中药逍遥散的重要组成成分，逍遥散早在古代中国就被用作治疗与压力、抑郁有关的症状。小鼠悬尾实验（tail suspension test）中显示姜黄素含有抗抑郁活性。另外，姜黄素能够抑制单胺氧化酶（monoamine oxidase，MAO）的活性，MAO 在各种精神神经系统紊乱中起重要作用，包括临床抑郁与焦虑[102]。在抑郁小鼠强迫游泳实验模型和双边嗅觉切断模型中，口服姜黄素 1.25 ～ 10 mg/kg 对缓解抑郁症状有很好的疗效。在随后的实验中，相同的调查得出姜黄素通过下调作用在下丘脑 - 垂体 - 肾上腺轴的脑源性神经营养因子的表达以及抑制大鼠中环磷酸腺苷反应元件结合蛋白（cyclic AMP response element binding protein，CREB）磷酸化达到缓解应激引起的抑郁症状。另一项研究显示大鼠中慢性轻度应激会引起血清 IL-6 和肿瘤坏死因子水平的升高，口服姜黄素能够逆转这些反应[103]。以上这些研究显示姜黄素通过多种机制发挥抗抑郁的作用。

三、疲劳

出现疲劳症状的肿瘤病人体内，IL-6 受体拮抗剂、IL-1 受体拮抗剂、IL-1、TNF 和蛋白质都过度表达。IL-1 受体拮抗剂、可溶性肿瘤坏死因子 Ⅱ 型受体（soluble tumor necrosis receptor 2，sTNFR2）以及新蝶呤（neoptin，NP）等标志的血清水平在患疲劳症状的乳腺癌幸存者体内显著性升高[104]。另有研究表明，在疲劳病人体内，血浆可溶性 IL-6 受体（soluble interleukin-6 receptor，SIL-6R）由于受体剥落而水平升高，且伴有 $CD14^+$ 单核细胞表面表达减少。当用流式细胞仪检测单核细胞内刺激产生的 IL-6 时发现 IL-6 具有识别能力[105]。慢性疲劳综合征以及病态行为研究证实，免疫和神经内分泌因子在疲劳生成中起着致病性的作用。越来越多的研究表明疲劳反应与炎症通路也有关系。炎症一直与运动性疲劳有关。给肿瘤病人全身性注射肿瘤坏死因子已被证实会引起疲劳。对于癌症病人，服用诸如多西泰索等化疗药物同样会引起疲劳，这与肿瘤 NF-κB 所介导的肿瘤坏死因子表达有关，而慢性疲劳综合征一直以来都与肿瘤 NF-κB 的活性提高有关。相同地，经过反复的离心运动之后 IL-6 的表达增加。肿瘤坏死因子阻断剂和肿瘤 NF-κB 阻断剂早已被证实能缓解化疗所引起的疲劳。Davis 等指出姜黄素能抑制 IL-1、IL-6 和肿瘤坏死因子的表达并且能缓解这些因子所引起的疲劳症状[106]。

四、神经退化

中枢神经系统的炎症机制已被证实通过神经元细胞与神经胶质细胞之间的相互作用来诱导认知障碍。这种相互作用对压力与抑郁有关的下丘脑 - 垂体 - 肾上腺轴激活有重要作用。这与中枢神经系统和外周免疫系统之间的作为双向通信介质的细胞因子

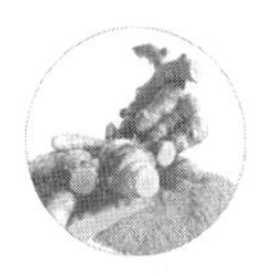

作用是一致的。外周及中枢的细胞因子紊乱从多方面影响认知功能，例如损伤睡眠调节，抑制食欲导致微量元素缺乏，刺激内分泌的相互作用等[107]。

氧化损伤以及炎症都被确认为和年龄相关的神经退行性疾病（如老年痴呆症等）有关。在实验性老年痴呆症大鼠模型中，姜黄素疗效显著。Wu 等指出姜黄素能够在氧化应激、突触可塑和认知上抵消外伤性脑损伤的结果[108]。另外一例研究发现，非痴呆亚洲老年人食用咖喱会增加晚年的认知能力[109]。Kumar 等证实姜黄素减少了 3 – 硝基丙酸诱导的神经毒性，从而起到保护神经的作用[110]。腹腔注射 3 – 硝基丙酸会导致体重下降，运动机能下降，脑记忆力差，脑内氧化应激指标改变（脂质过氧化、谷胱甘肽水平下降、亚硝酸盐下降）。连续 8 d，每天口服 1 次姜黄素（10、20、50 mg/kg），体内 3 – 硝基丙酸诱导的机能及认知损伤得到改善。以上研究表明姜黄素具有提升认知能力的潜在疗效。

腹腔预处理 50 mg/kg 姜黄素能抑制大鼠海马体红藻氨酸诱导的兴奋性中毒，姜黄素还能够抑制下丘脑前部由乙醇引起的视交叉上核改变[111]。Kuhad[112] 等指出，口服姜黄素（60 mg/kg）能减轻大鼠糖尿病性脑病。给大鼠喂养姜黄素后，发现姜黄素能与脑内淀粉样蛋白相结合，抑制老年痴呆鼠的血小板聚集。以上研究表明，姜黄素具有治疗各种神经系统疾病的功效。

第三节　姜黄素抗肿瘤作用机理

1985 年，印度学者 Kuttan 首次提出姜黄素具有抗肿瘤的作用。直至 1995 年 Menon 发现姜黄素对黑色素瘤 B16-F10 细胞肺转移具有抑制作用后，其抗肿瘤作用才被国内外学者逐渐重视。早期研究发现，姜黄素可抑制体内外多种肿瘤细胞的生长，诱导多种细胞株的凋亡，如小鼠肉瘤 S180、人结肠癌细胞 HT-29、人肾癌细胞 293、人肝癌细胞 HepG2 等。口服姜黄素能够抑制鼠类结肠、皮肤、胃、肝、肺、十二指肠、软腭和胸等部位的癌症[19,113]。膳食姜黄素（0.05%～2.0%）对大肠癌的治疗作用在鼠类癌症诱导模型和癌症遗传模型中得到很好的证明。由 BaP 或者黄曲霉毒素 B1 所引起的加合物水平下降反映出姜黄素能够抑制癌症的启动因子[114,115]。在氧化偶氮甲烷诱导的肠癌模型中，连续口服姜黄素（2 000 mg/kg）14 周之后，与对照组相比，用药组的细胞凋亡组织学指数大大地升高。在氧化偶氮甲烷诱导的结肠癌模型中，与对照组相比较，姜黄素（0.8%）口服用药组能够将变异结肠腺窝病灶数量减少一半[116]。小鼠肠道肿瘤遗传模型可以被用在研究癌症抑制作用的推广阶段。姜黄素干扰结肠癌小鼠模型腺瘤的形成，该种小鼠模型具有腺瘤样息肉基因突变，而且是家族性腺瘤性息肉病的一种人类疾病模型。给动物进食姜黄素（浓度为 0.1% 和 0.2%），观察实验结果时发现，与对照组相比，姜黄素用药组的小鼠体内腺瘤数目明显减少。其中，0.2% 的姜黄素不仅减少腺瘤数目，还降低 COX-2 的表达和缓解组

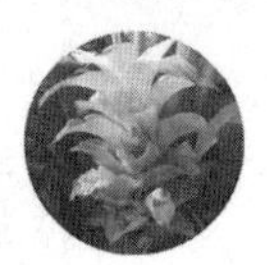

织氧化状态，这点可以从氧化 DNA 加合物 M_1dG 的水平得到反映[117]。0.2% 姜黄素膳食剂量（相当于每日 300 mg/kg）吸收进体内后在血浆中只能检测到痕量姜黄素或其代谢物。在注射致癌物质前 5 min 局部运用姜黄素 3 mmol/L 或 10 mmol/L 已经被证实能够抑制皮肤癌[74]。在以上这一系列研究中，肿瘤生成是由 BaP 或者 DMBA 诱导的，肿瘤生长是由 12 – O – 十四烷酰佛波醇 – 13 – 醋酸酯（12-O-tetradecanoyl phorbol-13-acetate，TPA）诱导的。姜黄素这些功效的机制可以被认为是抑制了花生四烯酸引起的炎症，抑制氢过氧化物的形成和鸟氨酸脱羧酶的活性/转录，其中鸟氨酸脱羧酶的活性/转录涉及多胺生物合成的限速步骤。在叙利亚金黄地鼠颊囊进行姜黄素（10 mmol/L）局部用药，每周 3 次，结果证实能抑制 DMBA 并蒽引起的口腔癌。在这个化学预防联合治疗例子里面，姜黄素局部用药的功效是由于连续 18 周使用绿茶（浓度为 6 mg/mL，固体茶）而得到提高的[118]。在人乳腺癌移植瘤模型中，有人 MDA-MB-435 乳腺癌肿瘤的裸鼠在被切除原发肿瘤之后服用姜黄素（2%），结果证实，姜黄素能够降低乳腺癌肿瘤转移率和抑制已经在肺部生成转移的 NF-κB、COX-2 以及 MMP-9 的表达[119]。更值得注意的是，一些鼠类研究报告证实姜黄素能够缓解服用细胞毒性抗肿瘤药物所带来的不可避免的不利影响。例如，实验大鼠连续 7 d 口服姜黄素（每日 100、200 mg/kg）能够改善骨髓中由环磷酰胺所引起的染色体突变[120]。最近一项姜黄素在哺乳动物身上所体现的生物活性多样化的研究证实，姜黄素能够去除与囊肿性纤维化相关的基因[118]。姜黄素作为抗突变剂和抗癌剂，美国国立肿瘤研究所已将其列为第三代癌化学预防药，姜黄素的抗肿瘤作用已经成为国内外学者的研究热点。

归纳起来，姜黄素抗肿瘤的可能机制有十个。

一、姜黄素抑制细胞色素 P450 同工酶活性

代谢活化和致癌物脱毒/排毒所涉及的酶的调节是化学防癌药物起作用的代表机制之一[121]。肝 I 期酶，包括细胞色素 P450 家族的一些酶，一般通过添加官能团，使外源性化学毒性物质水溶性增强从而加速其排出。尽管 I 期官能化反应可能是有效脱毒所必需的，但 I 期解毒酶的诱导可能是不利的，因为它能产生可与 DNA 结合的强电子从而导致肿瘤的发生[122]。有报道在体外取用小鼠肝线粒体后 S9 组分来研究姜黄素和姜黄素类似物对 BaP 诱导的 DNA 加合物形成的影响[123]。在姜黄和姜黄素组中 BaP 代谢物和小牛胸腺 DNA 的加合呈剂量依赖性减少。脱甲氧基姜黄素和双脱甲氧基姜黄素同样也呈剂量依赖性地抑制 BaP-DNA 加合物的形成。

当用 1 μmol/L DMBA 作用于 MCF-7 人乳腺上皮癌细胞 24 h 后，发现 CYP1A1 酶活性增加。姜黄素能有效抑制在这些细胞中 DMBA 诱导的 CYP1A1 酶的激活。从 DMBA 处理过的细胞中分离出来的微粒体的 CYP1A1 活性，经 1 μmol/L 姜黄素处理后的抑制率为 50%[124]。姜黄素还能抑制 DMBA 的代谢激活，表现为 DMBA-DNA 加合物的形成和 DMBA 诱导的细胞毒性的减少[125]。Thapliyal 和 Maru 研究了姜黄素、去甲

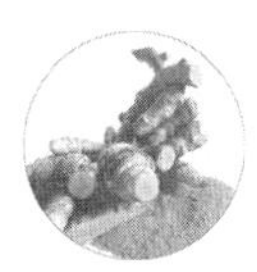

氧基姜黄素以及双脱甲氧基姜黄素对同工酶 CYP1A1、CYP1A2 和 CYP2B1 的活性的作用，这些酶大部分参与了 BaP 的代谢[126]。在体外，大鼠肝微粒体和姜黄素类似物的孵化能表现出剂量依赖性的一氧化碳和微粒体的结合，并能抑制 BaP 和 NNK 诱导的 CYP1A1、CYP1A2 和 CYP2B1 活性[127]。用含 1% 姜黄的饲料预饲养 SD 大鼠，发现在肝脏、肺部和胃部由 BaP 诱导的 CYP1A1、CYP1A2 以及苯巴比妥（phenobarbital，PB）诱导的 CYP2B1 水平都有显著的下降，但下降的水平有所不同[128]。在雌性 A/J 小鼠实验中也有相似的发现。给 A/J 小鼠食用含 2% 姜黄素的饲料 2 周能使 CYP1A 的催化活性降低 25%，对蛋白水平则无影响[129]。雌性 Swiss 小鼠食用姜黄素（200 mg/kg 或 400 mg/kg，口服）两周后，能使肝 CYP1A 催化活性降低 25%，但卵巢芳香化酶（aromatase，CYP19）、肝儿茶酚 - O - 甲基转移酶（catechol-O-methyltransferase，COMT）和肝 UDP-葡萄糖醛酸转移酶（UDP-glucuronosyl transferase，UGT）的活性都没有变化[130]。在另一个实验中，给 Swiss 小鼠喂食含 1% 姜黄的饲料能显著抑制前胃、肝脏和肺部的 CYP1A1、CYP1A2 活性[131]。

二、姜黄素促进致癌物脱毒作用

肝Ⅱ期解毒酶能使激活的化合物与内源性配体如谷胱甘肽（glutathione，GSH）、葡萄糖醛酸、醋酸或硫酸结合，从而加速其排出。大多化学防癌药物都能增加一系列肝Ⅱ期代谢性酶的水平，如谷胱甘肽 - S - 转移酶（glutathione S-transferase，GST）、NAD(P)H:醌氧化酶1［NAD(P)H:quinone oxidoreductase，NQO1］、UDP - 谷胱甘肽转移酶、乙醛脱氢酶、阿尔 - 酮 - 脱氢酶、微粒体环氧化物水解酶、谷氨酸半胱氨酸连接酶（glutamate cysteine ligase，GCL）、谷胱甘肽合成酶、γ - 谷氨酰胺转移酶、血红素氧合酶 - 1（heme oxygenase-1，HO-1）以及白三烯 B412 - 脱氢酶[124]。这些基因的 5' 端包含一共同的顺式调节元件，通常称之为抗氧化反应元件（antioxidantresponseelement，ARE）或亲电体反应元件。ARE 启动基因的转录至少部分是由 Nrf-2 调节的，Nrf-2 在胞质内暂时与 Keap1 结合。细胞在 ARE 诱导物存在的情况下会使 Nrf-2 从 Keap1 脱离，从而使 Nrf-2 入核发挥作用。

CYP1A1 在 BaP 转化为最终的亲电和致癌形式二羟环氧苯并芘（dihydroxyepoxy benzopyrene，BPDE）的过程中起到重要作用，而这个中间代谢物的解毒是由 GST 完成的。给雌性 A/J 小鼠喂食含 2% 姜黄素的饲料 14 d，能提高肝脏 GST 活性 2. 3 倍。给雄性 ddY 小鼠喂食含 2% 姜黄素的饲料 30 d 后，和对照组比较能提高肝脏中的 GST 1. 7 倍和醌还原酶 1. 8 倍，在肾脏中则分别为 1. 1 倍和 1. 3 倍。给雄性 F344 大鼠灌胃喂食姜黄素 5 d 后，表现出前列腺总 GST 水平和 GST-μ 酶活性的提高。虽然，用姜黄素处理 2 周能提高 GST 活性 20%，但肝内 GSH 存储量并未相应增加。给喂 1% 姜黄素含量的饲料 2 周能显著提高肠道和肝组织的 UGT 活性。姜黄素裂解 Nrf-2 Keap1 复合物，导致 Nrf-2 核转位并与 ARE 结合，进而导致 HO-1 和 GCL 表达的显著增加。同样，姜黄素能诱导存在于人肝细胞、血管内皮细胞、人肾脏近端小管细胞中的 HO-1

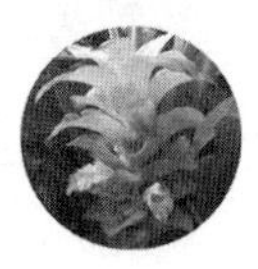

的表达和活性增加[132]。

三、姜黄素诱导肿瘤细胞周期停滞和凋亡

细胞周期调节蛋白和检查点是细胞增殖重要的级联信号反应的下游元件。各种细胞实验证实姜黄素不仅可以诱导细胞凋亡，而且能阻滞细胞周期，从而抑制细胞增殖[133]。

用25 μmol/L姜黄素处理人前髓细胞性白血病（HL-60）细胞48 h后，约60%细胞一开始停滞在G_2/M期，然后停滞在G_0/G_1期，最终DNA合成中止进而诱导细胞凋亡[134]。姜黄素可诱导结肠癌细胞HT-29、Lovo细胞和人乳腺癌细胞MCF-7停滞在G_2/M期。姜黄素抑制细胞增殖并诱导胃癌KATO-Ⅲ细胞和结肠癌HCT-116细胞在G_2/M期停滞。上述两种细胞用姜黄素处理后能下调细胞周期蛋白D和E的水平。姜黄素还能诱导人脐静脉内皮细胞（human umbilical vein endothelial cell，HUVEC）在G_0/G_1和（或）G_2/M期停滞，上调CDKIs、p21WAF1/CIP1、p27KIP1和*p*53，并下调细胞周期蛋白B1、cdc2。在人结肠癌源Moser细胞中，姜黄素诱导细胞周期停滞并伴随有细胞周期蛋白D1和表皮生长因子受体（受PPAR-γ的转录激活活性的调节）的基因表达的抑制。4－[3，5－双[2－(4－羟基－3－甲氧基苯基)乙基]－4，5－二氢吡唑－1－基]苯甲酸某种姜黄素衍生物能通过拮抗Ca^{2+}/钙调蛋白功能来抑制人结肠癌细胞HCT-15的增殖[135]。

姜黄素选择性地诱导肿瘤细胞和转化细胞的凋亡是其抗肿瘤机制之一。据报道，姜黄素能有效地诱导许多细胞系的凋亡，包括HL-60、K562、MCF-7和HeLa细胞。姜黄素还能诱导硬皮病肺成纤维细胞的凋亡，而不影响正常的肺成纤维细胞。姜黄素能诱导小鼠胚胎成纤维细胞NIH3T3、*erbB*癌基因转化的NIH3T3细胞、小鼠肉瘤S180细胞、人结肠癌HT-29细胞、人肾癌细胞和人肝癌细胞HepG2细胞缩小，染色质浓缩，DNA片段化，呈现凋亡的各个特征[136]。

参与细胞凋亡的一个主要信号通路为细胞内半胱天冬酶途径，其为结构性相关半胱氨酸蛋白酶家族。半胱天冬酶能直接或间接对细胞内某些蛋白进行水解，而这些蛋白的水解是细胞凋亡的特征之一。例如，caspase2、caspase3、caspase6、caspase7、caspase9能水解多聚酶。Bcl-2家族蛋白是主要的凋亡调节因子。抗凋亡蛋白（如Bcl-2）和促凋亡蛋白（如Bax）的比例在一定程度上决定了细胞是走向凋亡还是存活下来。

姜黄素诱导凋亡的机制可能包括细胞色素C的释放和对细胞存活和死亡途径的调节，包括AKT/PKB、NF-κB或JNK，以及下调存活基因和凋亡抑制基因（如*IAP*）的表达。在人肾癌细胞和U937单核淋巴瘤细胞中，姜黄素能通过AKT去磷酸化，抑制*Bcl2*、*Bclxl*和*IAP*的表达，细胞色素C的释放以及抑制caspase3的激活来诱导细胞凋亡。Duvoix及其同事发现姜黄素能有效诱导procaspase8、procaspase9以及核糖聚合酶溶蛋白性裂解，从而导致K562细胞的凋亡。姜黄素通过激活caspase8、caspase9

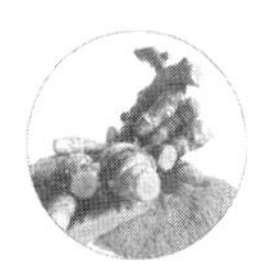

来诱导人肿瘤细胞的凋亡。Jana 等的实验证实姜黄素可抑制小鼠神经 2a 细胞中蛋白酶体活性，通过激活 caspase9 诱导细胞凋亡。姜黄素能抑制转录因子 NF-κB 和 AP-1 的激活，这两种转录因子均参与调节增殖和抗凋亡。姜黄素抑制 DU145 细胞内 NF-κB 和 AP-1 的活性，并下调内源性 *Bcl2* 的表达。Aggarwal 等人曾报道姜黄素能降低 U937 细胞中 TNF 诱导的 AKT 的激活[137]。

四、姜黄素抑制 iNOS、COX-2 活性

环氧化酶（COX-2）和诱生型一氧化氮合成酶（inducible Nitric Oxide synthase，iNOS）是调节炎症反应的重要酶系。不正确的 COX-2 和 iNOS 的上调与某些人类癌症的病理生理学和炎症紊乱有关。因为慢性炎症和肿瘤的启动密切相关，所以强抗炎活性物质被认为对肿瘤发生有预防作用，特别是在肿瘤催化阶段[127]。

许多细胞实验和动物模型实验表明了姜黄素能抑制 COX-2 的活性和诱导表达。局部应用姜黄素能显著抑制 COX-2 蛋白和脂氧化酶的活性，这两种酶是参与花生四烯酸级联反应的关键酶，前者存在于小鼠表皮微粒体，后者存在于胞质中。在人胃肠道细胞系实验中，姜黄素能抑制 COX-2 蛋白和 mRNA 的表达，亦可抑制由组织多肽抗原（TPA）或去氧胆酸盐诱导的前列腺素 2（prostaglandin 2，PGE2）的产生。姜黄素还能抑制由细菌性脂多糖（LPS）或干扰素 γ 诱导的 RAW264. 7 细胞中 NO 的产生以及 iNOS 蛋白和 mRNA 的表达[138]。

姜黄素抑制前炎症基因表达的作用和其能使 AP-1 和 NF-κB 失活有关。姜黄素能体外抑制经 TNF-α 处理的人结肠内皮细胞以及体内抑制小鼠皮肤内 COX-2 mRNA 及其蛋白的表达，同时也能抑制 NF-κB 和 DNA 结合的活性。通过阻断 NF-κB 和 AP-1 的激活，姜黄素可显著抑制 LPS 介导的 BV2 小神经胶质细胞内 COX-2 蛋白和 mRNA 的表达。Chan[130]等曾报道过姜黄素能抑制剥离的 BALB/c 小鼠腹膜巨噬细胞以及经 LPS 处理的小鼠肝组织的 iNOS 基因的表达。通过阻断 NF-κB 的激活，姜黄素还能抑制大鼠肠道或人结肠上皮细胞内由 IL-1β 调节的前炎症基因的表达，如 ICAM-1 和 IL-8。

五、姜黄素抑制血管生成

血管生成已被认为是从快速增殖的恶化前形态过渡到恶性表型的重要生理过程，血管生成有利于肿瘤的生长和转移[139]。越来越多的证据表明血管内皮生长因子（vascular endothelial growth factor，VEGF）和血管生成素（angiopoietin-1，Ang1）是正常和病理血管生成的重要调节因子。姜黄素已被证实是非常好的抗血管生成化合物。姜黄素能抑制艾氏腹水肿瘤细胞的 VEGF 和 Ang1、Ang2，NIH3T3 细胞的 VEGF 和 Ang1 以及 HUVEC 细胞的络氨酸激酶 Flk-1/KDR 的作用。在 U937 细胞和 Raji 细胞中，姜黄素能抑制 TNF-α 诱导的 VEGF mRNA 的表达。在雌激素非依赖性 MDA-MB-

231 人乳腺癌细胞中，姜黄素还能抑制 VEGF 和血管生成因子以及基质成纤维生长因子的转录水平。

血管生成被认为是癌前病变组织由高增殖状态向恶性肿瘤形态转变的关键过程，因为其能促进肿瘤生长和转移。血管生成的强度，是通过恶变组织中微血管计数来评价的，能作为很多实体瘤如乳腺癌、前列腺癌、卵巢癌及非常早期的子宫内膜癌与肺癌的预后指标[140]。

通过评价由肝肿瘤细胞（HepG2）诱导的小鼠新毛细血管生成，可以研究姜黄素抗肿瘤新毛细血管生成的作用。在姜黄素组（3 000 mg/kg），肿瘤新血管生成密度有显著性降低。Dorai 等将与基底膜基质混合的雄激素依赖性的 LNCaP 前列腺癌细胞注射到裸鼠皮下，6 周后，姜黄素（2%）组的微血管密度（用 CD31 染色显示）有显著下降[49]。在裸鼠移植瘤模型实验中，姜黄素组和姜黄素 + 紫杉醇组都能显著减少肺部转移瘤的转移率和数目，姜黄素并不能直接抑制肺癌的生成，但姜黄素曾被用来研究对 B16F10 肿瘤细胞诱导的小鼠肺转移的抑制作用[141]。口服姜黄素（200 nmol/kg）能通过减少肺肿瘤结节数目来抑制肿瘤往肺部的转移（80%），由于姜黄素对肺肿瘤结节生成的抑制作用，因此姜黄素组的小鼠生命周期都得到全面的增加。尽管姜黄素不能对 LEC 大鼠肝和肾组织肿瘤的发生有直接的化学防癌作用，但能显著抑制该组织肿瘤向肺和腹膜的转移[142]。

基质金属蛋白酶（matrix metalloproteinase，MMP）是一种锌依赖内源性蛋白酶家族，它能水解细胞外基质的组分，从而便于肿瘤细胞通过血管和淋巴管道转移到其他部位。在 MMP 家族中，MMP-2 和 MMP-9 备受关注。这两种 MMP 均被证实能降解Ⅳ型胶原，并参与肿瘤细胞的侵袭、血管生成和转移。在大多人肿瘤组织中，MMP-2、MMP-9 的表达和活性增加[139]。

姜黄素能显著抑制高转移鼠黑色素瘤细胞（B16F10）中 MMP-2 的活性，膜型 - 1 基质金属蛋白酶（membrane type 1 matrix metalloproteinase，MT1-MMP）以及局部黏附激酶（focal adherinkinase，FAK）（细胞内信号通路的重要组分）的表达。这样可导致细胞与细胞外基质配体纤连蛋白和玻连蛋白结合的明显减少，而抗转移蛋白、TIMP-2、抗转移基因 23（*Nm23*）及 E - 钙黏蛋白增加。10 μmol/L 姜黄素能通过抑制人肝癌细胞（如 SK-Hep-1）中 MMP-9 的分泌来抑制肿瘤细胞的转移和侵袭。姜黄素还能抑制肝癌 CBO140C12 细胞内 MMP-9 的产生，以及与纤连蛋白和层粘连蛋白的结合和转移。此外，在人乳腺上皮细胞 MCF10A 中，姜黄素能通过阻断人血管平滑肌细胞 ERK1/2 的磷酸化和 NF-κB 转录活性来抑制由佛波酯诱导的 MMP-9 的上调，在人星状瘤细胞中则能通过抑制 PKC 信号通路来抑制由佛波酯导致的 MMP-9 的上调。氨肽酶 CD13/APN 是结合在膜上的依赖于锌的金属蛋白酶，对肿瘤的侵袭和血管生成有重要作用。姜黄素能直接与 APN 结合，不可逆地抑制 APN 的活性。有趣的是，姜黄素能强烈地抑制 APN 阳性肿瘤细胞的侵袭和基质成纤维生长因子诱导的血管生成，但在 APN 阴性的肿瘤细胞中不能表现出这种抗侵袭作用。另一研究应用 cDNA 基因芯片技术研究了脱甲氧基姜黄素（姜黄素的天然类似物）对 HUVEC 细胞的抗血

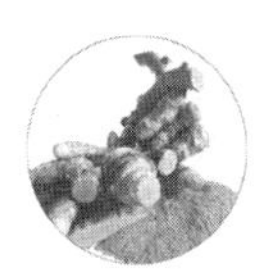

管生成活性。在1 024个人肿瘤基因中，经脱甲氧基姜黄素处理的细胞内有与9个血管生成相关的基因的表达速率下降到了20%以下[143]。脱甲氧基姜黄素下调MMP-9表达到20%以下也支持了cDNA基因芯片分析所得结果。

缺氧诱导因子（HIFs）及NF-κB在血管增生型肿瘤细胞生长和转移中扮演着重要角色，热休克蛋白（HSP90）是HIF-1α和NF-κB蛋白的调节因子，我们推测，姜黄素及其类似物E07可调节HIF-1α和NF-κB，从而破坏胰腺癌的血管发生。MIA PaCa-2或PANC-1细胞暴露于姜黄素及其类似物的体外条件培养，通过对鸡胚尿囊膜（CAM）和阻断HUVEC细胞管组件的分析发现，相对于对照组，血管发生明显受损。在体内，EF31和UBS109阻止了由MIA PaCa-2引起的小鼠皮下基质血管发生。UBS109、EF31或姜黄素处理后，PC细胞系中VEGF、Ang1、Ang2、血小板衍生生长因子（Platelet derived growth factor，PDGF）、COX-2和TGFβ的分泌受到显著抑制。UBS109、EF31或姜黄素处理抑制了PC细胞系的HSP90、NF-κB和HIF-1α因子的转录。即使升高NF-κB（*p65*）的表达，UBS109和EF31也会抑制HSP90和HIF-1α表达。姜黄素类似物EF31和UBS109下调了异种移植肿瘤样本的HIF-1α、HSP90、COX-2和VEGF。总之，这些结果表明，UBS109和EF31是潜在的抗血管发生活性的姜黄素类似物。

六、姜黄素对致癌基因和抑癌基因的调节

致癌基因和抑癌基因控制细胞周期和凋亡。癌变事件中包括致癌基因的突变导致其功能增强或是抑癌基因的突变导致其抑制作用的丧失。30%人肿瘤病人中Ras级联信号通路存在失调情况[144]。实际上，Ras基因是人肿瘤组织中最常检测到的突变的致癌基因。

转录因子Jun家族（包括c-Jun、JunB和JunD）和Fos家族成员（FosB、Fra-1和Fra-2），共同构成了AP-1（激活蛋白）聚合物。该聚合物二聚化后与位于目的基因的启动子和增强子附近区域的所谓的TPA反应元件（TRA）结合。AP-1调节的基因包括侵袭、血管生成、转移、增殖、分化、存活等重要的调节因子。在恶变转化细胞中，转录因子*c-Jun*和致癌基因*Ras*相互作用。许多*Myc*家族基因参与正常细胞和肿瘤细胞的生长和分化。特别是原癌基因*c-Myc*，禽白血病病毒细胞同源体，存在于大多人实体瘤、白血病和淋巴瘤以及许多动物肿瘤中。*Myc*基因表达失控将驱使细胞增殖和血管生成，抑制细胞分化，并促进转移和基因组变化[145]。

口服1%姜黄素能显著下调肿瘤皮肤Ras和Fos原癌基因的蛋白表达[146]。外用10 μmol/L姜黄素+5 nmol/L TPA 5 d，每日1次，能显著抑制表皮增生和*c-Jun*和*c-Fos*的表达，在经180 mJ/cm^{2}紫外照射后立刻给SKH-1小鼠皮肤外用10 μmol/L姜黄素，每日2次，共5 d，能抑制UVB诱导的*c-Fos*和*c-Jun*表达，并抑制表皮增生，以上数据表明姜黄素可以通过调节这些致癌基因来抑制肿瘤促进子或UVB诱导的皮肤癌。10 mmol/L姜黄素能抑制小鼠表皮JB6细胞中TPA诱导的*c-Jun*的表达，并下

调 B 淋巴细胞和 HCT-116 细胞 *c-Myc* 的表达[147,148]。

在 60% 人肿瘤中都会有突变的最易灭活的抑癌基因 *p53*，这是细胞周期阻滞、凋亡和 DNA 修复相关基因的转录因子。在人乳腺癌细胞系 MCF-7、TR9-7 细胞，人神经母细胞瘤细胞系和人卵巢癌细胞系中，姜黄素诱导 *p53* 的增加和细胞凋亡[149]。在结肠腺癌细胞 HT-29 实验中，50 μmol/L 姜黄素对总 *p53* 的表达无影响，但 *p53* 的丝氨酸磷酸化水平有显著变化[150]。

姜黄素能体内外抑制正常胸腺细胞及髓系白血病细胞内 NQO1 的活性并破坏 NQO1 与野生型 *p53* 的结合，导致 *p53* 的非泛素依赖性蛋白降解，并抑制 *p53* 介导的细胞凋亡[151]，姜黄素能通过泛素非依赖性蛋白水解机制促进 *p53* 的降解，从而保护细胞免受 *p53* 诱导的凋亡。

姜黄素通过抑制致癌物的代谢激活或诱导致癌物去氧化抑制肿瘤的启动发生，姜黄素还能通过抑制 NF-κB 和其他转录因子下游的 COX-2 和 iNOS 介导的炎症通路发挥抗肿瘤作用，通过抑制转移和血管生成从而在肿瘤进展期起作用，转移和血管生成是肿瘤细胞的存活和扩散的关键。此外，姜黄素还具有抗增殖作用，这是因为其能诱导癌变前细胞和恶变细胞的凋亡或抑制细胞周期。姜黄素的化学防癌作用可能是其许多不同作用机制共同作用产生的（图 3－1）。姜黄素抑制多阶段肿瘤发生的可能机制总结见表 3－1。

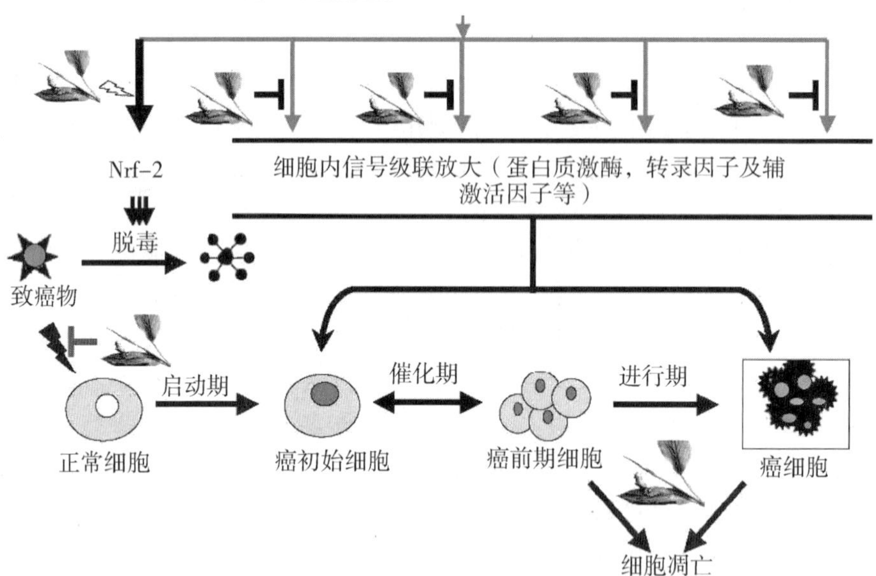

图 3－1　姜黄素对多阶段肿瘤发生的作用[152]

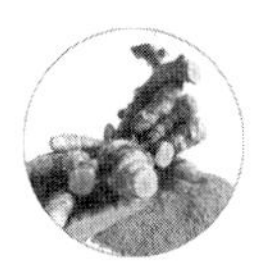

表3-1　姜黄素的化学预防作用及其内在机制[152]

作用机制	所采用的细胞株/动物模型
抑制致癌物的激活：	
抑制 P450 活性/表达	MCF-7 细胞，大鼠肝微体，SD 大鼠，雄性 Swiss 小鼠，雌性 Swiss-Webster 小鼠
促进致癌物脱毒：	
诱导 GST 活性	雌性 A/J 小鼠，雄性 ddY 小鼠，雄性 F344 大鼠，雌性 SwissWebster 小鼠
诱导 UGT 活性	雄性 Wistar 大鼠
上调 HO-1 表达/活性	人肝细胞，猪肾上皮细胞，血管内皮细胞，人肾近端小管细胞
抗炎：	
抑制 COX-2 表达/活性	小鼠表皮，人胃肠道细胞，人结肠上皮细胞，小鼠皮肤，BV2 小神经胶质细胞
抑制 iNOS 表达/活性	RAW264. 7 细胞，BALB/c 小鼠腹膜巨噬细胞
诱导细胞凋亡：	
激活半胱天冬酶活性	K562 细胞，人黑素瘤 a 细胞，神经元 2a 细胞
抑制细胞存活讯号	U937 单核淋巴瘤细胞，人肾癌细胞，DU145 细胞
阻滞细胞周期：	
阻滞 G_2/M 期	HL-60 细胞，MCF-7 人乳腺癌细胞系，人结肠癌细胞，胃癌 KATO-Ⅲ细胞
阻滞 G_0/G_1 期	人脐静脉上皮细胞，人肾癌细胞
抑制血管生成：	
抑制 VEGF 表达	EAT、NIH3T3 和 HUVEC 细胞，U937 和 Raji 细胞，MDA-MB-231 细胞
抑制 CD13/氨基肽酶	APN 阳性对比 APN 阴性肿瘤细胞
抑制转移和侵袭：	
抑制 MMP 表达/活性	鼠黑色素瘤细胞 B16F10，人肝癌细胞 SK-Hep-1，肝癌细胞 CBO140C12，MCF10A 人乳腺上皮细胞，人星状瘤细胞
抑制 CD13/氨基肽酶	APN 阳性对比 APN 阴性肿瘤细胞
抑制致癌因子表达/活性：	
降低 *c-Ras*，*c-Jun*，*c-Fos* 和 *c-Myc* 的表达	CD-1 小鼠皮肤，小鼠肿瘤皮肤，SKH-1 小鼠皮肤，小鼠表皮 JB6 细胞，B 淋巴细胞，HCT-116 细胞
增强肿瘤抑制作用：	
增强 *p53* 积聚或磷酸化	MCF-7 细胞，人乳腺癌细胞系 TR9-7 细胞，人神经母细胞瘤细胞系，人卵巢癌细胞，结肠腺癌细胞 HT29

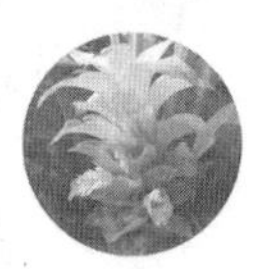

七、姜黄素的细胞毒性和抗增生活性

姜黄素对体外各种类型细胞株具有抗增生和诱导分化的活性。姜黄素的作用方式随着细胞类型、姜黄素浓度以及作用时间长短而不同。

姜黄素对于各种各样的人白血病细胞株具有高度的抗增生活性，其中，对慢性骨髓源性白血病细胞株（K-562）的抗增生作用最能体现姜黄素的这种活性性质。姜黄素从线粒体释放细胞色素 C，激活半胱氨酸蛋白激酶和凋亡调节系统，下调 B 细胞淋巴瘤。姜黄素能够下调肾母细胞瘤蛋白-1（WT-1）基因的表达，此基因在骨髓细胞白血病和淋巴细胞白血病细胞中过度表达，而且它是检测白血病的重要指标，WT-1 的下调依赖姜黄素的浓度。姜黄素抑制 *MEK-1*、*c-Jun* 和 *P210 bcr/abl* 等基因的表达，最终阻碍 *Ras* 基因介导的信号转导级联，从而影响细胞增生的进程[153]。姜黄素还能抑制细胞 K-562 中谷胱甘肽 - S - 转移酶 P1-1（glutathione S-transferase P1-1，GSTP1-1）表达[154]，GSTP1-1 与对传统化疗药物有抵抗性的癌细胞的生成和抑制有关。姜黄素能够改善诸如 caspase8、caspase9、多聚 ADP 核糖聚合酶等细胞凋亡通路的组成成分的水平。所有这些生物作用构成姜黄素抑制 K-562 细胞的抗增殖作用。

姜黄素呈剂量性地抑制 T 细胞白血病细胞株的生长，姜黄素能够诱导这些细胞的凋亡。除此之外，姜黄素能够抑制凋亡蛋白的活性以及下调酪氨酸蛋白激酶 - 信号转导子与转录激活子（JAK-STAT）通路，抑制 DNA 和 AP-1 转录因子之间的连接。姜黄素通过减少细胞周期蛋白 D1、cdk1、cdc-25 和生存素的表达诱导细胞周期停滞，为细胞凋亡机制提供可行的一条通路[155]。

姜黄素对多种结肠类恶性细胞株表现高度的细胞毒性作用。在细胞株 HCT116 系列中，姜黄素能够阻止 NF-κB 进入到原子核。NF-κB 是一系列特异的转录因子，在细胞免疫、致炎性、致癌作用中起着重要的调控作用。正常细胞生长需要 NF-κB 的激活，而非正常的激活可被看作各种病理过程。姜黄素对 HCT116 细胞系的潜在细胞毒性呈浓度依赖性及时间依赖性存在，姜黄素能够激活许多涉及正常细胞生长的细胞通路或使其失活。姜黄素能激活酪氨酸蛋白激酶（Janus Kinase，JAK）和有丝分裂原激活蛋白激酶（mitogen-activated protein kinase，MAPK）[156]。姜黄素通过抑制 cdc2/细胞周期蛋白 B 的表达阻止细胞周期从 G_2 期过渡到 M 期。姜黄素还能够诱导 caspase3 介导的细胞死亡。Bcl-2 家族的凋亡成员如 Bax 可被姜黄素激活，抗凋亡基因如 *Bcl-xl* 可被姜黄素抑制，姜黄素还能够阻止上皮细胞钙黏蛋白介导的细胞与细胞黏附的通路。总结以上几点可得出，姜黄素是一种强力的生长抑制剂型细胞毒性剂，其发挥各种活性是通过诱导半胱天冬酶介导的细胞凋亡、损伤 Wnt 信号通路、抑制细胞与细胞的黏附、阻止细胞周期从 G_2 期到 M 期的过渡。

八、姜黄素抗肿瘤侵袭与转移

（一）抑制细胞黏附和运动

恶性肿瘤细胞在侵袭和转移过程中，与宿主成分发生多次黏附，这一现象与细胞黏附分子的作用有关。Ray[157]等报道姜黄素可使细胞和纤维粘连蛋白及 N 型胶原酶的结合速率在 24 h 内下降 50% 以上，48 h 或 15 d 内下降达 100%，同时提高抗转移蛋白组织抑制金属蛋白酶（TIMP-2）和 E-钙黏蛋白（E-cadherin）的表达。

（二）抑制肿瘤血管形成

姜黄素可抑制血管管腔形成并破坏已经成形的血管结构。通过体外 SVR 测定，姜黄素的芳香醇和芳香二醇类似物显示具有抗血管形成的能力。Lin 等研究表明姜黄素通过抑制 NF-κB 活化来抑制人卵巢癌 SK-OV_3 细胞的血管生成，姜黄素还可从基因表达水平抑制血管生成[158]。Gururaj 等采用腹膜血管生成和尿囊绒膜两种体内血管生成分析系统，证实姜黄素能下调 Ehrlich 腹水肿瘤细胞（EAT）、NIH3T3 细胞和内皮细胞的前血管生成基因表达[4]。

（三）抑制锌离子（Zn^{2+}）依赖性的基质金属蛋白酶

基质金属蛋白酶（MMP）在肿瘤侵袭降解基质中发挥重要作用。姜黄素可下调局部黏附激酶，并使 MMP-2 活性下降，从而具有抗肿瘤转移的性质。Banerji 等[159]发现姜黄素可以显著抑制鼠高转移性黑色素瘤细胞的 MMP-2 的活性，使膜型基质金属蛋白酶（MT1-MMP）和细胞内信号途径中的局部黏着斑激酶（focal adhesion kinase，FAK）的表达下降。

（四）抑制 NF-κB 活化

NF-κB 是一种具有多向性调节作用的核转录因子，NF-κB 的主要功能是调控许多基因，包括免疫炎症反应相关基因、病毒相关基因和原癌基因的转录表达。姜黄素可强有力地抑制 TNF-α、PMA 和 H_2O_2 诱导的 NF-κB 活化[160]，进而影响细胞表面黏附分子、趋化因子、TNF、MMP-9、COX-2 和 NOS 的表达，抑制肿瘤的侵袭与转移。

（五）抑制激活蛋白 - 1

AP-1 调节的多种基因表达在从癌前病变向肿瘤状态转化过程中起重要作用。同时，AP-1 也参与肿瘤的侵袭和转移。体外试验显示，姜黄素通过抑制 *c-Jun*/AP-1 与它的同源基序结合来抑制 *c-Jun*/AP-1 介导的基因表达[161-163]。这些基因包括原癌基因 *c-Jun*、*c-Fos*、*c-Myc*，内皮细胞组织因子、趋化因子以及 MMP。Prusty 等[164]的研究表明姜黄素在宫颈癌 Hela 细胞中能够显著抑制 AP-1 活性，并将 *c-Fos/Fra-1* 转录逆转到正常水平。

（六）调节细胞松弛素

Holy[165]认为姜黄素可以通过调节细胞松弛素 B 而改变微丝的结构和功能，从而抑制癌细胞的运动和转移。

九、姜黄素抑制转录因子的激活

（一）姜黄素抑制 AP-1 信号通路

AP-1 是另外一种转录因子，通过激活由应激活化的激酶 *c-Jun* 氨基端激酶与肿瘤细胞的增生和转化紧密相连。它在包括恶性胶质瘤、子宫颈癌、头颈癌和乳腺癌等各种癌症中有所表达。姜黄素被证实能够抑制由促癌物所诱导的 AP-1 的激活，其机制是直接干预 AP-1 与 DNA 结合的机制以及抑制 JNK 的激活[161-163]。

（二）姜黄素激活过氧化物酶体增生物激活受体-γ

过氧化物酶体增生物激活受体（peroxisome proliferator-activated receptor，PPAR-γ）的激活能够抑制非脂肪细胞的增生。PPAR-γ 的水平伴随着肝星状细胞（hepatic stellate cells，HSC）的激活而降低。报告显示姜黄素能显著诱导 PPAR-γ 的表达和抑制细胞的增生，诱导细胞凋亡，抑制细胞外基质基因的表达；通过 PPAR-γ 的对抗剂抑制转录活性，显著降低姜黄素在细胞增生的抑制活性，姜黄素在 Moser 细胞内激活 PPAR-γ，激活细胞周期蛋白 D1 和表皮生长因子受体的生长，以及介导它们的表达[166]。

（三）姜黄素抑制 Notch-1 信号通路

Notch 信号通路在保持细胞增生、分化和凋亡之间的平衡上起着重要的作用，该信号通路的破坏是由于胰腺癌的生长。同时，经证实，在 Notch-1 和其他主要细胞生长、NF-κB 之间存在交互相连，NF-κB 通路是由姜黄素和姜黄素诱导的 Notch-1 水平降低共同调节的，这会导致分裂增强和 *bcl-xL* 表达升高[167]。

（四）姜黄素抑制 Wnt/β-catenin 信号通路

Wnt/β-catenin 信号通路受到严格的调控，它在肿瘤的发展、组织平衡以及重生中有重要的功能，此信号通路的紊乱会在各种人类癌症细胞中被发现。Wnt/β-catenin 信号通路的激活对各种癌症细胞的产生和发展都有重要的作用。许多报告证实姜黄素和它的类似物（CHC007）都是胃癌、结肠癌和肠道肿瘤细胞中的 β-catenin 和 Tcf 信号调节的良好抑制剂，它们的抑制机制与 β-catenin 和 Tcf-4 蛋白质的量的减少有关[146,168]。

（五）姜黄素抑制环磷酸腺苷反应元件结合蛋白信号通路

组蛋白乙酰转移酶（histone acetyltransferases，HATs），特别是 p300/环磷酸腺苷

反应元件结合蛋白（p300/cAMP-responsive element binding protein，p300/CBP）在肿瘤细胞生长中都受到关联，正因为如此，HATs 为新药的开发提供了重要的、具治疗相关性的分子靶点。姜黄素能抑制 p300/CBPHAT 的活性但并不能抑制活体内外的 p300/CBP 相关的因子的活性，姜黄素侧链中 α、β 和不饱和羰基能起到 Michaelis 反应的功效以及姜黄素被用作 HAT 抑制剂的功能受体[169]。

（六）姜黄素抑制转录因子早期生长反应因子信号通路

转录早期生长反应因子 1（early growth response factor 1，*EGR1*）基因产物是早期反应基因家族的一员，调控着脉管系统中一些病理生理相关的基因，这些基因参与细胞的生长、分化、免疫反应、伤口愈合以及血凝固。研究表明姜黄素可抑制转录因子 Egr-1 的诱导，因此能调节 Egr-1 相关的内皮细胞和成纤维细胞[170]，以及结肠肿瘤细胞的生长[171]。

十、姜黄素抑制多种蛋白激酶、细胞因子信号通路受体和生长因子

（一）姜黄素抑制表皮生长因子受体 1 的活性

表皮生长因子受体 1（epidermal growth factor receptor1，EGFR1）在包括结肠直肠癌、头和颈癌、肺癌、乳腺癌等各种癌症细胞中都过度表达，而且在这些癌症的治疗中 EGFR1 的抑制剂有潜在的治疗作用。姜黄素被证实能够抑制 EGFR1 的表达，而且能够辅助 EGFR1 拮抗剂的生长[172-174]。

（二）姜黄素抑制成纤维细胞因子介导的细胞信号通路

成纤维细胞因子（fibroblast growth factor，FGF）是涉及血管生成的生长因子家族中的一员，在多种肿瘤中都过度表达。由 FGF-2 颗粒植入诱导的血管增生反应会被类姜黄素色素颗粒的一同植入所抑制，姜黄素化合物以 FGF-2 血管生成信号通路为靶点，抑制血管生成过程中 MMP-9 的表达[175,176]。

（三）姜黄素能抑制血小板衍生生长因子衍生的细胞信号通路

血管平滑肌细胞（vascular smooth muscle cell，VSMC）的迁移、增生和胶原蛋白的合成是心脏血管疾病发病机制中的重要因素。在血管损伤中诸如 PDGF 等生长因子释放在调节中起着关键的作用。Yang 等人的实验显示姜黄素能抑制在培养的 VSMCs 中 PDGF 诱导的迁移、增生和胶质蛋白合成以及抑制新内膜的形成[177]。姜黄素在肝脏星形细胞内通过激活 PPAR-γ 来抑制 PDGF 和 EGF 信号通路[178,179]。

（四）姜黄素下调趋化因子受体 4 的表达

趋化因子受体 4（chemokine receptor 4，CXCR4）是趋化因子、趋化因子配合体

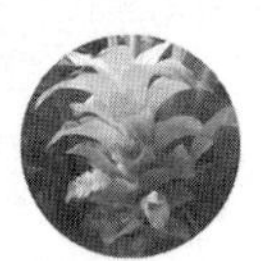

12 的 G 蛋白偶联受体，且被证实涉及包括艾滋病、转移瘤、白血病和类风湿关节炎在内的各种疾病。CXCR4 受体拮抗剂 T140 和它的类似物，被确认为人类免疫病毒和癌症转移抑制剂，姜黄素能抑制 CXCR4 在滤泡淋巴细胞中的表达，在抗肿瘤细胞转移治疗中具有潜在作用[180-183]。

参考文献

[1] PLUMMER S M, HOLLOWAY K A, MANSON M M, et al. Inhibition of cyclo-oxygenase 2 expression in colon cells by the chemopreventive agent curcumin involves inhibition of NF-kappaB activation via the NIK/IKK signalling complex [J]. Oncogene, 1999, 18 (44): 6013 -6020.

[2] LIN L I, KE Y F, KO Y C, et al. Curcumin inhibits SK-Hep-1 hepatocellular carcinoma cell invasion in vitro and suppresses matrix metalloproteinase-9 secretion [J]. Oncology, 1998, 55 (4): 349 -353.

[3] SHISHODIA S, POTDAR P, GAIROLA C G, et al. Curcumin (diferuloylmethane) down-regulates cigarette smoke-induced NF-kappaB activation through inhibition of IkappaBalpha kinase in human lung epithelial cells: correlation with suppression of COX-2, MMP-9 and cyclin D1 [J]. Carcinogenesis, 2003, 24 (7): 1269 -1279.

[4] GURURAJ A E, BELAKAVADI M, VENKATESH D A, et al. Molecular mechanisms of anti-angiogenic effect of curcumin [J]. Biochem Biophys Res Commun, 2002, 297 (4): 934 -942.

[5] 张秀兰，赵树青，梁索元. 食管癌不同发病区饮用水化学元素含量的对照研究 [J]. 微量元素与健康研究，2005，22 (2): 6 -8.

[6] 曾昭华，曾雪萍，廖苏平. 中国癌症与土壤环境中化学元素的相关性研究 [J]. 环境科技，2002，15 (2): 13 -15.

[7] 李文杰，朱明君，陈萍萍，等. 食管癌高低发区居民膳食结构及营养素摄入水平分析 [J]. 卫生研究，1997，(5): 351 -355.

[8] 孙黎. 5 -氟尿嘧啶配伍姜黄素抑制人胃癌 SGC-7901 细胞增殖的影响 [J]. 中国临床药理学与治疗学，2015，20 (11): 1245 -1249.

[9] 杨艳，杨忠芳，侯青叶，等. 四川省盐亭县食管癌高发与环境地球化学关系 [J]. 现代地质，2008，22 (6): 1015 -1021.

[10] GOEL A, KUNNUMAKKARA A B, AGGARWAL B B. Curcumin as "Curecumin": from kitchen to clinic [J]. Biochem Pharmacol, 2008, 75 (4): 787 -809.

[11] WAX A, PYHTILA J W, GRAF R N, et al. Prospective grading of neoplastic change in rat esophagus epithelium using angle-resolved low-coherence interferometry [J]. J Biomed Opt, 2005, 10 (5): 051604.

[12] 王丽，贾光，张宝旭. 姜黄素对人胃癌 BGC823 细胞的生物学作用 [J]. 中国社区医师：医学专业，2005，(9): 56 -57.

[13] CHURCHILL M, CHADBURN A, BILINSKI R T, et al. Inhibition of intestinal tumors by curcumin is associated with changes in the intestinal immune cell profile [J]. J Surg Res, 2000, 89 (2): 169 - 175.

[14] DEVASENA T, RAJASEKARAN K N, GUNASEKARAN G, et al. Anticarcinogenic effect of bis-1, 7-(2-hydroxyphenyl)-hepta-1, 6-diene-3, 5-dione a curcumin analog on DMH-induced colon cancer model [J]. Pharmacol Res, 2003, 47 (2): 133 - 140.

[15] PERKINS S, VERSCHOYLE R D, HILL K, et al. Chemopreventive efficacy and pharmacokinetics of curcumin in the min/ + mouse, a model of familial adenomatous polyposis [J]. Cancer Epidemiol Biomarkers Prev, 2002, 11 (6): 535 - 540.

[16] MAHMOUD N N, CAROTHERS A M, GRUNBERGER D, et al. Plant phenolics decrease intestinal tumors in an animal model of familial adenomatous polyposis [J]. Carcinogenesis, 2000, 21 (5): 921 - 927.

[17] HUANG M T, DESCHNER E E, NEWMARK H L, et al. Effect of dietary curcumin and ascorbyl palmitate on azoxymethanol-induced colonic epithelial cell proliferation and focal areas of dysplasia [J]. Cancer Lett, 1992, 64 (2): 117 - 121.

[18] HUANG M T, NEWMARK H L, FRENKEL K. Inhibitory effects of curcumin on tumorigenesis in mice [J]. J Cell Biochem Suppl, 1997, 27: 26 - 34.

[19] RAO C V, RIVENSON A, SIMI B, et al. Chemoprevention of colon carcinogenesis by dietary curcumin, a naturally occurring plant phenolic compound [J]. Cancer Res, 1995, 55 (2): 259 - 266.

[20] PEREIRA M A, GRUBBS C J, BARNES L H, et al. Effects of the phytochemicals, curcumin and quercetin, upon azoxymethane-induced colon cancer and 7, 12-dimethylbenz [a] anthracene-induced mammary cancer in rats [J]. Carcinogenesis, 1996, 17 (6): 1305 - 1311.

[21] AGGARWAL B B, KUMAR A, BHARTI A C. Anticancer potential of curcumin: preclinical and clinical studies [J]. Anticancer Res, 2003, 23 (1A): 363 - 398.

[22] SREEPRIYA M, BALI G. Chemopreventive effects of embelin and curcumin against N-nitrosodiethylamine/phenobarbital-induced hepatocarcinogenesis in Wistar rats [J]. Fitoterapia, 2005, 76 (6): 549 - 555.

[23] CHUANG S E, KUO M L, HSU C H, et al. Curcumin-containing diet inhibits diethylnitrosamine-induced murine hepatocarcinogenesis [J]. Carcinogenesis, 2000, 21 (2): 331 - 335.

[24] PEREIRA M A, HERREN-FREUND S L, BRITT A L, et al. Effect of coadministration of phenobarbital sodium on N-nitrosodiethylamine-induced gamma-glutamyltransferase-positive foci and hepatocellular carcinoma in rats [J]. J Natl Cancer Inst, 1984, 72 (3): 741 - 744.

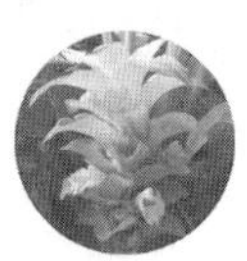

[25] BUSQUETS S, CARBO N, ALMENDRO V, et al. Curcumin, a natural product present in turmeric, decreases tumor growth but does not behave as an anticachectic compound in a rat model [J]. Cancer Lett, 2001, 167 (1): 33 -38.

[26] 倪琦, 曾思恩, 谭宁, 等. 姜黄素对肝癌 Hep1 细胞增殖及凋亡的影响 [J]. 山东医药, 2010, 50 (7): 6 -8.

[27] 王伟章, 张碧鱼, 陈宏远, 等. 姜黄素对人肝癌细胞 Sk-hep-1 抗癌作用的研究 [J]. 中国中药杂志, 2010, 35 (4): 485 -488.

[28] 薛妍, 夏天, 赵建斌, 等. 姜黄素对人肝癌细胞 SMMC-7721 的抑制作用 [J]. 医学争鸣, 2000, 21 (5): 84 -86.

[29] JIANG M C, YANG-YEN H F, LIN J K, et al. Differential regulation of p53, c-Myc, Bcl-2 and Bax protein expression during apoptosis induced by widely divergent stimuli in human hepatoblastoma cells [J]. Oncogene, 1996, 13 (3): 609 -616.

[30] 谭俊, 郭辉. 姜黄素对肝癌的抑制作用实验研究 [J]. 今日药学, 2002, 12 (4): 55 -57.

[31] 厉红元, 车艺, 汤为学. 姜黄素对人肝癌细胞增殖和凋亡的影响 [J]. 中华肝脏病杂志, 2002, 10 (6): 449 -451.

[32] HIDAKÁ H, ISHIKO T, FURUHASHI T, et al. Curcumin inhibits interleukin 8 production and enhances interleukin 8 receptor expression on the cell surface: impact on human pancreatic carcinoma cell growth by autocrine regulation [J]. Cancer, 2002, 95 (6): 1206 -1214.

[33] 宫爱霞, 关凤林, 刘敏, 等. 姜黄素与尼美舒利联合应用对胰腺癌细胞的作用 [J]. 中华消化杂志, 2005, 25 (1): 48 -49.

[34] WANG W, ABBRUZZESE J L, EVANS D B, et al. The nuclear factor-kappa B RelA transcription factor is constitutively activated in human pancreatic adenocarcinoma cells [J]. Clin Cancer Res, 1999, 5 (1): 119 -127.

[35] LI L, AGGARWAL B B, SHISHODIA S, et al. Nuclear factor-kappaB and IkappaB kinase are constitutively active in human pancreatic cells, and their down-regulation by curcumin (diferuloylmethane) is associated with the suppression of proliferation and the induction of apoptosis [J]. Cancer, 2004, 101 (10): 2351 -2362.

[36] KHANBOLOOKI S, NAWROCKI S T, ARUMUGAM T, et al. Nuclear factor-kappaB maintains TRAIL resistance in human pancreatic cancer cells [J]. Mol Cancer Ther, 2006, 5 (9): 2251 -2260.

[37] 韩伟, 雷勇胜. 姜黄素治疗泌尿生殖系统癌症的作用机制研究进展 [J]. 现代药物与临床, 2016, 31 (2): 260 -264.

[38] SAHU R P, BATRA S, SRIVASTAVA S K. Activation of ATM/Chk1 by curcumin causes cell cycle arrest and apoptosis in human pancreatic cancer cells [J]. Br J Cancer, 2009, 100 (9): 1425 -1433.

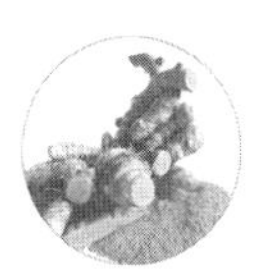

[39] TIAN B Q, WANG Z P, ZHAO Y M, et al. Effects of curcumin on bladder cancer cells and development of urothelial tumors in a rat bladder carcinogenesis model [J]. Cancer Letters, 2008, 264 (2): 299 - 308.

[40] CHADALAPAKA G, JUTOORU I, CHINTHARLAPANI S, et al. Curcumin decreases specificity protein expression in bladder cancer cells [J]. Cancer Research, 2008, 68 (13): 5345 - 5354.

[41] SAINI S, ARORA S, MAJID S, et al. Curcumin modulates microRNA-203-mediated regulation of the Src-akt axis in bladder cancer [J]. Cancer Prevention Research, 2011, 4 (10): 1698 - 1709.

[42] 李刚，种铁，王子明. 姜黄素抑制肾癌 ACHN 细胞增殖及促凋亡的实验研究 [J]. 现代泌尿外科杂志，2010，15 (1): 10 - 13.

[43] 方武，李文威，高淑华，等. 姜黄素对膀胱癌细胞的 *p300* 表达的影响 [J]. 肿瘤防治研究，2007，34 (2): 132 - 134.

[44] 孔涛，贾玉森，王伊光，等. 姜黄素对人膀胱癌 T24 细胞凋亡的影响 [J]. 湖南中医药大学学报，2009，(11): 16 - 17.

[45] WOO J H, KIM Y H, CHOI Y J, et al. Molecular mechanisms of curcumin-induced cytotoxicity: induction of apoptosis through generation of reactive oxygen species, down-regulation of Bcl-X-L and IAP, the release of cytochrome c and inhibition of Akt [J]. Carcinogenesis, 2003, 24 (7): 1199 - 1208.

[46] FRANK N, KNAUFT J, AMELUNG F, et al. No prevention of liver and kidney tumors in Long-Evans Cinnamon rats by dietary curcumin, but inhibition at other sites and of metastases [J]. Mutation Research-Fundamental and Molecular Mechanisms of Mutagenesis, 2003, 523: 127 - 135.

[47] 刘岩，张春阳，姜华茂，等. 姜黄素抑制人肾癌 786-O 细胞增殖及对细胞周期影响的研究 [J]. 辽宁医学院学报，2007，28 (2): 4 - 5.

[48] 李朝芝，邱惠，夏瑗瑜，等. 姜黄素对马兜铃酸诱发的膀胱肿瘤的预防作用 [J]. 肿瘤防治研究，2008，35 (7): 483 - 486.

[49] DORAI T, CAO Y C, DORAI B, et al. Therapeutic potential of curcumin in human prostate cancer. Ⅲ. Curcumin inhibits proliferation, induces apoptosis, and inhibits angiogenesis of LNCaP prostate cancer cells in vivo [J]. Prostate, 2001, 47 (4): 293 - 303.

[50] CIMINO S, SORTINO G, FAVILLA V, et al. Polyphenols: key issues involved in chemoprevention of prostate cancer [J]. Oxidative Medicine and Cellular Longevity, 2012.

[51] ZHAO H, YU X L, QI R F, et al. Inhibitory effects of curcumin in combination with paclitaxel on prostate cancer xenografted model [J]. Progress in Modern Biomedicine, 2010, 10 (5): 823 - 827.

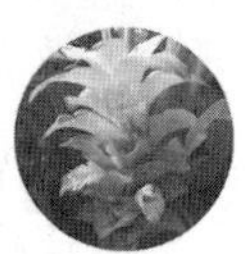

[52] 常喜华，刘立民，孔祥波，等. 姜黄素对前列腺癌 PC-3M 移植瘤作用的实验研究［J］. 中国老年学杂志，2007，27（1）：45－47.

[53] 谭郁彬，张万鑫. 外科诊断病理学［M］. 天津：天津科学技术出版社，2000.

[54] 郭裕干，吴华. 姜黄素抗妇科肿瘤的相关研究进展［J］. 中国处方药，2019，17（4）：9－10.

[55] WEIR N M, SELVENDIRAN K, KUTALA V K, et al. Curcumin induces G2/M arrest and apoptosis in cisplatin-resistant human ovarian cancer cells by modulating Akt and p38 MAPK [J]. Cancer Biology & Therapy, 2007, 6 (2): 178－184.

[56] LIN Y G, KUNNUMAKKARA A B, NAIR A, et al. Curcumin inhibits tumor growth and angiogenesis in ovarian carcinoma by targeting the nuclear factor-kappa B pathway [J]. Clinical Cancer Research, 2007, 13 (11): 3423－3430.

[57] SEO J A, KIM B, DHANASEKARAN D N, et al. Curcumin induces apoptosis by inhibiting sarco/endoplasmic reticulum Ca^{2+} ATPase activity in ovarian cancer cells [J]. Cancer Letters, 2016, 371 (1): 30－37.

[58] FETONI A R, PACIELLO F, MEZZOGORI D, et al. Molecular targets for anticancer redox chemotherapy and cisplatin-induced ototoxicity: the role of curcumin on pSTAT3 and Nrf-2 signalling [J]. British Journal of Cancer, 2015, 113 (10): 1434－1444.

[59] 韦达，唐金海，潘立群. 姜黄素诱导乳腺癌 MCF-7 细胞凋亡［J］. 江苏医药，2008，34（4）：348－350.

[60] 龙丽，曹友德. 姜黄素对乳腺癌 MDA-MB-231 细胞 NOTCH1 和 NF-κB 表达的影响［J］. 肿瘤防治研究，2010，37（2）：158－161.

[61] 林青，王菁鹏，黎文清. 姜黄素抑制子宫颈癌 HeLa 细胞的作用［J］. 慢性病学杂志，2007（2）：41－43.

[62] 夏美慧. Notch 受体在人子宫颈癌组织中的表达及姜黄素对其的影响［D］. 长春：吉林大学，2008.

[63] 吴孝杰，庞江琳，孙显斌. 姜黄素及其联合化疗对子宫颈癌 Hela 细胞体外增殖的影响［J］. 华夏医学，2005，18（4）：534－536.

[64] 吕靖，英焕春，戴进. 姜黄素增强卵巢癌耐药细胞株 COC1/DDP 对顺铂敏感性的研究［J］. 实用医学杂志，2009，25（8）：1183－1186.

[65] 张振军，刘铮，万良刚. 姜黄素对人卵巢癌 SK 细胞增殖活性及 PCNA、P53 mRNA 表达的影响［J］. 疑难病杂志，2009，8（8）：468－470.

[66] 杨鹰，谢荣凯，阎萍，等. 姜黄素对卵巢癌微血管内皮细胞生长及乙酰肝素酶表达的影响［J］. 第三军医大学学报，2009，31（18）：1782－1785.

[67] AKYUREK N, MEMIS L, EKINCI O, et al. Survivin expression in pre-invasive lesions and non-small cell lung carcinoma [J]. Virchows Arch, 2006, 449 (2): 164－170.

[68] FALLENI M, PELLEGRINI C, MARCHETTI A, et al. Survivin gene expression in

early-stage non-small cell lung cancer [J]. J Pathol, 2003, 200 (5): 620-626.
[69] 岳秀，蒋幼凡，刘晓，等. 姜黄素通过 Wnt 信号转导通路抑制肺癌细胞 A549 增殖的研究 [J]. 重庆医科大学学报, 2008, 33 (12): 1454-1457.
[70] 黄冬生，李军. 姜黄素对人肺癌细胞凋亡相关蛋白 Survivin 表达的影响 [J]. 临床肺科杂志, 2009, 14 (6): 723-724.
[71] TANAKA T, MAKITA H, OHNISHI M, et al. Chemoprevention of 4-nitroquinoline 1-oxide-induced oral carcinogenesis by dietary curcumin and hesperidin: comparison with the protective effect of beta-carotene [J]. Cancer Res, 1994, 54 (17): 4653-4659.
[72] USHIDA J, SUGIE S, KAWABATA K, et al. Chemopreventive effect of curcumin on N-nitrosomethylbenzylamine-induced esophageal carcinogenesis in rats [J]. Jpn J Cancer Res, 2000, 91 (9): 893-898.
[73] AZUINE M A, BHIDE S V. Adjuvant chemoprevention of experimental cancer: catechin and dietary turmeric in forestomach and oral cancer models [J]. J Ethnopharmacol, 1994, 44 (3): 211-217.
[74] LI N, CHEN X, LIAO J, et al. Inhibition of 7, 12-dimethylbenz[a]anthracene (DMBA)-induced oral carcinogenesis in hamsters by tea and curcumin [J]. Carcinogenesis, 2002, 23 (8): 1307-1313.
[75] 庞宝兴，金晓明，贾暮云. 姜黄素对口腔鳞癌细胞的增殖抑制作用及机制研究 [J]. 中国实用口腔科杂志, 2010, 3 (9): 550-552.
[76] STAROK M, PREIRA P, VAYSSADE M, et al. EGFR Inhibition by Curcumin in Cancer Cells: A Dual Mode of Action [J]. Biomacromolecules, 2015, 16 (5): 1634-1642.
[77] YADAV I S, NANDEKAR P P, SRIVASTAVAA S, et al. Ensemble docking and molecular dynamics identify knoevenagel curcumin derivatives with potent anti-EGFR activity [J]. Gene, 2014, 539 (1): 82-90.
[78] 张淑芳，孙吉凤，张立，等. 姜黄素对人喉癌 Hep-2 细胞的生长抑制及诱导凋亡作用 [J]. 中国生物制品学杂志, 2010, 23 (10): 1105-1108.
[79] 杨甫文，黄金中，林晓岚，等. 姜黄素对鼻咽癌 NCE 细胞增殖的抑制作用 [J]. 福州总医院学报, 2010 (3): 172-173.
[80] 曹璋，崔敏，孙宁. 姜黄素对人鼻咽癌 CNE-2Z 细胞的放射增敏作用及其作用机制 [J]. 现代肿瘤医学, 2007, 15 (9): 1232-1234.
[81] 王萍，王宁，陈俊林. 姜黄素对人食管癌 Ec-9706 细胞增殖及凋亡的影响 [J]. 中国医药导报, 2010, 7 (33): 160-160.
[82] 潘红宁，梁中琴，贾艳丽，等. 姜黄素对白血病 K562 细胞增殖抑制作用的研究 [J]. 中成药, 2010, 32 (2): 202-205.
[83] 王磊，柯红，王一羽，等. 联合应用阿霉素和姜黄素增强人白血病细胞株 HL-60

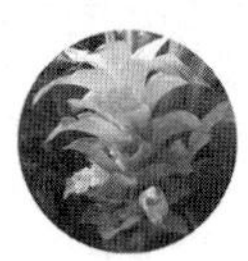

对阿霉素的敏感性 [J]. 时珍国医国药, 2009, 20 (2): 418 -420.

[84] 肖晖. 姜黄素联合环磷酰胺对人淋巴瘤耐药细胞株 HT/CTX 的增殖抑制作用及其与 FA/BRCA 途径的关系 [J]. 中国实验血液学杂志, 2008, 16 (4): 804 -808.

[85] 吴青, 陈燕, 李新刚. 姜黄素抑制淋巴瘤细胞周期蛋白水平的研究 [J]. 中国医院药学杂志, 2006, 26 (2): 121 -123.

[86] 刘波, 白庆咸, 陈协群, 等. 姜黄素对人多发性骨髓瘤细胞的抑制作用及其机制 [J]. 肿瘤, 2008, 28 (12): 1051 -1054.

[87] 王雅丹, 胡豫, 孙春艳. 姜黄素抑制多发性骨髓瘤细胞脑源性神经营养因子所诱导的血管新生作用 [J]. 中国实验血液学杂志, 2006, 14 (1): 70 -74.

[88] 毕新岭, 顾军, 米庆胜. 姜黄素防治皮肤癌的研究进展 [J]. 中国中西医结合皮肤性病学杂志, 2003, 2 (2): 130 -132.

[89] HUANG M T, WANG Z Y, GEORGIADIS C A, et al. Inhibitory effects of curcumin on tumor initiation by benzo[a]pyrene and 7, 12-dimethylbenz[a]anthracene [J]. Carcinogenesis, 1992, 13 (11): 2183 -2186.

[90] HUANG M T, LOU Y R, XIE J G, et al. Effect of dietary curcumin and dibenzoylmethane on formation of 7, 12-dimethylbenz[a]anthracene-induced mammary tumors and lymphomas/leukemias in Sencar mice [J]. Carcinogenesis, 1998, 19 (9): 1697 -1700.

[91] HUANG M T, MA W, YEN P, et al. Inhibitory effects of topical application of low doses of curcumin on 12-O-tetradecanoylphorbol-13-acetate-induced tumor promotion and oxidized DNA bases in mouse epidermis [J]. Carcinogenesis, 1997, 18 (1): 83 -88.

[92] HUANG M T, MA W, LU Y P, et al. Effects of curcumin, demethoxycurcumin, bisdemethoxycurcumin and tetrahydrocurcumin on 12-O-tetradecanoylphorbol-13-acetate-induced tumor promotion [J]. Carcinogenesis, 1995, 16 (10): 2493 -2497.

[93] AZUINE M A, BHIDE S V. Chemopreventive effect of turmeric against stomach and skin tumors induced by chemical carcinogens in Swiss mice [J]. Nutr Cancer, 1992, 17 (1): 77 -83.

[94] 邱实, 谭升顺. 姜黄素对人黑素瘤 A375 细胞增殖及凋亡的影响 [J]. 中国皮肤性病学杂志, 2009, 23 (11): 706 -707.

[95] ODOT J, ALBERT P, CARLIER A, et al. In vitro and in vivo anti-tumoral effect of curcumin against melanoma cells [J]. Int J Cancer, 2004, 111 (3): 381 -387.

[96] ANAND P, SUNDARAM C, JHURANI S, et al. Curcumin and cancer: an “old-age” disease with an “age-old” solution [J]. Cancer Lett, 2008, 267 (1): 133 -164.

[97] WAGNER R, MYERS R R. Endoneurial injection of TNF-alpha produces neuropathic pain behaviors [J]. Neuroreport, 1996, 7 (18): 2897 -2901.

[98] KRESS M, REEH P W. More sensory competence for nociceptive neurons in culture [J]. Proc Natl Acad Sci U S A, 1996, 93 (26): 14995 - 14997.

[99] CATA J P, WENG H R, BURTON A W, et al. Quantitative sensory findings in patients with bortezomib-induced pain [J]. J Pain, 2007, 8 (4): 296 - 306.

[100] CHEN H, NOBLE F, CORIC P, et al. Aminophosphinic inhibitors as transition state analogues of enkephalin-degrading enzymes: a class of central analgesics [J]. Proc Natl Acad Sci U S A, 1998, 95 (20): 12028 - 12033.

[101] MUSSELMAN D L, MILLER A H, PORTER M R, et al. Higher than normal plasma interleukin-6 concentrations in cancer patients with depression: preliminary findings [J]. Am J Psychiatry, 2001, 158 (8): 1252 - 1257.

[102] MAZZIO E A, HARRIS N, SOLIMAN K F. Food constituents attenuate monoamine oxidase activity and peroxide levels in C6 astrocyte cells [J]. Planta Med, 1998, 64 (7): 603 - 606.

[103] XIA X, PAN Y, ZHANG W Y, et al. Ethanolic extracts from *Curcuma longa* attenuates behavioral, immune, and neuroendocrine alterations in a rat chronic mild stress model [J]. Biol Pharm Bull, 2006, 29 (5): 938 - 944.

[104] MEYERS C A, ALBITAR M, ESTEY E. Cognitive impairment, fatigue, and cytokine levels in patients with acute myelogenous leukemia or myelodysplastic syndrome [J]. Cancer, 2005, 104 (4): 788 - 793.

[105] BOWER J E, GANZ P A, AZIZ N, et al. Inflammatory responses to psychological stress in fatigued breast cancer survivors: relationship to glucocorticoids [J]. Brain Behav Immun, 2007, 21 (3): 251 - 258.

[106] DAVIS J M, MURPHY E A, CARMICHAEL M D, et al. Curcumin effects on inflammation and performance recovery following eccentric exercise-induced muscle damage [J]. Am J Physiol Regul Integr Comp Physiol, 2007, 292 (6): R2168 - R2173.

[107] WILSON C J, FINCH C E, COHEN H J. Cytokines and cognition—the case for a head-to-toe inflammatory paradigm [J]. J Am Geriatr Soc, 2002, 50 (12): 2041 - 2056.

[108] WU A, YING Z, GOMEZ-PINILLA F. Dietary curcumin counteracts the outcome of traumatic brain injury on oxidative stress, synaptic plasticity, and cognition [J]. Exp Neurol, 2006, 197 (2): 309 - 317.

[109] NG T P, CHIAM P C, LEE T, et al. Curry consumption and cognitive function in the elderly [J]. Am J Epidemiol, 2006, 164 (9): 898 - 906.

[110] KUMAR P, PADI S S, NAIDU P S, et al. Possible neuroprotective mechanisms of curcumin in attenuating 3-nitropropionic acid-induced neurotoxicity [J]. Methods Find Exp Clin Pharmacol, 2007, 29 (1): 19 - 25.

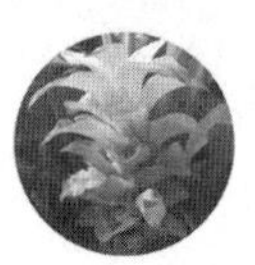

[111] SUMANONT Y, MURAKAMI Y, TOHDA M, et al. Effects of manganese complexes of curcumin and diacetylcurcumin on kainic acid-induced neurotoxic responses in the rat hippocampus [J]. Biol Pharm Bull, 2007, 30 (9): 1732 -1739.

[112] GARCIA-ALLOZA M, BORRELLI L A, ROZKALNE A, et al. Curcumin labels amyloid pathology in vivo, disrupts existing plaques, and partially restores distorted neurites in an Alzheimer mouse model [J]. J Neurochem, 2007, 102 (4): 1095 -1104.

[113] SONI K B, RAJAN A, KUTTAN R. Reversal of aflatoxin induced liver damage by turmeric and curcumin [J]. Cancer Lett, 1992, 66 (2): 115 -121.

[114] KAWAMORI T, LUBET R, STEELE V E, et al. Chemopreventive effect of curcumin, a naturally occurring anti-inflammatory agent, during the promotion/progression stages of colon cancer [J]. Cancer Res, 1999, 59 (3): 597 -601.

[115] VOLATE S R, DAVENPORT D M, MUGA S J, et al. Modulation of aberrant crypt foci and apoptosis by dietary herbal supplements (quercetin, curcumin, silymarin, ginseng and rutin) [J]. Carcinogenesis, 2005, 26 (8): 1450 -1456.

[116] TUNSTALL R G, SHARMA R A, PERKINS S, et al. Cyclooxygenase-2 expression and oxidative DNA adducts in murine intestinal adenomas: modification by dietary curcumin and implications for clinical trials [J]. Eur J Cancer, 2006, 42 (3): 415 -421.

[117] CONNEY A H. Enzyme induction and dietary chemicals as approaches to cancer chemoprevention: the Seventh DeWitt S. Goodman Lecture [J]. Cancer Res, 2003, 63 (21): 7005 -7031.

[118] AGGARWAL B B, SHISHODIA S, TAKADA Y, et al. Curcumin suppresses the paclitaxel-induced nuclear factor-kappaB pathway in breast cancer cells and inhibits lung metastasis of human breast cancer in nude mice [J]. Clin Cancer Res, 2005, 11 (20): 7490 -7498.

[119] SHUKLA Y, ARORA A, TANEJA P. Antimutagenic potential of curcumin on chromosomal aberrations in Wistar rats [J]. Mutat Res, 2002, 515 (1/2): 197 -202.

[120] EGAN M E, PEARSON M, WEINER S A, et al. Curcumin, a major constituent of turmeric, corrects cystic fibrosis defects [J]. Science, 2004, 304 (5670): 600 -602.

[121] PRESTERA T, TALALAY P. Electrophile and antioxidant regulation of enzymes that detoxify carcinogens [J]. Proc Natl Acad Sci USA, 1995, 92 (19): 8965 -8969.

[122] CHIOCCA E A, WAXMAN D J. Cytochrome P450-based gene therapies for cancer [J]. Methods Mol Med, 2004, 90: 203 -222.

[123] DESHPANDE S S, MARU G B. Effects of curcumin on the formation of benzo [a] pyrene derived DNA adducts in vitro [J]. Cancer Lett, 1995, 96 (1): 71 -80.

[124] LEE J S, SURH Y J. Nrf-2 as a novel molecular target for chemoprevention [J]. Cancer Lett, 2005, 224 (2): 171 -184.

[125] NUMAZAWA S, YOSHIDA T. Nrf2-dependent gene expressions: a molecular toxicological aspect [J]. J Toxicol Sci, 2004, 29 (2): 81 -89.

[126] DICKINSON D A, ILES K E, ZHANG H, et al. Curcumin alters EpRE and AP-1 binding complexes and elevates glutamate-cysteine ligase gene expression [J]. FASEB J, 2003, 17 (3): 473 -475.

[127] SURH Y J, CHUN K S, CHA H H, et al. Molecular mechanisms underlying chemopreventive activities of anti-inflammatory phytochemicals: down-regulation of COX-2 and iNOS through suppression of NF-kappa B activation [J]. Mutat Res, 2001, (480/481): 243 -268.

[128] SURH Y. Molecular mechanisms of chemopreventive effects of selected dietary and medicinal phenolic substances [J]. Mutat Res, 1999, 428 (1/2): 305 -327.

[129] DIVYA C S, PILLAI M R. Antitumor action of curcumin in human papillomavirus associated cells involves downregulation of viral oncogenes, prevention of NFkB and AP-1 translocation, and modulation of apoptosis [J]. Mol Carcinog, 2006, 45 (5): 320 -332.

[130] JOBIN C, BRADHAM C A, RUSSO M P, et al. Curcumin blocks cytokine-mediated NF-kappa B activation and proinflammatory gene expression by inhibiting inhibitory factor I-kappa B kinase activity [J]. J Immunol, 1999, 163 (6): 3474 -3483.

[131] ROY M, CHAKRABORTY S, SIDDIQI M, et al. Induction of Apoptosis in Tumor Cells by Natural Phenolic Compounds [J]. Asian Pac J Cancer Prev, 2002, 3 (1): 61 -67.

[132] HILL-KAPTURCZAK N, THAMILSELVAN V, LIU F, et al. Mechanism of heme oxygenase-1 gene induction by curcumin in human renal proximal tubule cells [J]. Am J Physiol Renal Physiol, 2001, 281 (5): F851 -F859.

[133] SHARMA R A, GESCHER A J, STEWARD W P. Curcumin: the story so far [J]. Eur J Cancer, 2005, 41 (13): 1955 -1968.

[134] SIMON A, ALLAIS D P, DUROUX J L, et al. Inhibitory effect of curcuminoids on MCF-7 cell proliferation and structure-activity relationships [J]. Cancer Lett, 1998, 129 (1): 111 -116.

[135] SHIM J S, LEE J, PARK H J, et al. A new curcumin derivative, HBC, interferes with the cell cycle progression of colon cancer cells via antagonization of the Ca^{2+}/calmodulin function [J]. Chem Biol, 2004, 11 (10): 1455 -1463.

[136] JIANG M C, YANG-YEN H F, YEN J J, et al. Curcumin induces apoptosis in immortalized NIH 3T3 and malignant cancer cell lines [J]. Nutr Cancer, 1996, 26 (1): 111 -120.

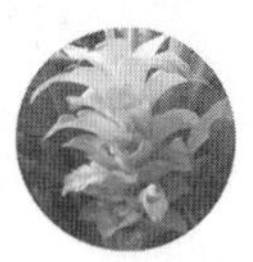

[137] AGGARWAL S, ICHIKAWA H, TAKADA Y, et al. Curcumin (diferuloylmethane) down-regulates expression of cell proliferation and antiapoptotic and metastatic gene products through suppression of IkappaBalpha kinase and Akt activation [J]. Mol Pharmacol, 2006, 69 (1): 195-206.

[138] BROUET I, OHSHIMA H. Curcumin, an anti-tumour promoter and anti-inflammatory agent, inhibits induction of nitric oxide synthase in activated macrophages [J]. Biochem Biophys Res Commun, 1995, 206 (2): 533-540.

[139] FOLKMAN J. Angiogenesis in cancer, vascular, rheumatoid and other disease [J]. Nat Med, 1995, 1 (1): 27-31.

[140] CHEN C, PARANGI S, TOLENTINO M J, et al. A strategy to discover circulating angiogenesis inhibitors generated by human tumors [J]. Cancer Res, 1995, 55 (19): 4230-4233.

[141] MENON L G, KUTTAN R, KUTTAN G. Inhibition of lung metastasis in mice induced by B16F10 melanoma cells by polyphenolic compounds [J]. Cancer Lett, 1995, 95 (1/2): 221-225.

[142] FRANK N, KNAUFT J, AMELUNG F, et al. No prevention of liver and kidney tumors in Long-Evans Cinnamon rats by dietary curcumin, but inhibition at other sites and of metastases [J]. Mutat Res, 2003, (523/524): 127-135.

[143] KIM J H, SHIM J S, LEE S K, et al. Microarray-based analysis of anti-angiogenic activity of demethoxycurcumin on human umbilical vein endothelial cells: crucial involvement of the down-regulation of matrix metalloproteinase [J]. Jpn J Cancer Res, 2002, 93 (12): 1378-1385.

[144] BOS J L. ras oncogenes in human cancer: a review [J]. Cancer Res, 1989, 49 (17): 4682-4689.

[145] ADHIKARY S, EILERS M. Transcriptional regulation and transformation by Myc proteins [J]. Nat Rev Mol Cell Biol, 2005, 6 (8): 635-645.

[146] JAISWAL A S, MARLOW B P, GUPTA N, et al. Beta-catenin-mediated transactivation and cell-cell adhesion pathways are important in curcumin (diferuylmethane) -induced growth arrest and apoptosis in colon cancer cells [J]. Oncogene, 2002, 21 (55): 8414-8427.

[147] TSAI K D, LIN J C, YANG S M, et al. Curcumin Protects against UVB-Induced Skin Cancers in SKH-1 Hairless Mouse: Analysis of Early Molecular Markers in Carcinogenesis [J]. Evid Based Complement Alternat Med, 2012, 2012: 593952.

[148] PHILLIPS J, MOORE-MEDLIN T, SONAVANE K, et al. Curcumin inhibits UV radiation-induced skin cancer in SKH-1 mice [J]. Otolaryngol Head Neck Surg, 2013, 148 (5): 797-803.

[149] HAMMAMIEH R, SUMAIDA D, ZHANG X, et al. Control of the growth of human

breast cancer cells in culture by manipulation of arachidonate metabolism [J]. BMC Cancer, 2007, 7: 138.

[150] SONG G, MAO Y B, CAI Q F, et al. Curcumin induces human HT-29 colon adenocarcinoma cell apoptosis by activating p53 and regulating apoptosis-related protein expression [J]. Braz J Med Biol Res, 2005, 38 (12): 1791 – 1798.

[151] TSVETKOV P, ASHER G, REISS V, et al. Inhibition of NAD (P) H: quinone oxidoreductase 1 activity and induction of p53 degradation by the natural phenolic compound curcumin [J]. Proc Natl Acad Sci USA, 2005, 102 (15): 5535 – 5540.

[152] SURH Y J, CHUN K S. Cancer chemopreventive effects of curcumin [J]. Adv Exp Med Biol, 2007, 595: 149 – 172.

[153] WU L X, XU J H, HUANG X W, et al. Down-regulation of p210 (bcr/abl) by curcumin involves disrupting molecular chaperone functions of Hsp90 [J]. Acta Pharmacol Sin, 2006, 27 (6): 694 – 699.

[154] SINGHAL S S, SAINI M K, PANDYA U, et al. The effect of curcumin on glutathione-linked antioxidant enzymes and the cytotoxicity of 4-hydroxynonenal in K-562 human leukemia cells [J]. Faseb Journal, 1999, 13 (4): A191 – A191.

[155] TOMITA M, KAWAKAMI H, UCHIHARA J N, et al. Curcumin (diferuloylmethane) inhibits constitutive active NF-kappaB, leading to suppression of cell growth of human T-cell leukemia virus type I-infected T-cell lines and primary adult T-cell leukemia cells [J]. Int J Cancer, 2006, 118 (3): 765 – 772.

[156] COLLETT G P, CAMPBELL F C. Overexpression of p65/RelA potentiates curcumin-induced apoptosis in HCT116 human colon cancer cells [J]. Carcinogenesis, 2006, 27 (6): 1285 – 1291.

[157] RAY S, CHATTOPADHYAY N, MITRA A, et al. Curcumin exhibits antimetastatic properties by modulating integrin receptors, collagenase activity, and expression of *Nm23* and E-cadherin [J]. J Environ Pathol Toxicol Oncol, 2003, 22 (1): 49 – 58.

[158] LIN Y G, KUNNUMAKKARA A B, NAIR A, et al. Curcumin inhibits tumor growth and angiogenesis in ovarian carcinoma by targeting the nuclear factor-kappaB pathway [J]. Clin Cancer Res, 2007, 13 (11): 3423 – 3430.

[159] BANERJI A, CHAKRABARTI J, MITRA A, et al. Effect of curcumin on gelatinase A (MMP-2) activity in B16F10 melanoma cells [J]. Cancer Lett, 2004, 211 (2): 235 – 242.

[160] CHUN K S, KEUM Y S, HAN S S, et al. Curcumin inhibits phorbol ester-induced expression of cyclooxygenase-2 in mouse skin through suppression of extracellular signal-regulated kinase activity and NF-kappaB activation [J]. Carcinogenesis, 2003, 24 (9): 1515 – 1524.

[161] HU L, XIA L, ZHOU H, et al. TF/FVIIa/PAR2 promotes cell proliferation and mi-

gration via PKCalpha and ERK-dependent c-Jun/AP-1 pathway in colon cancer cell line SW620 [J]. Tumour Biol, 2013, 34 (5): 2573 -2581.

[162] XIA L, XIE H, YU Y, et al. The Effects of NF-kappaB and c-Jun/AP-1 on the Expression of Prothrombotic and Proinflammatory Molecules Induced by Anti-beta2GPI in Mouse [J]. PLoS One, 2016, 11 (2).

[163] BRANDT B, ABOU-ELADAB E F, TIEDGE M, et al. Role of the JNK/c-Jun/AP-1 signaling pathway in galectin-1-induced T-cell death [J]. Cell Death Dis, 2010.

[164] PRUSTY B K, DAS B C. Constitutive activation of transcription factor AP-1 in cervical cancer and suppression of human papillomavirus (HPV) transcription and AP-1 activity in HeLa cells by curcumin [J]. Int J Cancer, 2005, 113 (6): 951 -960.

[165] HOLY J. Curcumin inhibits cell motility and alters microfilament organization and function in prostate cancer cells [J]. Cell Motil Cytoskeleton, 2004, 58 (4): 253 -268.

[166] AGGARWAL B B, SURH Y-J, SHISHODIA S. Neuroprotective effects of curcumin [J]. Advances in Experimental Medicine and Biology, 2007 (59).

[167] WANG Z, ZHANG Y, BANERJEE S, et al. Notch-1 down-regulation by curcumin is associated with the inhibition of cell growth and the induction of apoptosis in pancreatic cancer cells [J]. Cancer, 2006, 106 (11): 2503 -2513.

[168] PARK C H, HAHM E R, PARK S, et al. The inhibitory mechanism of curcumin and its derivative against beta-catenin/Tcf signaling [J]. FEBS Lett, 2005, 579 (13): 2965 -2971.

[169] BALASUBRAMANYAM K, VARIER R A, ALTAF M, et al. Curcumin, a novel p300/CREB-binding protein-specific inhibitor of acetyltransferase, represses the acetylation of histone/nonhistone proteins and histone acetyltransferase-dependent chromatin transcription [J]. J Biol Chem, 2004, 279 (49): 51163 -51171.

[170] NECKERS L, TREPEL J, LEE S, et al. Curcumin is an Inhibitor of p300 Histone Acetylatransferase [J]. Medicinal Chemistry, 2006, 2 (2): 169 -174.

[171] PENDURTHI U R, RAO L V. Suppression of transcription factor Egr-1 by curcumin [J]. Thromb Res, 2000, 97 (4): 179 -189.

[172] LE U M, HARTMAN A, PILLAI G. Enhanced selective cellular uptake and cytotoxicity of epidermal growth factor-conjugated liposomes containing curcumin on EGFR-overexpressed pancreatic cancer cells [J]. Journal of Drug Targeting, 2018, 26 (8): 676 -683.

[173] TANG L L, CHEN Q G, SUN L, et al. Curcumin suppresses MUC5AC production via interfering with the EGFR signaling pathway [J]. International Journal of Molecular Medicine, 2018, 42 (1): 497 -504.

[174] YADAV I S, NANDEKAR P P, SHRIVASTAVA S, et al. Ensemble docking and

molecular dynamics identify knoevenagel curcumin derivatives with potent anti-EGFR activity [J]. Gene, 2014, 539 (1): 82 -90.

[175] KHANDELWAL A R, ANANDHARAJ A, OLEKSANDR E, et al. Curcumin C3® prevents ultraviolet B radiation-induced acute damage in JB6 keratinocytes and mouse skin via FGF-2/mTOR/NF-κB pathway [J]. Cancer Research, 2015, 75 (Suppl 15): 4644.

[176] KHANDELWAL A R, MOORE-MEDLIN T, EKSHYYAN O, et al. Local and systemic Curcumin C3 complex inhibits 4NQO-induced oral tumorigenesis via modulating FGF-2/FGFR-2 activation [J]. American Journal of Cancer Research, 2018, 8 (12): 2538 -2547.

[177] YANG X P, THOMAS D P, ZHANG X C, et al. Curcumin inhibits platelet-derived growth factor-stimulated vascular smooth muscle cell function and injury-induced neointima formation [J]. Arteriosclerosis Thrombosis and Vascular Biology, 2006, 26 (1): 85 -90.

[178] ZHOU Y J, ZHENG S Z, LIN J G, et al. The interruption of the PDGF and EGF signaling pathways by curcumin stimulates gene expression of PPAR gamma in rat activated hepatic stellate cell in vitro [J]. Laboratory Investigation, 2007, 87 (5): 488 -498.

[179] ZHOU Y, CHEN A. Interruption of the PDGF and EGF signal pathways by curcumin contributes to the induction of gene expression of PPAR gamma in activated hepatic stellate cells in vitro [J]. Gastroenterology, 2006, 130 (4): A339.

[180] SIROHI V K, POPLI P, SANKHWAR P, et al. Curcumin exhibits anti-tumor effect and attenuates cellular migration via Slit-2 mediated down-regulation of SDF-1 and CXCR4 in endometrial adenocarcinoma cells [J]. J Nutr Biochem, 2017, 44: 60 -70.

[181] SAMEERMAHMOOD Z, BALASUBRAMANYAM M, SARAVANAN T, et al. Curcumin modulates SDF-1alpha/CXCR4-induced migration of human retinal endothelial cells (HRECs) [J]. Invest Ophthalmol Vis Sci, 2008, 49 (8): 3305 -3311.

[182] SKOMMER J, WLODKOWIC D, PELKONEN J. Gene-expression profiling during curcumin-induced apoptosis reveals downregulation of CXCR4 [J]. Exp Hematol, 2007, 35 (1): 84 -95.

[183] QIN L, QIN J, ZHEN X, et al. Curcumin protects against hepatic stellate cells activation and migration by inhibiting the CXCL12/CXCR4 biological axis in liver fibrosisA study in vitro and in vivo [J]. Biomed Pharmacother, 2018, 101: 599 -607.

第四章 姜黄素联合抗肿瘤疗法

第一节　放疗、化疗常见副作用

一、转移

肿瘤细胞是否会转移，一直是区分肿瘤是良性还是恶性的关键指标，同时也是预测病人生存期的重要因素[1]，90%的癌症病人死亡都是由于癌细胞转移所致[2]。

紫杉醇（paclitaxel，PTX）目前已经被广泛应用于卵巢癌、乳腺癌、肺癌等多种癌症的一线治疗[3-8]。不过，紫杉醇的作用也是把双刃剑，在利用细胞毒性杀死癌细胞的同时，它也会增加癌细胞对化疗剂的抗性并促进癌细胞转移。肿瘤细胞的外泌体被认为是肿瘤进展和转移中的关键信使[9]，甚至可以帮助肿瘤控制健康的组织细胞为其“服务”，还能携带PD-L1（Programmed death receptor-ligand 1），远程抑制人体的免疫系统。紫杉醇既能改变原发肿瘤微环境而促进乳腺癌转移[10]，又能促进肿瘤释放外泌体[11]，改变肺中的微环境而促进乳腺癌肺转移。紫杉醇一方面促使肿瘤细胞从原发肿瘤逃逸，另一方面改变肺部微环境使之更适合肿瘤细胞定植，而*Atf3*基因在其中起关键作用[10]。Tsonwin Hai团队的研究表明紫杉醇能促进乳腺癌的肺转移[12]，注射过紫杉醇的实验组肺组织比对照组有更多的癌细胞定植；实验组肺组织中穿孔素（Prf1）表达下调，炎症性单核细胞（iMs）数量上升，CCL2表达上调。公开的肿瘤数据库中的样本数据分析表明，在接受了化疗的乳腺癌病人的肿瘤组织中，*Atf3*有更高的表达，病人出现了高水平的CCL2、CCL7、CCL8等炎症指标[13]以及低水平的Prf1、NK细胞和细胞毒性T细胞等。

二、多药耐药

肿瘤细胞对一种抗肿瘤药物产生耐药性的同时，对结构和作用机制完全不同的其他多种抗肿瘤药物也产生交叉耐药性，这种现象被称为多药耐药（multidrug resistance，MDR）。自从1970年Biedler和Riehm[14]等发现MDR现象以来，对MDR现象研究颇多。MDR是临床肿瘤化疗失败和病人死亡的主要原因，也是肿瘤细胞对化疗药物毒性损伤最重要的自我保护防御机制。据美国癌症协会提供的统计资料显示，90%以上的肿瘤病人的死因都不同程度地与多药耐药有关[15]。MDR产生的机制相当

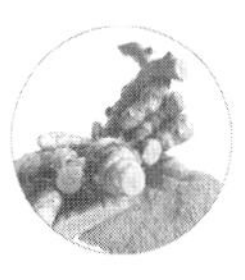

复杂，目前发现与发生在细胞膜水平上的药物摄取减少和外排增多，药物亚细胞分布的改变，细胞解毒系统和DNA修复系统功能增强，以及药物靶点（主要指拓扑异构酶Ⅱ）在质和量上的改变有关。姜黄素具有促进肿瘤细胞凋亡、抑制肿瘤细胞扩散等药理作用[16,17]，是一种有效的MDR逆转剂[18]，可通过多种途径逆转肿瘤MDR。

（一）转运蛋白相关的耐药

1. P－糖蛋白（P-gp）转运体

具有MDR表型的CHO细胞的药物摄入正常，而药物外排能力却明显增强[19]，促进外排的P-gp是由多药耐药基因（MDR1）编码[20]的磷酸化糖蛋白，当抗癌药物进入耐药细胞后，P-gp即与抗癌药物结合，同时其ATP结合位点与ATP结合，水解ATP释放的能量主动地使药物从细胞内泵到细胞外，导致细胞内药物浓度太低，无法表现出细胞毒效应。P-gp表达程度与MDR细胞的耐药程度成正比[21]。

此外，P-gp还具有抑制肿瘤细胞凋亡的功能。P-gp不仅在肿瘤组织中有表达，在正常人组织中也有区域特异性表达[22]，主要位于肾上腺皮质、胰脏、肝、肾等，具有一定的生理功能，如减少组织对有害物质的吸收，从而保护一些重要组织和器官。它可借助ATP水解释放能量将药物或代谢毒物泵出细胞外以降低细胞有害物浓度进而保护细胞免受其损害，是肿瘤细胞产生MDR的主要机制。Liu等[18,23]将结肠癌Caco-2细胞暴露于浓度递增的阿霉素中获得多药耐药的Caco-2细胞株（MDR-Caco-2），发现MDR-Caco-2中MDR1基因表达明显增加，并且在下调其产物P-gp后MDR-Caco2对阿霉素的敏感性显著性提高。这说明P-gp参与了大肠癌MDR的形成。姜黄素含有两种不饱和酮，它们均可与细胞中的谷胱甘肽形成结合物而抑制MDR1基因表达。姜黄素还可通过下调人骨肉瘤多药耐药细胞MNNG/HOS/MTX细胞中P-gp的表达，抑制P-gp体外转运活性从而抑制骨肉瘤MDR细胞增殖及浸润[24]。Chang等[25]研究发现，用水溶性的姜黄素纳米颗粒作用于具有顺铂耐药性的人口腔癌细胞后，姜黄素纳米颗粒可在基因及蛋白水平抑制MDR1，且姜黄素能增加活性氧的产生，通过多种途径介导肿瘤细胞凋亡，并对正常牙龈组织表现出较低的细胞毒性。

2. 多药耐药相关蛋白（multidrug resistance associated protein，MRP）

MRP与P-gp类似，也属于转运蛋白的ATP结合体超家族，明确与多药耐药有关的是MRP1、MRP2、MRP3、MRP4、MRP5，主要存在于细胞膜和胞质中。MRP主要分布在肿瘤组织的细胞膜上，而在正常组织中，其主要分布在胞质中。MRP介导的多药耐药与GSH系统密切相关。抗癌药物如阿霉素、长春新碱等与GSH-S偶合物相结合后，能被定位于细胞膜上的MRP识别和转运。MRP通过介导细胞内药物排出，改变了细胞内药物的重新分布而引起耐药，其介导的耐药性弱于P-gp介导的耐药性[26]。MRP可包裹化疗药物，降低细胞内游离药物浓度而导致MDR。

研究表明，MRP表达增加可导致细胞内化疗药物蓄积，降低药物敏感性[27,28]。曹仕琼等[29]发现，姜黄素对肝癌耐药细胞株Bel7402/5-Fu的耐药性有逆转作用，主要机制是经姜黄素处理后的耐药细胞株耐药蛋白MRP1、LRP的表达明显降低。张洪

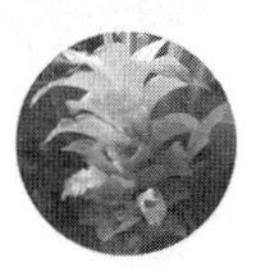

军等[30]在利用姜黄素和吉西他滨联合作用于种植了胰腺癌 BXPC-3 细胞的裸鼠后发现，联合治疗组的肿瘤体积和重量明显小于治疗组，姜黄素可通过降低 MRP1、MRP5 基因及蛋白水平增加胰腺癌对吉西他滨的化疗敏感性。此外，姜黄素还可与谷胱甘肽结合，竞争性抑制 MRP 活性或直接与 MRP 结合阻断其生物功能。

3. 乳腺癌耐药相关蛋白（breast cancer resistance protein，BCRP）

BCRP 与 P-gp、MRP 同属于 ATP 依赖性膜转运蛋白超家族，但与 P-gp、MRP 无相关性，其同样是以药泵的形式减少胞内药物浓度从而实现多药耐药的，能在无 P-gp、MRP 过度表达的乳腺癌细胞中过度表达，促进肿瘤细胞产生交叉耐药。BCRP、P-gp 和 MRP 转运的抗肿瘤药物底物特异性大部分存在交叉，但阿霉素、拓扑替康等为 BCRP 特异的底物[31]。

研究显示，Eca109/ADM 细胞株中 ABCG2 基因的表达量明显高于 Eca109 细胞株，且其药物外排能力也较后者强[32]。Shah 等[33]用姜黄素作用于人急性粒细胞白血病细胞后发现，姜黄素可抑制耐药基因的表达，其中 MDR1、LRP、BCRP 分别下调了 35.75%、31.30% 和 27.97%，且与阿糖胞苷联合作用可作为 MDR 调节剂及化疗增敏剂，姜黄素是有效的 BCRP 抑制剂[34]，可通过抑制 BCRP 基因表达来逆转该蛋白引起的 MDR[35]。

4. 肺耐药相关蛋白（lung resistance protein，LRP）

1993 年，由 Scheper 等从肺癌耐药细胞株 SW-1573/2R120 中分离得到[36]，它属于胞质蛋白，缺少 ABC 转运蛋白特有的 ATP 结合位点，没有跨膜转运区域，与细胞核、细胞质运输有关。LRP 引起多药耐药的形成是 LRP 借助细胞器中其他成分，将进入细胞内的药物重新分布，从而造成胞内药物浓度降低而产生耐药性，LRP 以囊泡的方式将药物及有害毒物包裹，进而阻断药物与细胞核作用靶点结合，并将囊泡转运至胞质，再以胞吐的方式将药物转至胞外从而介导肿瘤细胞产生 MDR[35]。其主要作用机制为：①参与药物的囊泡运输，将药物转入细胞的隔室，包裹在隔离微囊内而不能发挥作用；②抗癌药物均以 DNA 为靶点，LRP 通过靶点屏蔽机制引起 MDR 的发生[37]。Fang 等[38]发现，出现淋巴结转移的食管癌与原发性食管癌中 LRP 的表达有所不同，前者的 LRP 表达程度明显高于后者，很可能参与了食管癌 MDR 的形成。研究发现，随着姜黄素的浓度（5、10、20 mg/mL）提高，肝癌耐药细胞株 Bel7402/5-Fu 中 MRP1、LRP、P-gp 的表达逐渐降低，姜黄素对肝癌耐药细胞株有逆转作用[29]。

（二）酶系统介导的耐药

1. 谷胱甘肽转移酶（glutathione transferase，GST）

谷胱甘肽（glutathione，GSH）参与体内非特异性解毒过程，GST 可以通过催化药物与 GSH 相结合或通过非酶结合方式将药物排出体外，从而降低抗肿瘤药物的细胞毒性作用，产生耐药性。许多抗肿瘤药物如 MEL、CTX、DDP、ADM 等均可通过该酶失活，对这些药物耐药与 GST 活性增高有关。此外，GST 可以调节 MRP 的耐药程度；GST 的非特异性结合作用可协助药物通过 P-gp 起作用[39]。上调 GST-π 和 polβ

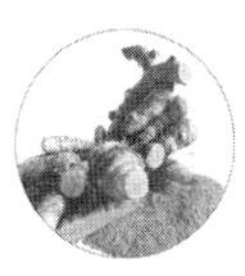

基因表达可降低食管癌细胞对顺铂的化疗敏感性，利用 RNA 干扰技术可逆转其化学抵抗作用[40]。姜黄素能抑制非小细胞肺癌耐药细胞 NCIH460/R 中 GST 合成，使细胞停滞在 S 期和 G2/M 期，增加药物敏感性[41]。此外，姜黄素还可降低 MRP 的合成，影响 GST 介导的药物外排作用，或直接与 GST 结合，减少与其药物的结合，以达到逆转多药耐药的效果。

2. 拓扑异构酶Ⅱ（topoisomrerase Ⅱ，Topo Ⅱ）

TopoⅡ能引起 DNA 二维和三维结构的改变，直接与基因表达和 DNA 的复制有关。TopoⅡ是多种药物的靶酶，研究发现，蒽环类抗生素和鬼臼类毒素均能以共价复合物形式稳定地与 TopoⅡ结合并抑制其活性，使 DNA 断裂而致细胞死亡。当肿瘤细胞内 TopoⅡ活性降低或含量减少时，细胞对该类抗癌药物即产生耐药性[42]。Lee 等发现人结肠癌细胞 HT-29 中的 TopoⅡ表达降低，致使肿瘤细胞对鬼臼乙叉苷（etoposide，ETP）等抗肿瘤药物产生耐药性。TopoⅡ还可以参与合成具有外排泵功能的膜蛋白，将药物泵出细胞外，对一些不以 TopoⅡ为靶点的抗癌药物产生耐药性。Jun 等[43]发现色胺酮（tryptanthrin）及其衍生物能抑制 TopoⅡ活性，最终介导肿瘤细胞凋亡。Cao 等[44]发现，通过抑制 TopoⅡ活性途径，CIP-36 有望降低人白血病阿霉素耐药细胞株 K562/A02 的化学抵抗。Andjelkovic 等[41]发现，姜黄素能使非小细胞肺癌耐药细胞株中的 TopoⅡ下调，增加阿霉素的细胞毒性，从而逆转其对阿霉素的多药耐药。

3. 蛋白激酶 C（protein kinase C，PKC）

PKC 是一种广泛存在于哺乳动物细胞及其他生物细胞中的 Ca^{2+}/磷脂依赖的同工酶。PKC 可以参与多种细胞信号转导，在肿瘤 MDR 中，PKC 的活化能增加 MDR1 基因表达，且其表达产物 P-gp 可作为 PKC 的作用底物，磷酸化后发挥外排药物的生物学功能。佛波脂等药物抑制人结肠癌细胞 HT-29 的 PKC 活性和表达量后，细胞对紫杉醇及凋亡诱导药物的敏感性增强[45]。过度表达的 PKC 与结肠癌 HCT15 细胞产生 MDR 有关[46]。PKC1 可以通过 PKC1-SKP2-PI3K/AKT 通路诱导肿瘤细胞抗凋亡[47]。姜黄素能否抑制 PKC 活性与细胞内 Ca^{2+} 浓度有关，在低钙环境下，姜黄素能结合 PKC 而抑制其活性及功能，进而逆转肿瘤的 MDR，而在细胞高钙环境中，无法竞争性结合 PKC，而是由 Ca^{2+} 结合 PCK 并将其激活。

4. COX

COX 是前列腺素合成中一个主要的限速酶，其在肿瘤的发生发展以及耐药中也发挥着不可忽视的作用。COX-2 介导肿瘤耐药的机制主要有：①COX-2 的产物促进 MDR1 的表达，而其产物 P-gp 在肿瘤 MDR 中发挥着重要的作用；②COX-2 能增强 *Bcl-2* 通路，*Bcl-2* 过表达可降低肿瘤细胞对化疗药物的敏感性；③COX-2 可通过激活葡萄糖神经酰胺合成酶（glucosyl ceramide synthase，GCS），催化神经酰胺糖基化为无毒产物，抑制细胞凋亡，使细胞发挥耐药作用。Diakowska 等[48]发现，食管癌组织中的 COX-2 含量水平高于正常水平，其代谢产物 PEG-2 的水平在早期食管癌中明显增高。COX-2 过度表达使瘤细胞进一步恶化，或参与 MDR。研究表明，在甲状腺癌细

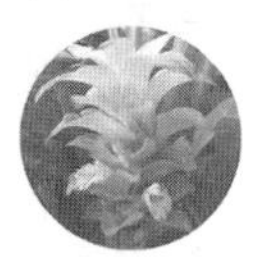

胞 FTC133 中，姜黄素可通过抑制 PI3K 和 AKT 的磷酸化通路进而减少 MMP1/7 及 COX-2 蛋白的表达[49]。Nagaraju 等[50]首次发现姜黄素及其类似物能下调肿瘤细胞 HIF-1、Hsp90、COX-2 和 VEGF 等因子，通过抗血管生成机制抑制肿瘤细胞浸润与转移。姜黄素还可通过抑制 COX-2 mRNA 转录及 COX-2 蛋白的表达来抑制胃癌细胞 SGC-7901 的增殖。

（三）凋亡相关基因介导的耐药

1. B 细胞淋巴瘤/白血病 -2 基因（B cell lymphoma/leukemia-2，*Bcl-2*）

Bcl-2 能抑制许多刺激导致的细胞凋亡，其作用机制可能与抑制野生型 p53 蛋白活性、抑制 *c-Myc* 诱导的凋亡以及与 Bax 蛋白形成异聚体抑制 Bax 活性有关，*Bcl-2* 过度表达是引起化疗失败的一个重要因素。甘胆酸作用于人结肠癌细胞 Caco-2 可以抑制 *Bcl-2* 的表达，增加表柔比星对肿瘤细胞的细胞毒性作用[51]。ATF4 可直接与 STAT3 启动子的激活序列结合，激活 STAT 致使食管鳞癌产生多药耐药，且 ATF4 过表达的食管癌多药耐药细胞与其 *Bcl-2*、survivin 以及 MRP1 的高水平相关[52]。这表明 *Bcl-2* 参与了食管癌多药耐药。Labbozzetta 等[53]研究表明，姜黄素能下调人乳腺癌 MCF-7 细胞中 *Bcl-2* 及相关基因产物，从而增强其对化疗药物的敏感性。还有学者发现，用姜黄素处理肝癌 HepG-2 细胞 48 h 后发现，细胞生长受到限制、凋亡增加，且 *Bcl-2* mRNA 表达下降而 *Bax* mRNA 表达上调。说明姜黄素可以通过上调 *Bax* 基因和下调 *Bcl-2* 基因逆转肿瘤 MDR。

2. *p53* 基因

野生型 *p53* 基因具有诱导 DNA 损伤促使细胞凋亡的功能，当 *p53* 基因缺失或者发生突变时，其对细胞凋亡的调控作用受阻，导致肿瘤细胞对抗癌药物产生耐药性。甘胆酸作用于人结肠癌细胞 Caco-2 后，*p53* 表达增多，致使肿瘤细胞对表柔比星的敏感性增加[51]。突变型 *p53* 在食管鳞癌病人的肿瘤组织中过表达，其表达水平是癌组织周围正常组织的 1. 89 倍，突变型 *p53* 与食管癌的不良预后有关，且能致使肿瘤细胞转录监管障碍和增殖不受控制[54]。Sen 等[55]发现，姜黄素能破坏突变的 *p53* 结构域，增加野生型 *p53* 基因转录并引发肿瘤细胞内在死亡级联反应以达到逆转肿瘤 MDR 的效果。Puliyappadamba 等[56]研究表明，尼古丁上调存活信号的模式在有和无 *p53* 基因的癌细胞中不同，具有突变型 *p53* 的癌细胞更易恶性增殖；而姜黄素能下调尼古丁引发的肺癌细胞中的存活信号，不论其 *p53* 基因状态如何。

3. NF-κB

NF-κB 是一种广泛分布于真核细胞中，具有多种调节功能的转录因子，其与肿瘤 MDR 的产生有着密切联系，主要存在以下几个方面：①NF-κB 可被多种细胞因子和化疗药物激活；②NF-κB 与 MDR1 表达密切相关，可能是因为 NF-κB 可以激活 *MDR1* 基因转录，使肿瘤细胞过度表达 P-gp 而产生 MDR；③NF-κB 可诱导下游抗凋亡基因发挥抗凋亡作用；④NF-κB 可通过肿瘤坏死因子受体相关因子（tumor necrosis factor receptor-associated factors，TRAF）和凋亡抑制蛋白（inhibitor of apoptosis protein，IAP）

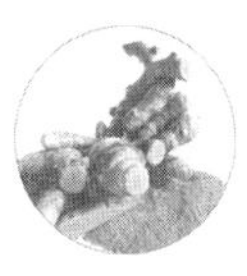

抑制凋亡；⑤NF-κB 可通过诱导 IL-6 等细胞因子抑制凋亡。研究发现，姜黄素可抑制耐药的多发性骨髓瘤细胞中 NF-κB 的活性进而抑制其增殖[57]。姜黄素可提高乳腺癌细胞对 5-Fu 的化疗敏感性，其机制由胸苷酸合成酶依赖的 NF-κB 下调实现[58]。Xu 等[59]研究发现，经阿霉素处理后的人白血病 K562 细胞株中 NF-κB 核转位明显，而姜黄素作用后 NF-κB 转位被有效抑制，这可能是姜黄素逆转 MDR 的机制之一。

VEGF 及 survivin 与恶性肿瘤的侵袭性及无限生长有关，姜黄素可以通过抑制 VEGF 及 survivin 的表达逆转 MDR[52,60]。此外，肿瘤细胞的自我修复功能增强是肿瘤细胞通过修复损伤 DNA 对相应化疗药物产生耐药性的机制之一，姜黄素能够通过抑制肿瘤细胞基因修复途径逆转肿瘤 MDR[61]；而在正常细胞中，姜黄素能够促进损伤 DNA 的修复功能，预防细胞损伤及恶性化。

三、心毒性

在接受过抗肿瘤药物治疗的癌症幸存者人群之中，抗肿瘤药物心脏毒性及其潜在风险逐步增加，心脏毒性相关不良事件已经成为导致病人死亡最主要因素[62]。抗肿瘤药物心脏毒性临床表现主要包括左心功能不全、心功能衰竭、高血压、心律失常等，严重时可以导致心源性猝死[63]。虽然心源性猝死概率很低，但由于接受抗肿瘤药物治疗时所产生的心脏毒性为不可逆性的心肌细胞损伤，因此慢性心功能不全以及不同程度的心律失常可严重影响病人生存质量。

（一）抗肿瘤药物心脏毒性机制

Ewer 等[64]通过对蒽环类药物及曲妥珠单抗引起心脏毒性的不同临床表现、转归、预后，以心肌细胞是否死亡为切入点，将抗肿瘤药物心脏毒性的基本病理生理机制分为 Type-1 型、Type-2 型（表 4－1）。

从细胞水平进行分析，Type-1 型以心肌细胞坏死为基本病理生理机制。因此，基于心肌细胞不可再生的特点，此类心脏毒性呈不可逆性的心肌损伤。Type-2 型以心肌细胞中的线粒体功能障碍、蛋白质功能异常等功能性障碍为基本病理生理机制，药物作用过程中不伴有心肌细胞的死亡/凋亡。因此，Type-2 型心脏毒性呈可逆性的心肌细胞功能异常。

然而，临床问题的复杂程度要远远超过 Ewer 等的研究结果。Thomas M Suter 等[65]在 Ewer 的研究基础上，对 Type-1 型、Type-2 型的特征进一步进行了剖析，并阐释两种类型的差异（表 4－2）。他指出以上理论中所未涉及或未探及的部分缺失之处，如对于原本即罹患严重心脏系统疾病的病人，即使曲妥珠单抗心脏毒性是 Type-2 型为主的功能性异常，在此类人群中有可能产生或加重心肌细胞不可逆性损伤；在曲妥珠单抗与蒽环类药物联合应用方案中，曲妥珠单抗所产生的 Type-2 型心肌细胞功能型损伤，可能进一步加重或诱发由蒽环类药物心脏毒性所导致的尚未出现临床症状表现的心肌细胞不可逆性死亡、凋亡。

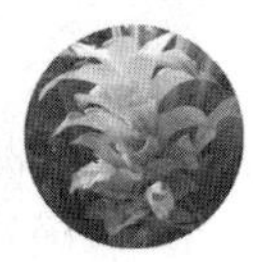

表 4－1　Type-1 型、Type-2 型心脏毒性基本病理机制及特征

	Type-1 型	Type-2 型
代表药物	蒽环类药物	曲妥珠单抗
临床特征	发生率相对稳定； 心肌细胞及组织损伤呈永久性及不可逆转性； 临床表现可为延迟到数月或数年后心脏功能异常	高度倾向于在 2～4 个月内恢复至基线的心功能水平
剂量的影响	具有剂量累计性、剂量相关性	无剂量相关性
潜在机制	自由基形成、氧化应激损伤	阻滞 ErbB2 信号通路
超微结构	空泡形成；心肌细胞纤维重构； 心肌细胞坏死（随时间推移而产生变化）	无超微结构改变
非侵入性心脏相关检查	超声心动图或心脏核素检查可表现为左心室射血分数减低； 全心室壁运动减弱	超声心动图或心脏核素检查可表现为左心室射血分数减低； 全心室壁运动减弱

表 4－2　Type-1、Type-2 特征分析

	Type-1 型	Type-2 型
本质特征	不可逆性损伤	可逆性功能不全
病理机制	细胞死亡	细胞功能障碍、线粒体或蛋白质的功能障碍
临床表现	心肌梗死、心功能衰竭	短暂的收缩功能障碍、血管痉挛型心绞痛、动脉高压症
诊断方法	心肌损伤标志物释放入血、进行性加重的心脏功能减退及心肌重构	无心肌损伤标志物的释放入血、可逆性收缩功能障碍、可逆性动脉高压症

（二）不同类别抗肿瘤药物心脏毒性

现代临床常用抗肿瘤药物，根据其成分及药理作用机制的不同，可大致分为蒽环类药物、抗代谢类药物、抗微管类药物、烷化剂以及靶向药物。靶向药物可根据其机构及作用靶点的不同，进一步分为小分子量蛋白激酶抑制剂和单克隆抗体。在全部类别的抗肿瘤药物中，蒽环类药物是心脏毒性最为明确、发生率最高、心脏毒性事件程度最为严重的抗肿瘤药物。基础实验及临床研究均对蒽环类药物心脏毒性进行了多维度的研究。靶向药物是近年来最受关注的新型抗肿瘤药物，是未来抗肿瘤治疗药物的主要发展方向。随着靶向药物在临床的普及应用，其在药物研发的基础实验阶段并未被探测到的心脏毒性反应，逐渐成为靶向药物最主要的不良反应。究其具体原因与机制，考虑与其作用于非目标靶点的信号通路相关[66－68]。

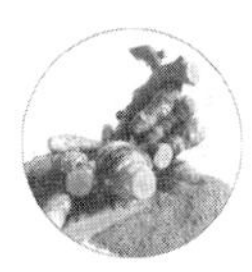

1. 蒽环类药物

蒽环类药物是临床最常用的抗肿瘤药物，主要包括多柔比星（阿霉素）、表柔比星（表阿霉素）、比柔比星、柔红霉素、阿柔比星、伊达比星、米托蒽醌，以及多种现代新型制剂。在成人及儿童血液系统肿瘤、淋巴瘤及乳腺癌等疾病的综合治疗方案中，蒽环类药物具有不可替代的地位。然而，由于高度的心脏毒性风险，蒽环类药物在临床应用中受到了极大的限制[69]。蒽环类药物心脏毒性可根据发生的时间分为急性/亚急性心脏毒性、慢性/迟发性心脏毒性。急性及亚急性心脏毒性，较为少见，可在给药期间或给药后数小时内出现短暂心电图改变，停药后消失，多表现为心律失常（室上性心动过速、室性异位心律）、心肌梗死、心力衰竭及心包炎－心肌炎综合征，心电图改变主要包括 ST-T 改变、QRS 波低电压以及 Q-T 间期延长等。迟发性心脏毒性，多在化疗结束后的数月至几年出现，主要表现为隐匿性心室功能障碍、充血性心力衰竭及心律失常等。慢性和迟发性的心脏毒性主要与蒽环类药物累积的剂量有关。由于蒽环类药物心脏毒性是不可逆性的，因此，将对病人形成终生的风险及威胁。尤其是对于血液系统恶性肿瘤的儿童，经过成功的系统治疗后，生存期内都将面临心脏系统疾患风险事件的发生。有研究显示[69]，接受蒽环类药物治疗的儿童在 20 年之后发生心功能衰竭的风险是 5.5%，当阿霉素累积剂量超过 300 mg/m^2 时，心衰的发生率更是上升到 9.8%。蒽环类药物心脏毒性的临床表现可大体分为亚临床症状性损伤、具有临床症状性损伤。一项综述性研究显示[70]，在儿童人群中，在接受蒽环类药物治疗后 6.4 年的时间节点，亚临床症状性心肌损伤发生率高达 57%；与此同时，接受治疗后 1～5 年内的心功能衰竭发病率高达 16%，造成严重的心脏不良事件[71]。在成人人群中，接受蒽环类药物治疗后 3 年内的亚临床损伤发生率也高达 36%[72]，而心功能衰竭的心脏不良事件发生率为 30%[73]，已经严重威胁到癌症幸存者的生命安全。

累积剂量与剂量强度是蒽环类药物心脏毒性的主要影响因素。一项以国内人群为受试者的研究[74]，将 107 例乳腺癌术后病人分为 2 组，高剂量阿霉素组（90 mg/m^2）56 例，低剂量阿霉素组（50 mg/m^2）51 例，研究方案 CAF（环磷酰胺、阿霉素、氟尿嘧啶），观察临床症状、心电图、超声心动图。结果显示高剂量组出现 5 例心悸、胸闷等不适，5 例心电图改变（ST-T 改变、心动过速、传导异常），1 例 LVEF $<$ 50%。低剂量组出现 1 例心悸、胸闷不适，3 例心电图改变及 1 例 LVEF $<$ 50%。另一项研究中[75]，对 68 例晚期乳腺癌病人进行不同表阿霉素剂量强度的 CEF（环磷酰胺、表阿霉素、氟尿嘧啶）方案化疗，监测心电图及心功能。结果显示高剂量组（75 mg/m^2）出现 5 例心电图改变，其中 3 例 2 周内恢复，1 例出现充血性心力衰竭；低剂量组（50 mg/m^2）出现 3 例一过性心电图改变。陈玲玲[76]等对 107 例晚期局部乳腺癌病人进行不同表阿霉素剂量强度的 CAF 方案化疗，监测心电图、心功能及超声心动图，监测时间点分别为 2、4、6 周期末及化疗后第 3、6 个月末。结果显示高剂量组（75 mg/m^2）出现 5 例心电图改变，3 例在 2 周内恢复，1 例出现充血性心力衰竭；低剂量组（50 mg/m^2）出现 3 例一过性心电图异常，均在 2 周内恢复。综合

以上研究，首先提示高剂量阿霉素、表阿霉素组在化疗期间及后续监测过程中均出现了不同程度的心脏毒性临床表现，提示其心脏毒性的发生具有很高的普遍性；其次，高剂量组的蒽环类药物所造成的心脏毒性事件发生率及严重程度要高于低剂量组，提示蒽环类药物心脏毒性不仅与累积剂量相关，与药物峰浓度也存在一定的潜在关系。

柔红霉素、吡喃阿霉素等，是除阿霉素、表阿霉素外最常用于临床的蒽环类药物，其心脏毒性的发生率与严重情况较阿霉素具有一定的差异性。一项回顾性研究[77]分析309例采用柔红霉素方案进行治疗的儿童急性白血病病人，出现心脏毒性16例，临床均表现为窦性心动过速、ST段改变；5例合并不完全性束支传导阻滞及心律不齐，12例超声心动图显示心室增大、瓣膜反流，3例心包积液，6例心肌酶谱升高。最终8例好转，4例死亡，4例转院。据此研究的数据分析，症状性心脏毒性事件发生率约为5%，而死亡率则超过1%，具有显著的临床心脏毒性风险。

吡喃阿霉素是阿霉素的半合成衍生物，其心脏毒性显著低于阿霉素，多为可逆性。主要心脏毒性表现包括：心率加快、非特异性ST-T改变、房室传导阻滞。一项对比性研究[78]拟探索吡喃阿霉素累计剂量与心脏毒性的关系，纳入147例恶性肿瘤病人（多种），以心肌酶谱、Holter及临床症状为观察指标，吡喃阿霉素累计剂量：100 mg/m^2 147例，200 mg/m^2 89例，300 mg/m^2 82例，400 mg/m^2 68例，500 mg/m^2 63例，600 mg/m^{2}60例，700 mg/m^2 49例，800 mg/m^2 21例，900 mg/m^2 5例，1 000 mg/m^2 1例。结果显示心肌酶谱在累计剂量大于700 mg/m^2 时显著升高；心电图在累计剂量大于800 mg/m^2 时预警性室性心律失常发生率显著升高（28.6%）；心肌缺血方面在各剂量组无显著差异。

一项针对96例乳腺癌病人进行吡喃阿霉素、阿霉素的对比性研究显示[79]：吡喃阿霉素组心脏毒性发生率为16.67%，阿霉素组心脏毒性发生率35.42%。另一项[80]以128例恶性肿瘤（多种）病人为目标人群，对比研究吡喃阿霉素与阿霉素的急性心脏毒性。结果显示吡喃阿霉素组65例中，心电图异常2例；阿霉素组63例中，心电图异常6例。张敬东[81]等以116例老年淋巴瘤病人为目标人群，对比研究吡喃阿霉素的有效性与安全性，以ST段改变及心律失常为心脏毒性诊断标准。结果显示：吡喃阿霉素组57例，心脏毒性发生率8.5%；阿霉素组59例，心脏毒性发生率15.8%。邵维维[82]等观察吡喃阿霉素在恶性血液病系统中的安全性，对50例恶性血液病病人进行含吡喃阿霉素的标准方案化疗，根据体表面积确定吡喃阿霉素剂量，测定心电图、心肌酶及超声心动。结果显示：出现急性心脏毒性6例，慢性1例；7例出现心电图异常，其中窦性心动过速2例、房颤1例、室性早搏1例、非特异性ST-T改变4例；心肌酶升高1例；心脏超声对比无差异。此外，心脏毒性反应发生率与吡喃阿霉素剂量呈正相关，300 mg/m^2 以上发生率显著升高。通过上述针对不同人群的吡喃阿霉素与阿霉素的前瞻性临床研究分析，吡喃阿霉素在安全性方面优于阿霉素，心脏毒性事件发生率较阿霉素减低约1/2。因此，在临床中吡喃阿霉素是阿霉素替代方案的一种可选药物。

2. 烷化剂

环磷酰胺是血液系统疾病化疗方案中重要的组成药物之一，其主要心脏毒性发生

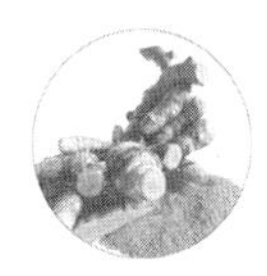

与其剂量具有相关性。当环磷酰胺剂量达到 120 mg/kg 以上时，心脏毒性事件发生比例相对升高，其事件类型包括心律失常（快速性、慢速性皆可见）、急性心功能衰竭、心肌炎等[83,84]。临床研究报道，环磷酰胺与蒽环类药物的心脏毒性具有叠加性效果。[85]因此，如此前应用过蒽环类药物化疗的病人，再进行环磷酰胺后续治疗时，应注意监测心脏事件发生情况，及时给予对症支持治疗。

3. 抗微管类药物

紫杉醇类是最重要的抗微管类抗肿瘤药物，临床应用广泛。现代研究显示，紫杉醇心脏毒性的影响中包括诱发自主神经功能失调及迷走神经张力降低，而交感神经功能处于相对优势地位，增加了心源性猝死的风险。[86]

紫杉醇类药物现代制剂主要包括紫杉醇、多西紫杉醇、采用脂质体技术的脂质体紫杉醇、白蛋白结合型紫杉醇。脂质体紫杉醇主要是调整了原紫杉醇注射液的溶剂，由此避免了该溶剂所诱发的急性过敏等不良反应。白蛋白结合型紫杉醇则是紫杉醇与白蛋白相嵌合，可调整药物在体内组织间的分布、增强药物靶向性，从而增加临床疗效。然而，除紫杉醇溶剂所诱发的急性过敏性反应外，心脏毒性是紫杉醇的一项主要不良反应。

周正宇[87]等对 60 例老年非小细胞肺癌病人进行以多西他赛为主的抗肿瘤治疗，第 1、8 日给药，21 d 为 1 个周期，以 CTnI、CRP、心电图为监测指标。结果显示：化疗后 CTnI 及 CRP 水平均较化疗前升高，差异有统计学意义；心电图异常发生率为 15%，心动过缓 2 例、心动过速 4 例、房室传导阻滞 2 例、ST-T 改变 1 例。研究提示多西他赛（多西紫杉醇）在老年非小细胞肺癌病人中应用出现心脏毒性。另一项研究中，王超新[88]等研究多西紫杉醇联合卡铂对比紫杉醇联合卡铂，在 16 例晚期乳腺癌病人中的有效性及安全性，全部病人完成 4 周期化疗。结果显示：紫杉醇组心脏毒性发生率 28%，多西紫杉醇组心脏毒性发生率为 7%，差异有统计学意义。

以上两项研究说明，紫杉醇及多西紫杉醇均具有诱发心脏毒性的不良反应，多西紫杉醇略优于紫杉醇，但由于研究内样本量较小，研究结果有待进一步探讨与验证。

韩江琼[89]等研究多西紫杉醇和紫杉醇分别联合阿霉素、环磷酰胺在 83 例晚期乳腺癌病人中的安全性，予药物治疗 4 周期，以心电图为主要观察指标。结果显示：两组心电图异常率随化疗周期增加而快速升高；4 周期化疗后多西紫杉醇组心电图异常率 30.95%，紫杉醇组心电图异常率 68.29%。研究提示在与蒽环类药物合并使用的方案中，多西紫杉醇方案的心脏毒性明显优于紫杉醇方案。另一项研究中，王全峰[90]等研究紫杉醇联合表阿霉素在 31 例局部晚期乳腺癌病人中的有效性及安全性，研究过程中无心脏毒性事件发生。

紫杉醇、阿霉素、环磷酰胺三种均具有潜在心脏毒性的药物在联合方案中同时应用，心脏毒性的发生情况是本方案能否实施的重要安全性因素。以上两项研究均为紫杉醇联合蒽环类药物在乳腺癌病人中的安全性研究，结果则截然不同，第一项研究的心脏毒性发生率高达 60% 以上，而第二项研究中并未出现心脏毒性。

糖尿病病人群是心血管系统疾病的高危人群，对此类人群应用具有心脏毒性药物

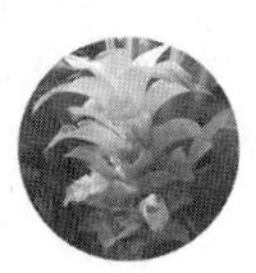

进行抗肿瘤治疗，可能会诱发严重的心脏系统恶性事件，如急性冠脉综合征、急性心功能衰竭等[91]。因此，在此类人群分层中进行研究，将有助于更加清晰认识抗肿瘤药物对特定人群的影响。王蕊[86]等对120例罹患糖尿病的恶性肿瘤病人进行以紫杉醇为主方案的化疗，并与60例非糖尿病恶性肿瘤病人进行对比。结果显示：组内对比显示糖尿病病人群化疗前后Q-T间期具有统计学差异；两组在心率变异性方面的化疗前后对比均具有统计学差异。因此，本研究提示糖尿病病人应用紫杉醇具有更高的心脏毒性风险。

4. 抗代谢类

抗代谢类药物主要以氟尿嘧啶类为主，包括5－氟尿嘧啶、卡培他滨、替吉奥。卡培他滨是氟尿嘧啶的前体，其在肝脏代谢为氟尿嘧啶而发挥药理作用，是乳腺癌、肠癌的重要治疗药物。替吉奥是指替加氟、吉美嘧啶、奥替拉西钾的三药物混合制剂，其中替加氟是氟尿嘧啶类药物。氟尿嘧啶类药物的心脏毒性主要表现在5－氟尿嘧啶的临床应用方面。

5－氟尿嘧啶的心脏毒性首次于1975年由Dent和McColl发现[92]，而在Sorrentino等[93]所发表的5－氟尿嘧啶相关系统综述中指出：此药物为继蒽环类药物之后，具有心脏毒性最为显著的化疗药物（此处不含靶向治疗药物）。

氟尿嘧啶类药物心脏毒性的主要发病机制目前尚不明确，其临床表现主要为缺血性病变，因此考虑与冠状动脉血管痉挛的关系相对密切。临床研究显示[94-97]：氟尿嘧啶类药物的心脏毒性发生率在0～35%，主要影响因素包括用药周期时长以及合并用药情况，具体临床表现包括胸痛、心悸、心律失常、心肌梗死、低血压、心力衰竭等。

林榕波等[98]通过以氟尿嘧啶为基础的持续滴注化疗方案在结直肠癌病人中的应用，观察其心脏毒性的发生情况。研究共纳入82例病人，10例出现心脏毒性事件，包括心力衰竭1例、室性心动过速1例、心肌梗死1例、心肌缺血性表现者7例，所有病人经停药及对症治疗后均好转。研究提示氟尿嘧啶类药物的持续滴注方案存在心脏事件风险，经停药处理可改善。

5. 靶向治疗药物

靶向治疗是现代肿瘤临床研究的热点以及未来发展方向。靶向药物包括小分子蛋白激酶抑制剂和单克隆抗体，其心脏毒性发生情况在临床研究中逐渐显现并呈现升高的趋势。靶向药物所导致的心脏毒性事件主要集中于左心室功能不全，或心脏衰竭、心律失常及恶性心包积液[66-68]。靶向治疗药物根据其类型及靶点，大致可分为以下类别：①酪氨酸激酶抑制剂，其靶点主要为表皮生长因子受体EGFR或HER2；②单克隆抗体，其直接靶点主要是EGFR、HER2、VEGF、VEGFR以及AR（性激素受体）。现将临床常见靶向治疗药物相关心脏毒性事件研究情况简述如下：

（1）曲妥珠单抗。曲妥珠单抗是靶向治疗药物中第一个获得批准应用的人源性抗Her-2单克隆抗体。其所针对的靶点Her-2是由原癌基因*RrbB2*编码的糖蛋白，在乳腺、胃肠道等组织均可表达，其表达程度往往预示着不良预后。临床研究中，本药

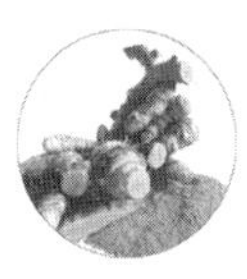

物主要针对乳腺癌、胃癌具有 *Her-2* 突变的人群。具有 *Her-2* 基因表达的不良预后的恶性肿瘤病人，应用曲妥珠单抗靶向治疗往往会获得良好的疗效。

曲妥珠单抗所引起的心脏毒性属于 Type-2 型，基本病理机制为蛋白质功能异常、线粒体功能障碍，因此其表现为可逆性心脏毒性。临床常见的表现为：症状性的心功能衰竭，或无症状性的左心室射血分数下降。其中，以无症状性的左心室射血功能下降为常见。金高娃等[99]观察曲妥珠单抗对 22 例乳腺癌病人 LVEF 的影响，结果显示应用曲妥珠单抗 12 个月后，有 3 例病人 LVEF 下降水平大于等于 10%，比例为 14%。

曲妥珠单抗与蒽环类药物联合的抗肿瘤治疗方案是 Her-2 阳性乳腺癌病人的首选治疗方案。方案中两种药物均具有显著的心脏毒性风险，临床研究对两药的同步应用及序贯应用进行了探索。谢奕彪等[100]对 27 例乳腺癌术后病人进行 ATH 方案的辅助化疗（阿霉素 + 多西紫杉醇 + 曲妥珠单抗），治疗时长为 4 个周期。结果显示 27 例病人中出现 3 例心脏毒性症状，主要表现符合左心衰表现；4 例出现心电图变化；2 例出现 BNP 升高，同时伴有胸闷、气短的临床表现，不能耐受 ATH 方案化疗，调整方案，去除阿霉素，改为多西紫杉醇联合曲妥珠单抗方案后顺利完成。胡月珍[101]回顾性分析 160 例应用曲妥珠单抗与蒽环类药物不同联合方式治疗乳腺癌的安全性，全部人群治疗方式包括单纯化疗、曲妥珠单抗与蒽环类药物序贯应用、曲妥珠单抗与蒽环类药物同步应用，结果显示全部人群治疗前后 LVEF 均无显著下降。任鹏等[102]比较曲妥珠单抗与蒽环类药物同步、序贯应用于乳腺癌病人辅助化疗方案的研究中，共纳入 62 例，以 LVEF 为主要观察指标，结果显示无论同步用药还是序贯应用，两组 LVEF 水平在 3、6、12、24 个月的访视节点时均无显著性差异。以上研究均表明，曲妥珠单抗与蒽环类药物联合应用于乳腺癌术后辅助治疗中，无论是采用同步给药，还是序贯给药，安全性均可，无严重心脏相关不良事件发生。

（2）贝伐单抗。贝伐单抗是针对 VEGF 靶点的代表性靶向治疗药物。由于其主要的干预位点为血管内皮系统，因此具有潜在的心血管系统不良事件风险。Miles、Perren、Robert、Brufsky、Aghajanian、Kelly 等[103-115]进行了基于贝伐单抗联合化疗药物的有效性及安全性研究，全部研究中心血管系统不良事件发生风险最高为 8.58%，高级别心血管系统不良事件发生率最高为 6.19%。

关于其他靶向治疗药物的心脏毒性的研究，包括阿比特龙、索拉菲尼、舒尼替尼、吉非替尼、西妥昔单抗、凡德他尼等，其中心脏毒性发生率最高的药物为治疗前列腺癌的药物阿比特龙[116]（18.82%），其次为甲状腺癌治疗中应用的凡德他尼（14%）。被认为具有潜在高风险的贝伐单抗联合卡培他滨用于治疗结直肠癌的方案，反而心脏毒性发生率最低[110]。

四、耳毒性

顺铂是目前临床上常用的广谱抗癌药之一，对头颈部及泌尿生殖系统的实体瘤有很好的疗效。但它具有消化道反应、骨髓抑制、肾脏及耳毒性损害等毒副作用，以肾

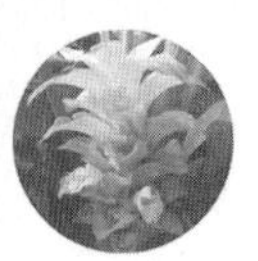

脏及耳毒性损害最为严重[117-122]。由于顺铂是一种以浓度决定疗效的抗肿瘤药物，短时间内每次所给药物浓度越高，疗效也就越好。因此，肾、耳毒性是限制其大剂量使用、影响其疗效的主要原因[123-125]。

顺铂耳毒性主要表现为耳鸣、耳聋，听力损失多在4～8 kHz的高频区，随每次给药剂量和总药量的增加，听力损失逐渐向低频区发展，严重者可涉及语言频率。动物实验研究发现，顺铂耳毒性损伤的病理表现类似氨基甙类抗生素，主要损伤耳蜗，也可损伤前庭[126]。扫描电镜观察的早期形态改变是：外毛细胞纤毛增粗、散乱，以螺旋器的外毛细胞最易受累，而损伤最早、最严重的是底转外毛细胞，此改变与高频区听力先丧失相符。随着用药时间延长，剂量增加，病变逐渐向顶转发展[127]。在透射电镜下可见外毛细胞水肿、空泡形成及线粒体肿胀、溶解等，血管纹的改变较外毛细胞损伤为轻[128]。顺铂耳毒性的致病机理尚不清楚，可能与三种机制相关。

（一）顺铂内耳蓄积的直接作用

内耳蓄积是由于药物选择性聚积于内耳和内耳排泄药物缓慢所致。目前认为，顺铂对内耳的损伤首先是由于顺铂的内耳蓄积[129,130]。给豚鼠一次性静脉注射顺铂，其在血浆中的半衰期不到1 h，而在螺旋器、血管纹、迷路组织内的浓度增加持续超过24 h[129,131]。说明顺铂可经供应内耳区域的血管系统，被主动转运入内耳。由于药物在内耳的浓度不断上升，当达到中毒浓度时，可引起细胞水肿、细胞间隙压缩或闭合，造成药物排泄缓慢，从而导致顺铂在内耳长时间、高浓度存在，引起耳毒性[129]。

（二）对内耳代谢的影响

研究发现，顺铂可致细胞膜某些酶类如碱性磷酸酶、5－核苷酸酶、Ca^{2+}-ATP酶、Na^+-K^+-ATP酶等活性下降，导致细胞膜离子通透性的改变，引起细胞损伤。有人研究了顺铂对豚鼠耳蜗外毛细胞钙激活钾电流的影响，发现该通道活动受到了细胞外顺铂的抑制，该结果提示，豚鼠耳蜗外毛细胞的钙激活钾通道是顺铂的作用位点之一[132]。顺铂还可引起线粒体变性，线粒体是细胞进行氧化代谢、提供能量的中心，其损伤势必影响细胞代谢及功能活动。

正常豚鼠鼓阶外淋巴液K^+浓度低、Na^+浓度高，前庭阶则相反[131]。鼓阶与前庭阶外淋巴液间存在－2 mV电位差，此电位差可能与鼓阶K^+浓度低于前庭阶有关。使用顺铂后鼓阶外淋巴K^+浓度高、Na^+浓度低。顺铂可使Na^+-K^+-ATP酶活性下降。正常情况下，前庭膜上该酶的“离子泵”作用使前庭阶的淋巴液维持高K^+、低Na^+浓度。因此，前庭阶K^+、Na^+浓度的改变，可能与药物致前庭膜功能障碍有关[133,134]。

（三）血清电解质改变

由于顺铂对肾脏的毒性作用和顺铂致呕吐造成的体液电解质失调及药物对细胞膜

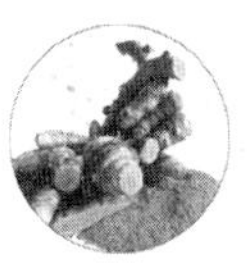

通透性的改变等影响了细胞内、外离子的交换，导致细胞内环境稳态的破坏，引起耳毒性。

对自由基的氧化应激损伤的研究表明，顺铂可引起大鼠耳蜗内 GSH 水平降低，谷胱甘肽过氧化物酶（Glutathione Peroxidase，GSH-Px）、谷胱甘肽还原酶（Glutathione Reductase，GR）、超氧化物歧化酶（Superoxide Dismutase，SOD）和过氧化氢酶（Catalase，CAT）活性下降，以及脂质过氧化物（Lipid Peroxide，LPO）含量增高[135,136]。Davis 等[137]为了阐明顺铂致细胞氧化损伤的机制，将锰－超氧化物歧化酶（Mn-SOD）和 CAT 基因导入人胚胎肾细胞系（239），使该细胞超量产生此两种酶。研究发现 Mn-SOD 的超量表达使细胞对顺铂毒性有了较强的耐受性，而 CAT 超量表达的细胞却不具有明显的保护作用，说明顺铂引起的氧化损伤主要是由超氧阴离子诱发的。有学者[138]采用听泡内注射 N－硝基－L－甲基－精氨酸（N'-Nitro-L-arginine-methyl ester，L-NAME）的方法观察其对顺铂耳毒性的影响，发现 L-NAME 对顺铂的耳毒性有保护作用。L-NAME 是 NOS 的竞争性抑制剂，该结果提示，在顺铂的耳毒性中，NO 发挥了一定作用。诱导型 NOS（inducible NOS，iNOS）主要在病理条件下表达，催化生成大量 NO，由于 NO 能和氧自由基反应，生成氧化性更强的氮过氧化物，导致氧化应激增强，从而引起毛细胞损伤。

五、肾毒性

顺铂进入细胞后在较低的氯离子环境中，表现出极大的活性，其分子中的氯离子可被细胞内各种分子的含氧、氮、硫的基团所取代，发生水化作用，且与细胞内脂质、蛋白质、DNA 链结合，形成各种顺铂类加合物[139]。其肾毒性可能与其形成损伤性 DNA 加合物、引起炎症反应、启动氧化应激和通过多种途径诱导细胞坏死和凋亡有关。

（一）顺铂诱导肾小管上皮细胞坏死与凋亡

顺铂的肾毒性主要引起肾脏小管间质病变。经大量的动物实验证实，顺铂会损伤近端小管尤其是外层髓质 S3 段，而肾小球并无明显的形态学改变[140]。肾小管上皮细胞，尤其是 S3 段，可通过有机离子转运蛋白 2（organic cation transporter 2，OCT2），主动摄入顺铂，并发生高累积。OCT2 主要分布在肾脏，决定了顺铂主要经肾脏代谢，并由此造成对肾的累积毒性[141]。

肾小管上皮细胞损害表现为坏死和凋亡。细胞死亡类型取决于顺铂的作用剂量，高浓度（毫摩尔级）引起肾小管上皮细胞坏死，而低浓度（微摩尔级）则导致细胞凋亡[142]。然而，体内研究发现顺铂作用后，细胞的坏死和凋亡常常并存[143]，不排除部分凋亡细胞由于未被及时清除而呈现继发性细胞死亡的可能。另外，除了经典定义的凋亡现象以外，细胞的其他死亡途径也多受到精确严格的调控，相同的调控环节也可能最终导致不同的死亡方式[144]。多种肾脏保护类药物如氨磷汀、西米替丁能同时减少肾小管上皮细胞坏死和凋亡。多项旨在减少细胞凋亡的分子生物学技术，如Bax基因敲除，亦能同时减少细胞坏死[145]。

（二）肾小管上皮细胞凋亡途径

顺铂的毒性作用，既可激活凋亡外源性途径（死亡受体途径），亦可激活内源性途径（线粒体途径）。顺铂可上调Fas和FasL的表达而引起细胞凋亡[146]。顺铂还可诱导小鼠肾脏产生大量TNF-α，其肾脏损害与TNF-α下游的多种细胞因子有关，而TNFR2缺失小鼠则可抵抗顺铂对肾造成的损伤[147]。这些研究不但证实顺铂对外源性凋亡途径的激活作用，也提示其可通过TNF-α引起组织炎症反应。Fas和TNFR两者可通过相关死亡结构域与死亡效应结构域作用，形成死亡诱导信号复合物，从而激活caspase8，启动外源性凋亡途径。

内源性途径一直被认为是顺铂肾毒性的主要凋亡途径。顺铂可诱导错配修复蛋白依赖的细胞色素C释放和caspase9、caspase3及多聚腺苷二磷酸核糖聚合酶（poly-ADP-ribose polymerase，PARP）激活[148]。在肾小管上皮细胞LLC-PK1中，证实顺铂可激活Bax，并诱导细胞色素C释放，caspase9激活，最终导致细胞凋亡[149]。顺铂刺激下肾小管上皮细胞非*p53*依赖的凋亡主要通过Bax、Bak相关的内源性途径发生[150]。顺铂可诱导野生型小鼠肾小管上皮细胞激活的Bax在线粒体表达，并伴急性肾衰，而Bax基因敲除小鼠则对顺铂的毒性有抵抗作用[145]。线粒体通道蛋白如Bax激活，可造成多种促凋亡蛋白释放，如细胞色素C、Smac/DIABLO、AIF等。细胞色素C释放可与Apaf-1结合继而激活caspase9，启动内源性凋亡途径；Smac释放则能拮抗caspase抑制蛋白IAPs，从而放大caspase级联反应。

外源性和内源性凋亡途径的启动和执行都有赖于caspase级联反应。LLC-PK1细胞经顺铂作用后，caspase8、caspase9、caspase3、caspase2均被激活，并呈一定时间和剂量依赖性。[151]除了以caspase为核心作用的内源性和外源性凋亡途径，也存在一些非caspase依赖的凋亡途径，如凋亡诱导因子AIF介导的凋亡现象。顺铂可诱导肾小管上皮细胞从线粒体到核转位，继而导致细胞凋亡[152]，从而表明顺铂的肾毒性与非caspase依赖的凋亡途径相关。

内质网应激（ERS）途径依赖caspase12起始激活。顺铂激活肾小管上皮细胞caspase12，而anticaspase12抗体可减轻其细胞凋亡[153]。在大鼠顺铂肾毒性模型中发现内质网应激和caspase12激活[154]。由此可见，顺铂致肾小管上皮细胞凋亡是通过多种途径共同作用的结果，各种途径最后通过caspase依赖或非caspase依赖途径最终导致细胞凋亡。

（三）*p53*信号转导

*p53*抑制剂pifithrin-α能部分抑制顺铂诱导兔近端小管上皮细胞凋亡[155]。负显性*p53*结合位点与pifithrin-α对顺铂诱导大鼠肾小管细胞凋亡有抑制作用，*p53*促凋亡作用与其转录活性相关[156]。体内实验形态学结果也证实*p53*活化部位与肾小管上皮细

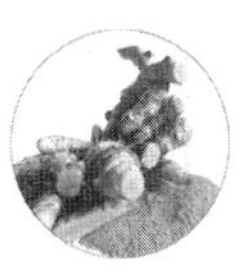

胞凋亡部位一致，顺铂诱导 *p53* 缺陷小鼠肾小管细胞凋亡现象及急性肾衰均较野生型小鼠减轻[157]。*p53* 可通过激活下游 *PIDD* 介导 *p53* 促凋亡作用，*PIDD* 可激活 caspase2，继而释放线粒体 AIF 诱导细胞凋亡[152]。经体内、外实验证实，顺铂可诱导细胞合成一种 Bcl-2 家族促凋亡蛋白，即 PUMA-α，其过程为 *p53* 依赖[158]。PUMA-α 被大量合成后，聚集在线粒体内，通过与 Bcl-XL 的相互作用，释放 Bax 并增加线粒体通透性，从而释放线粒体其他促凋亡蛋白，如细胞色素 C 等。这些研究表明，除了直接调控基因转录的方式外，*p53* 也可通过线粒体相关途径诱导肾小管上皮细胞凋亡。

（四）*p21* 和 CDK2

顺铂作为一种化学毒物，刺激细胞后会导致一系列细胞保护性应激反应。在顺铂作用下，可诱导肾小管上皮细胞表达一系列的细胞周期相关蛋白和修复蛋白，如 CDK 抑制因子（*p21*、*p27*）、cyclin B1、cyclin D1、PCNA、GADD45、GADD153 等[159]。顺铂可诱导肾脏上皮细胞以 *p53* 依赖或非依赖方式表达 *p21*[160]，与野生型小鼠相比，*p21* 缺失小鼠对顺铂诱导的急性肾衰更敏感[143]。*p21* 的细胞保护作用与其氨基端 38 ～ 91 氨基酸序列相关，而这一序列包含了 *CDK2* 结合域[161]。研究证实 *p21* 可减少顺铂作用下 *CDK2-E2F1* 的激活，*CDK2* 负显性突变体对顺铂诱导的细胞凋亡有保护作用，*CDK2* 抑制剂在体内、外实验研究中，均被发现其对顺铂肾毒性有抵抗作用[162]。这些结果提示，*p21* 对顺铂的肾毒性有明确的保护作用，且是通过抑制 *CDK2* 表达而完成的。顺铂能造成小鼠去核肾脏近端小管上皮细胞死亡，*CDK2* 抑制剂能阻止细胞死亡的发生，且可阻断 ERS[163]，说明顺铂刺激下转位到胞质的 *CDK2* 在诱导细胞凋亡中起着十分重要的作用。

（五）氧化应激

顺铂的细胞毒性作用与活性氧（ROS）的产生和堆积密切相关。一方面，顺铂进入细胞后迅速被水化，并消耗大量含巯基的抗氧化分子（包括谷氨酰胺等），改变了细胞氧化还原的状态，导致细胞内大量活性氧堆积和细胞氧化应激；另一方面，顺铂会导致线粒体功能失调，破坏呼吸链，产生大量 ROS（包括过氧化氢），而过氧化氢酶及其衍生物能减轻顺铂肾毒性[164]。另外，顺铂也可激活微粒体中细胞色素 P450 系统产生 ROS。ROS 可与细胞内包括脂质、蛋白质、DNA 在内各种分子发生反应，造成细胞应激。在顺铂刺激下产生的 ROS，可激活细胞内几条重要的信号转导途径。ROS 可激活肾组织 p38，而二甲基硫脲（dimethylthiourea，DMTU）可阻断激活，并改善组织炎症损害[165]。体内及体外实验证实，大剂量顺铂刺激下，肾小管细胞会快速产生大量羟基自由基，DMTU 和 N－乙酰半胱氨酸能抑制羟基自由基产生、线粒体损伤、p38 信号途径激活、*p53* 激活及顺铂的肾毒性[166,167]。抗氧化剂如维生素 C、维生素 E 及一些自然产物中的抗氧化提取物（茄红素、辣椒素等），可对顺铂肾毒性有明确的保护作用[168-171]。这些结果均提示，ROS 是顺铂细胞毒性早期产物，且通过多种

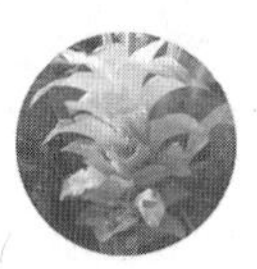

信号途径造成细胞应激，最终导致肾脏小管上皮细胞损害。

（六）TNF-α 引发炎症反应

顺铂的肾毒性常伴随着大量炎性细胞因子、趋化因子的产生，炎症反应是继细胞变性坏死后肾脏组织进一步损害和肾衰的病理学基础。一些抗炎因子如 IL-10 能减轻顺铂肾毒性损伤[172]。顺铂刺激下肾组织 TNF-α 主要由肾脏固有细胞产生[173]，而浸润的炎症细胞起协同和调节作用[174]。TNF-α 通过与细胞表面受体 TNFR 相互作用，激活多种信号途径，刺激细胞分泌炎性细胞因子，募集炎症细胞而引发一系列炎症反应。TNF-α 抑制剂或其抗体均可减轻顺铂肾毒性损害，*TNF-α* 和 *TNFR* 基因敲除小鼠与野生型小鼠相比，均显示出对顺铂肾毒性有一定的抵抗性[147,175]。N－乙酰半胱氨酸能通过减少 *TNF-α* 基因转录，在一定程度上减轻肾脏损害[176,177]。

第二节　姜黄素与化疗药合用的药理效果

理想的化疗增敏剂应既能提高抗肿瘤疗效，又能降低抗癌药对正常组织的毒性。姜黄素来源广泛，无毒副作用且可降低阿霉素对正常组织的损害。姜黄素有酮和烯醇式，烯醇式更稳定[178]，其甲基化的酚和二酮赋予了姜黄素极高的生物活性。自 1985 年姜黄素具有抗肿瘤作用的可能性被发现[179]，至其被列为第三代肿瘤化学预防药[180]，大量关于姜黄素抗肿瘤作用及其机制的研究证实，姜黄素可作为抗突变剂及抗癌剂，且毒性小、价格低，可用于肿瘤预防、增加肿瘤细胞化疗敏感性、逆转耐药及减毒。

一、姜黄素与顺铂

顺铂（cisplatin）属细胞周期非特异性药物，具有细胞毒性，可抑制癌细胞的 DNA 复制过程，并损伤其细胞膜上结构。顺铂被推荐为头颈部癌、睾丸癌、胰腺癌和卵巢癌等 18 种癌症的首选一线化疗药物[181]，主要的不良反应有骨髓抑制、胃肠道反应、肾脏毒性、神经毒性等。

姜黄素与顺铂两者联合使用对多种肿瘤细胞有协同抑制增殖作用，其机制可能与两者在促进肿瘤细胞凋亡的信号途径上有协同作用有关。姜黄素还可提高顺铂的药效和降低其毒性作用。姜黄素和顺铂对胰腺癌细胞 Panc-1 有剂量依赖性的抑制增殖作用，姜黄素、顺铂作用 48 h 的半数抑制率（IC_{50}）值分别为（20.05 ± 1.32）μmol/L、（0.89 ± 0.31）mg/L，姜黄素可以促进 Panc-1 对顺铂的敏感性，在相同的抑制效应下，姜黄素可降低顺铂的使用量[182]。姜黄素能显著抑制雄激素非依赖性前列腺癌细胞 PC3 的体外生长，呈时间与剂量依赖性，细胞周期主要阻滞于 G_2/M 期[183]，部分

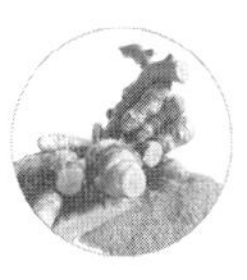

细胞出现凋亡形态学改变。顺铂和不同浓度姜黄素联合可显著抑制 PC3 细胞增殖[184]。姜黄素与顺铂合用，可增加顺铂对卵巢癌细胞 CAOV3 及 SKOV3 的敏感性，其机制与减少 IL-6 分泌有关[185]；增加肝癌细胞凋亡率和 capase3 活性，抑制肝癌细胞增殖[186]。低剂量姜黄素预处理可减轻顺铂引起的肾脏系数升高，降低尿素氮（BUN）、肌酐（CRE）水平，抑制丙二醛（MDA）形成增高，提升谷胱甘肽（GSH）含量，增强谷胱甘肽过氧化物酶（GSH-Px）活力，姜黄素主要通过抗氧化作用和清除自由基活性减轻顺铂毒性[187]。

二、姜黄素与阿霉素

抗肿瘤抗生素阿霉素（adriamycin/doxorubicin，ADM）可抑制 RNA 和 DNA 的合成，属周期非特异性药物，具有强烈的细胞毒性作用，对各种生长周期的肿瘤细胞都有杀灭作用。ADM 主要用于急性白血病和淋巴瘤的治疗[188]，对肝癌[189-191]、乳腺癌[192-194]、肺癌[195,196]、膀胱癌[197-200]等也有一定疗效。

阿霉素可破坏线粒体膜[201]，引起细胞色素 C 进入胞质增加，与 APAF1 结合，形成凋亡小体，激活 caspase9 进而引发细胞凋亡。通过抑制 HER2、NF-κB 活性[202]，姜黄素及其类似物可提高 MCF-7/DOX 细胞系对阿霉素的敏感性，其中姜黄素 IC_{50} 为 80 μmol/L。姜黄素纳米制剂配合阿霉素对多药耐药人红白血病细胞株 K562 的细胞毒作用大大增强，产生比单纯相加更加的协同杀伤效果[203]。姜黄素与阿霉素协同抑制作用不仅与剂量和给药顺序有关，姜黄素还可以降低对阿霉素形成的细胞毒性作用（表 4－3）。

表 4－3　姜黄素降低阿霉素形成的细胞毒性作用

研究内容	模型动物	靶点	剂量	时间	研究
姜黄素抑制阿霉素对大鼠的肾毒性	SD 大鼠	肾脏	100 μmol/L	24 h	[204]
姜黄素通过下调组氨酸乙酰化、降低 MCP-1 表达降低阿霉素肾毒性	SD 大鼠	肾脏	200 mg/kg	56 d	[205]
姜黄素拮抗阿霉素的心毒性	Wistar 大鼠	心脏	200 mg/kg	30 d	[206]
姜黄素抑制阿霉素致 Albino 大鼠心肌炎	Albino 大鼠，150～200 g	心脏	200 mg/kg	14 d	[207]
姜黄素促进阿霉素产生 ROS 诱导 H9C2 细胞凋亡	H9c2 细胞	心脏	5～50 μmol/L	24 h	[208]
姜黄素通过下调磷酸盐载体抑制阿霉素的心肌毒性	H9c2 细胞	心脏	12 mg/L	24 h	[209]
姜黄素通过调整 JNK 磷酸化减弱阿霉素的心肌毒性	C57/BL6 小鼠	心脏	1 mg/kg	28 d	[210]

续表 4-3

研究内容	模型动物	靶点	剂量	时间	研究
姜黄素抑制阿霉素致心肌细胞凋亡	H9c2 细胞	心脏	5～15 μmol/L	24 h	[211]
姜黄素减轻阿霉素体外心肌毒性	H9c2 细胞	心脏	2.96、0.97 mg/mL	24 h	[212]
姜黄素纳米分散体抑制阿霉素对大鼠心肌细胞毒性	雄性 Albino 大鼠心脏组织	心脏	96.70 $nmol \cdot L^{-1} \cdot g^{-1}$	14 d	[213]
姜黄提取物保护大鼠免受阿霉素诱导的氧化压力	雄性 Wistar 大鼠，220～250 g	肝脏	5 mg/kg	28 d	[214]
姜黄素抑制阿霉素和镉的毒性	HeLa 细胞	肝脏	6 μmol/L	24 h	[215]
四氢姜黄素抗阿霉素细胞毒性	胆管上皮细胞（MMNK1）	细胞	3、6 μmol/L	24 h	[216]
姜黄对阿霉素致大鼠损伤的保护作用	Albino 大鼠	心、肝、肾脏	7.5 mg/kg	30 d	[217]
姜黄素降低阿霉素诱导的氧化压力从而保护肝脏	雄性 Wistar 大鼠	肝脏	姜黄，1g/kg	28 d	[218]
姜黄素逆转阿霉素的毒性	CD2F1 小鼠	心、肝、肾脏	10、100 mg/kg	6 d	[219]
姜黄素具有对阿霉素诱发的炎症反应、肝毒性、心肌毒性的拮抗作用	Wistar 大鼠，100～140 g	心脏、肝脏、血清	200、400 mg/kg	4 d	[220]
抗癌-抗氧化的 HO-3867 改善阿霉素的心脏毒性	雄性 BALB/c 小鼠	心脏	100 mg/kg	45 d	[221]
抗癌-抗氧化的 HO-3867 改善阿霉素的心脏毒性	MCF-7 细胞	细胞	2.5、5 μmol/L	24 h	[221]

第三节　姜黄素对放疗的影响

放射治疗作为治疗恶性肿瘤重要手段之一，可提高部分病人的生存率。然而，在肿瘤病人中发生放疗抵抗的比例日益增加，严重影响放疗效果和预后。其放疗抵抗机制与肿瘤组织血管分布不规则，血液流通受阻，肿瘤组织存在乏氧区域，乏氧细胞对辐射耐受性较高等有关[222]。姜黄素对多种恶性肿瘤细胞具有放射增敏作用，能够提高射线对肿瘤的杀伤力，且能降低大剂量射线所带来的不良反应[223-227]。姜黄素对肿瘤细胞的放射增敏主要通过在增加癌细胞的含氧量，调控 HIF-1α、VGEF 等相关基因

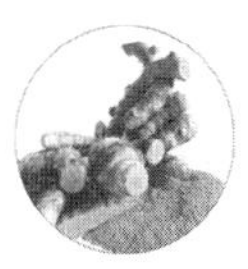

的表达，干扰肿瘤细胞损伤后的自我修复等方面发挥作用。

一、增加肿瘤细胞含氧量

活性氧（reactive oxygen species，ROS）是细胞有氧呼吸过程中产生的副产品，包括氧离子、过氧化物和含氧自由基等。有报道 UVA、UVB、重离子辐射等照射可引起正常组织细胞中 ROS 增高导致组织发生恶变[228-230]。又有研究表明乳腺癌、肺癌细胞等肿瘤细胞经射线照射后 ROS 水平明显升高[231]。因此，无论是正常细胞还是肿瘤细胞，电离辐射均可使之产生活性氧，且 ROS 可能具有双重生物学效应。研究证实，放射治疗后虽对肿瘤细胞起到杀伤作用，但也会造成机体微循环障碍，加重瘀血状态，以至于肿瘤局部血供障碍，供氧不足产生乏氧区域。研究表明这一区域中肿瘤细胞抵抗电离辐射的能力是含氧量正常的肿瘤细胞的 2 ～ 3 倍，其主要原因是减少氧自由基对肿瘤遗传信息的损伤，导致部分肿瘤细胞逃避放射损伤[222,232]。而放射增敏剂的应用能够增加部分乏氧细胞的活性氧含量，增强肿瘤细胞的辐射敏感性。研究表明姜黄素可以激活 ROS 介导的线粒体通路和非细胞死亡受体途径诱导的小细胞肺癌 NCI-H446 细胞凋亡[233]。另外，有研究发现，姜黄素联合放疗能抑制缺氧诱导因子（hypoxia inducible factor-1，HIF-1α）的表达，从而增加人乳腺癌 MDA-MB-231 细胞含氧量[225]。HIF-1α 在含氧量正常的条件下也能通过很多生长因子和致癌信号途径的作用导致表达增加，因此是预后不良的指标之一。故从 ROS 和 HIF-1α 途径研究提高肿瘤放射治疗的有效率至关重要。

二、干扰肿瘤细胞损伤后 DNA 的自我修复

放射线作为一种辐射能，被肿瘤细胞吸收后对其结构发生作用，直接或间接地损伤细胞的遗传信息，导致细胞死亡。然而肿瘤细胞具有一套完整的机制来保护自身的生命活动，可以通过激活某个细胞周期检查点、对特定基因逆转录等手段来恢复细胞的毒性，这也是肿瘤复发的原因之一。李刚等[224]报道姜黄素使 DNA-PKcs mRNA 水平明显降低，进而影响肿瘤细胞的自我修复。王东等[227]在对直肠癌的研究中发现姜黄素联合放疗使肿瘤细胞的 DNA 连接酶 4（DNA ligase Ⅳ，LIG4）和多聚核苷酸激酶/磷酸酶（polynucleotide kinase/phosphatase，PNKP）表达明显下调，破坏肿瘤自我修复所需要的酶。另有报道发现经过 20 μmol/L 的姜黄素处理 48 h 后，乳腺癌 1 号基因（breast cancer 1，BRCA1）、DNA 修复激酶（DNA-dependent protein kinase，DNA-PK）、O－6－甲基鸟嘌呤－DNA 甲基转移酶基因（O-6-methyguanine-DNA-methyltransferase，*MGMT* mRNA）等均呈时间依赖性降低，表明姜黄素能够抑制 N18 肿瘤细胞自身 DNA 修复基因的表达[61]。利用姜黄素来逆向调控并阻断肿瘤细胞的各种自我修复途径，以协助放射治疗亦十分重要。

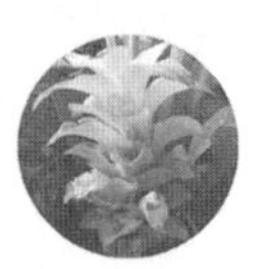

三、调控 NF-κB 等相关信号通路

任何疾病的发生与发展离不开上下游相关因子的调控及其信号通路的表达。研究表明姜黄素可以通过调控相关信号通路来实现放射增敏性。NF-κB 能够从微环境途径促进肿瘤的生长，有报道姜黄素通过抑制 NF-κB 的活化影响信号转录通路，增加胃癌细胞 BGC-823 的放疗敏感性[234]。又有证据表明，姜黄素联合顺铂对 A549 细胞具有放射增敏作用，其机制可能与上皮生长因子受体（epidermal growth factor receptor，EGFR）的信号通路受抑制有关[235]。还有报道显示，姜黄素能够通过阻断 PI3K/Akt 信号通路，减弱 Akt 的磷酸化来增强射线对乳腺癌 MDA-MB-231 细胞的敏感性[236]。

四、改变细胞周期，诱导细胞凋亡

已知处于不同细胞增殖周期的癌细胞对射线敏感性不一致，最敏感的是 M 期细胞，G_2 期细胞对射线的敏感性接近 M 期，S 期细胞对射线敏感性最差。Tian[237] 等研究发现 MCF-7 乳腺癌干细胞放疗之后 G_2 期细胞含量明显增多（$P<0.001$），且伴随着 G_2 期相关蛋白 pCDC25C 表达也明显增高（$P<0.05$）。CDC25C 在细胞核内与 DNA 损伤应答一致，且调控 G_2/M 期的转化。pCDC25C 与胞质蛋白 14-3-3 结合后以复合物的形式被转运出细胞核，不能活化细胞周期蛋白依赖性激酶 Cdk，受损的细胞至此不能进入有丝分裂且阻滞在 G_2/M 期，引起细胞凋亡。可见，若放射增敏剂的运用能使大部分肿瘤细胞处于 G_2/M 期，则其辐射敏感性将增强。较多资料证实姜黄素可以改变细胞的周期分布，使敏感时相 G_2 相对延长，缩短 S 期，使不敏感的肿瘤细胞转化为较敏感细胞，减少放疗抵抗现象以诱导细胞凋亡[224,226,238]。

五、调控凋亡抑制蛋白（survivin）基因、VEGF、HSPs 等相关基因的表达

（一）调控 survivin 基因表达

最新报道 survivin 基因的高表达与乳腺癌发生、侵袭及转移行为有关。[239] survivin 基因在正常组织中几乎不表达，仅表达于胚胎组织以及肿瘤组织中，具有抑制细胞凋亡、调节细胞分裂、刺激肿瘤血管形成等作用，因此，survivin 基因可以作为姜黄素协同放射线治疗乳腺肿瘤干细胞的一个切入点。

（二）抑制血管内皮生长因子表达

电离辐射对血管的影响机制比较复杂，在正常组织中相关的积极有效因子如血管内皮生长因子（vascular endothelial growth factor，VEGF）的增加可修复血管再生通

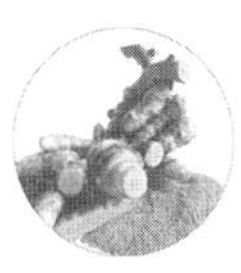

路，促进愈合受损的正常组织[240]。然而在肿瘤细胞中，此作用会尽可能地消除辐射对肿瘤的血管毒性作用，瘤体内再造血管增多，大大提高癌细胞的转移率。研究证实姜黄素能够通过下调血管内皮生长因子的表达间接抑制乳腺癌细胞 MCF-7 和 MDA-MB-231 的生长、浸润和转移[225,241]，改善微循环，使肿瘤组织新生血管减少，降低肿瘤细胞的增殖率。

（三）调控热休克蛋白的表达

据报道，当细胞在受到电离辐射时，会迅速短暂地大量合成热休克蛋白（Heat Shock Proteins，HSPs），与正常细胞相比，肿瘤细胞中的 HSPs 多呈过度性表达，并能够协同肿瘤细胞中某些因子起到抗肿瘤作用，因此，可以认为应激时 HSPs 在肿瘤细胞内的出现标志着肿瘤细胞自身保护机制的启动，HSPs 可以作为监测放射治疗结果的一个潜在的肿瘤标志物[242,243]。目前已有相关研究[244-246]证实姜黄素可降低肿瘤细胞中 HSP27、HSP70、HSP90 的表达，表明姜黄素可以通过抑制 HSPs 的表达来协助射线治疗肿瘤。

（四）调控多药耐药基因的表达

新近的研究发现肿瘤中存在的小部分肿瘤干细胞样细胞具有自我更新、分化和转移的特点，耐药是其显著特性，因此比普通肿瘤细胞更具放疗抵抗性[247]。多药耐药（MDR）基因一旦过度表达，则肿瘤细胞自我保护作用增强，放化疗的效果大受影响。有研究发现姜黄素可以逆转调控 MDR 的水平，使肿瘤耐药性降低，证实 MDR 可以作为姜黄素放射增敏的一个新靶点[33,248]。此外，最新研究报道姜黄素可以通过靶向调控 miR-593 的表达，进一步降低多药耐药基因的表达水平，从而提高放射敏感性[249]。

参考文献

[1] NATHANSON S D. Insights into the mechanisms of lymph node metastasis [J]. Cancer, 2003, 98 (2): 413 - 423.

[2] CHAFFER C L, WEINBERG R A. A perspective on cancer cell metastasis [J]. Science, 2011, 331 (6024): 1559 - 1564.

[3] ZHU L Y, CHEN L Q. Progress in research on paclitaxel and tumor immunotherapy [J]. Cellular & Molecular Biology Letters, 2019, 24.

[4] ZHANG L Y, CHEN T T, YAN L, et al. miR155-3p acts as a tumor suppressor and reverses paclitaxel resistance via negative regulation of MYD88 in human breast cancer [J]. Gene, 2019, 700: 85 - 95.

[5] ZHANG H L, ZHAO B, WANG X X, et al. LINC00511 knockdown enhances paclitaxel cytotoxicity in breast cancer via regulating miR-29c/CDK6 axis [J]. Life Sciences, 2019, 228: 135 - 144.

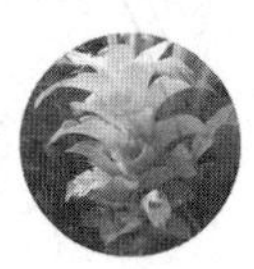

[6] GHONEUM M, EL-DIN N K B, MAHMOUD A Z, et al. Dietary bakers yeast sensitizes Ehrlich mammary adenocarcinoma to paclitaxel in mice bearing tumor [J]. Oncology Reports, 2019, 41 (6): 3155 - 3166.

[7] CELIO L, SAIBENE G, LEPORI S, et al. Short-course olanzapine to prevent delayed emesis following carboplatin/paclitaxel for gynecologic cancer: a randomised study [J]. Tumori J, 2019, 105 (3): 253 - 258.

[8] AWASTHI N, MIKELS-VIGDAL A J, STEFANUTTI E, et al. Therapeutic efficacy of anti-MMP9 antibody in combination with nab-paclitaxel-based chemotherapy in pre-clinical models of pancreatic cancer [J]. Journal of Cellular and Molecular Medicine, 2019, 23 (6): 3878 - 3887.

[9] RIBAS A, HAMID O, DAUD A, et al. Association of pembrolizumab with tumor response and survival among patients with advanced melanoma [J]. Jama-Journal of the American Medical Association, 2016, 315 (15): 1600 - 1609.

[10] KARAGIANNIS G S, PASTORIZA J M, WANG Y R, et al. Neoadjuvant chemotherapy induces breast cancer metastasis through a TMEM-mediated mechanism [J]. Science Translational Medicine, 2017, 9 (397).

[11] KEKLIKOGLOU I, CIANCIARUSO C, GUC E, et al. Chemotherapy elicits pro-metastatic extracellular vesicles in breast cancer models [J]. Nature Cell Biology, 2019, 21 (2): 190.

[12] CHANG Y S, JALGAONKAR S P, MIDDLETON J D, et al. Stress-inducible gene Atf3 in the noncancer host cells contributes to chemotherapy-exacerbated breast cancer metastasis [J]. Proceedings of the National Academy of Sciences of the United States of America, 2017, 114 (34): E7159 - E7168.

[13] BOERSMA B J, REIMERS M, YI M, et al. A stromal gene signature associated with inflammatory breast cancer [J]. International Journal of Cancer, 2008, 122 (6): 1324 - 1332.

[14] BIEDLER J L, RIEHM H. Cellular resistance to actinomycin D in Chinese hamster cells in vitro: cross-resistance, radioautographic, and cytogenetic studies [J]. Cancer Res, 1970, 30 (4): 1174 - 1184.

[15] BEAUVILLAIN C, MAHE M, BOURDIN S, et al. Final results of a randomized trial comparing chemotherapy plus radiotherapy with chemotherapy plus surgery plus radiotherapy in locally advanced resectable hypopharyngeal carcinomas [J]. Laryngoscope, 1997, 107 (5): 648 - 653.

[16] YE M, ZHANG J, ZHANG J, et al. Curcumin promotes apoptosis by activating the p53-miR-192-5p/215-XIAP pathway in non-small cell lung cancer [J]. Cancer Lett, 2015, 357 (1): 196 - 205.

[17] CHEN B, ZHANG Y, WANG Y, et al. Curcumin inhibits proliferation of breast

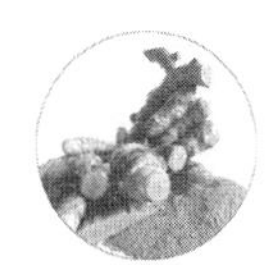

cancer cells through Nrf2-mediated down-regulation of Fen1 expression [J]. J Steroid Biochem Mol Biol, 2014, 143: 11-18.

[18] CAO S Q, YIN T Y, YANG S L. Reversing effects of curcumin on multi-drug resistance of Bel7402/5-fu cell line [J]. Chinese Journal of Integrated Traditional and Western Medicine, 2012, 32 (2): 244-247, 252.

[19] JULIANO R L, LING V. A surface glycoprotein modulating drug permeability in Chinese hamster ovary cell mutants [J]. Biochim Biophys Acta, 1976, 455 (1): 152-162.

[20] HAUS-COHEN M, ASSARAF Y G, BINYAMIN L, et al. Disruption of P-glycoprotein anticancer drug efflux activity by a small recombinant single-chain Fv antibody fragment targeted to an extracellular epitope [J]. International Journal of Cancer, 2004, 109 (5): 750-758.

[21] CHEN C J, CLARK D, UEDA K, et al. Genomic organization of the human multidrug resistance (MDR1) gene and origin of P-glycoproteins [J]. J Biol Chem, 1990, 265 (1): 506-514.

[22] MARZOLINI C, PAUS E, BUCLIN T, et al. Polymorphisms in human MDR1 (P-glycoprotein): recent advances and clinical relevance [J]. Clin Pharmacol Ther, 2004, 75 (1): 13-33.

[23] LIU Z, DUAN Z J, CHANG J Y, et al. Sinomenine sensitizes multidrug-resistant colon cancer cells (Caco-2) to doxorubicin by downregulation of MDR-1 expression [J]. PLoS One, 2014, 9 (6).

[24] SI M, ZHAO J, LI X, et al. Reversion effects of curcumin on multidrug resistance of MNNG/HOS human osteosarcoma cells in vitro and in vivo through regulation of P-glycoprotein [J]. Chin Med J (Engl), 2013, 126 (21): 4116-4123.

[25] CHANG P Y, PENG S F, LEE C Y, et al. Curcumin-loaded nanoparticles induce apoptotic cell death through regulation of the function of MDR1 and reactive oxygen species in cisplatin-resistant CAR human oral cancer cells [J]. Int J Oncol, 2013, 43 (4): 1141-1150.

[26] BORST P, EVERS R, KOOL M, et al. A family of drug transporters: the multidrug resistance-associated proteins [J]. J Natl Cancer Inst, 2000, 92 (16): 1295-1302.

[27] YAN L H, WEI W Y, CAO W L, et al. Overexpression of CDX2 in gastric cancer cells promotes the development of multidrug resistance [J]. Am J Cancer Res, 2015, 5 (1): 321-332.

[28] YAN L H, WEI W Y, CAO W L, et al. Overexpression of E2F1 in human gastric carcinoma is involved in anti-cancer drug resistance [J]. BMC Cancer, 2014, 14: 904.

[29] 曹仕琼，李萍，尹太勇，等. 姜黄素对人肝癌耐药细胞株 Bel7402/5-FU 多药耐

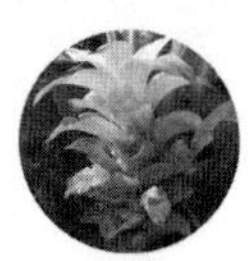

药性的逆转作用［J］. 世界华人消化杂志，2012，20（2）：135－139.

［30］张洪军，张兆伟，刘峰，等. 姜黄素增强胰腺癌细胞移植瘤对吉西他滨化疗敏感性的实验研究［J］. 中华临床医师杂志（电子版），2013，7（21）：9595－9599.

［31］MALIEPAARD M，VAN GASTELEN M A，DE JONG L A，et al. Overexpression of the BCRP/MXR/ABCP gene in a topotecan-selected ovarian tumor cell line［J］. Cancer Res，1999，59（18）：4559－4563.

［32］LIU L，ZUO L F，GUO J W. ABCG2 gene amplification and expression in esophageal cancer cells with acquired adriamycin resistance［J］. Mol Med Rep，2014，9（4）：1299－1304.

［33］SHAH K，MIRZA S，DESAI U，et al. Synergism of Curcumin and Cytarabine in the Down Regulation of Multi-Drug Resistance Genes in Acute Myeloid Leukemia［J］. Anticancer Agents Med Chem，2016，16（1）：128－135.

［34］KUSUHARA H，FURUIE H，INANO A，et al. Pharmacokinetic interaction study of sulphasalazine in healthy subjects and the impact of curcumin as an in vivo inhibitor of BCRP［J］. Br J Pharmacol，2012，166（6）：1793－1803.

［35］EBERT B，SEIDEL A，LAMPEN A. Phytochemicals induce breast cancer resistance protein in Caco-2 cells and enhance the transport of benzo［a］pyrene-3-sulfate［J］. Toxicol Sci，2007，96（2）：227－236.

［36］SCHEPER R J，BROXTERMAN H J，SCHEFFER G L，et al. Overexpression of a M(r) 110 000 vesicular protein in non-P-glycoprotein-mediated multidrug resistance［J］. Cancer Res，1993，53（7）：1475－1479.

［37］SANDRI M I，HOCHHAUSER D，AYTON P，et al. Differential expression of the topoisomerase Ⅱ alpha and beta genes in human breast cancers［J］. Br J Cancer，1996，73（12）：1518－1524.

［38］QIANG F，GUANGGUO R，YONGTAO H，et al. Multidrug resistance in primary tumors and metastases in patients with esophageal squamous cell carcinoma［J］. Pathol Oncol Res，2013，19（4）：641－648.

［39］GRUSS H J，DOWER S K. Tumor necrosis factor ligand superfamily：involvement in the pathology of malignant lymphomas［J］. Blood，1995，85（12）：3378－3404.

［40］TANG Y，XUAN X Y，LI M，et al. Roles of GST-pi and polbeta genes in chemoresistance of esophageal carcinoma cells［J］. Asian Pac J Cancer Prev，2013，14（12）：7375－7379.

［41］ANDJELKOVIC T，PESIC M，BANKOVIC J，et al. Synergistic effects of the purine analog sulfinosine and curcumin on the multidrug resistant human non-small cell lung carcinoma cell line（NCI-H460/R）［J］. Cancer Biol Ther，2008，7（7）：1024－1032.

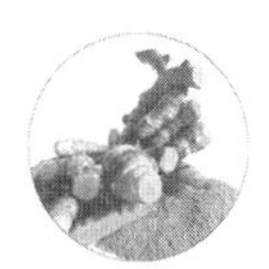

[42] SALEEM A, IBRAHIM N, PATEL M, et al. Mechanisms of resistance in a human cell line exposed to sequential topoisomerase poisoning [J]. Cancer Res, 1997, 57 (22): 5100 - 5106.

[43] JUN K Y, PARK S E, LIANG J L, et al. Benzo [b] tryptanthrin inhibits MDR1, topoisomerase activity, and reverses adriamycin resistance in breast cancer cells [J]. ChemMedChem, 2015, 10 (5): 827 - 835.

[44] CAO B, CHEN H, GAO Y, et al. CIP-36, a novel topoisomerase Ⅱ-targeting agent, induces the apoptosis of multidrug-resistant cancer cells in vitro [J]. Int J Mol Med, 2015, 35 (3): 771 - 776.

[45] CESARO P, RAITERI E, DEMOZ M, et al. Expression of protein kinase C beta1 confers resistance to TNFalpha and paclitaxel-induced apoptosis in HT-29 colon carcinoma cells [J]. Int J Cancer, 2001, 93 (2): 179 - 184.

[46] LEE S K, SHEHZAD A, JUNG J C, et al. Protein kinase Calpha protects against multidrug resistance in human colon cancer cells [J]. Mol Cells, 2012, 34 (1): 61 - 69.

[47] LIU S G, WANG B S, JIANG Y Y, et al. Atypical protein kinase Ciota (PKCiota) promotes metastasis of esophageal squamous cell carcinoma by enhancing resistance to Anoikis via PKCiota-SKP2-AKT pathway [J]. Mol Cancer Res, 2011, 9 (4): 390 - 402.

[48] DIAKOWSKA D, MARKOCKA-MACZKA K, NIENARTOWICZ M, et al. Increased level of serum prostaglandin-2 in early stage of esophageal squamous cell carcinoma [J]. Arch Med Sci, 2014, 10 (5): 956 - 961.

[49] XU X, QIN J, LIU W. Curcumin inhibits the invasion of thyroid cancer cells via down-regulation of PI3K/Akt signaling pathway [J]. Gene, 2014, 546 (2): 226 - 232.

[50] NAGARAJU G P, ZHU S, KO J E, et al. Antiangiogenic effects of a novel synthetic curcumin analogue in pancreatic cancer [J]. Cancer Lett, 2015, 357 (2): 557 - 565.

[51] LO Y L, HO C T, TSAI F L. Inhibit multidrug resistance and induce apoptosis by using glycocholic acid and epirubicin [J]. European Journal of Pharmaceutical Sciences, 2008, 35 (1/2): 52 - 67.

[52] ZHU H, CHEN X, CHEN B, et al. Activating transcription factor 4 mediates a multidrug resistance phenotype of esophageal squamous cell carcinoma cells through transactivation of STAT3 expression [J]. Cancer Lett, 2014, 354 (1): 142 - 152.

[53] LABBOZZETTA M, NOTARBARTOLO M, POMA P, et al. Curcumin as a possible lead compound against hormone-independent, multidrug-resistant breast cancer [J]. Ann N Y Acad Sci, 2009, 1155: 278 - 283.

[54] HUANG K, CHEN L, ZHANG J, et al. Elevated p53 expression levels correlate with tumor progression and poor prognosis in patients exhibiting esophageal squamous cell carcinoma [J]. Oncol Lett, 2014, 8 (4): 1441 -1446.

[55] SEN G S, MOHANTY S, HOSSAIN D M, et al. Curcumin enhances the efficacy of chemotherapy by tailoring p65NFkappaB-p300 cross-talk in favor of p53-p300 in breast cancer [J]. J Biol Chem, 2011, 286 (49): 42232 -42247.

[56] PULIYAPPADAMBA V T, CHERIYAN V T, THULASIDASAN A K, et al. Nicotine-induced survival signaling in lung cancer cells is dependent on their p53 status while its down-regulation by curcumin is independent [J]. Mol Cancer, 2010, 9: 220.

[57] SUNG B, KUNNUMAKKARA A B, SETHI G, et al. Curcumin circumvents chemoresistance in vitro and potentiates the effect of thalidomide and bortezomib against human multiple myeloma in nude mice model [J]. Mol Cancer Ther, 2009, 8 (4): 959 -970.

[58] VINOD B S, ANTONY J, NAIR H H, et al. Mechanistic evaluation of the signaling events regulating curcumin-mediated chemosensitization of breast cancer cells to 5-fluorouracil [J]. Cell Death Dis, 2013, 4: e505.

[59] XU D, TIAN W, SHEN H. P-gp upregulation may be blocked by natural curcuminoids, a novel class of chemoresistance-preventing agent [J]. Mol Med Rep, 2013, 7 (1): 115 -121.

[60] HUANG C Z, HUANG W Z, ZHANG G, et al. In vivo study on the effects of curcumin on the expression profiles of anti-tumour genes (VEGF, CyclinD1 and CDK4) in liver of rats injected with DEN [J]. Mol Biol Rep, 2013, 40 (10): 5825 -5831.

[61] LU H F, YANG J S, LAI K C, et al. Curcumin-induced DNA damage and inhibited DNA repair genes expressions in mouse-rat hybrid retina ganglion cells (N18) [J]. Neurochem Res, 2009, 34 (8): 1491 -1497.

[62] THAVENDIRANATHAN P, POULIN F, LIM K D, et al. Use of myocardial strain imaging by echocardiography for the early detection of cardiotoxicity in patients during and after cancer chemotherapy [J]. Journal of the American College of Cardiology, 2014, 63 (25): 2751 -2768.

[63] ALEMAN B M, MOSER E C, NUVER J, et al. Cardiovascular disease after cancer therapy [J]. EJC Suppl, 2014, 12 (1): 18 -28.

[64] EWER M S, LIPPMAN S M. Type Ⅱ chemotherapy-related cardiac dysfunction: Time to recognize a new entity [J]. Journal of Clinical Oncology, 2005, 23 (13): 2900 -2902.

[65] SUTER T M, EWER M S. Cancer drugs and the heart: importance and management [J]. European Heart Journal, 2013, 34 (15): 1102.

[66] CHENG H, FORCE T. Why do kinase inhibitors cause cardiotoxicity and what can be

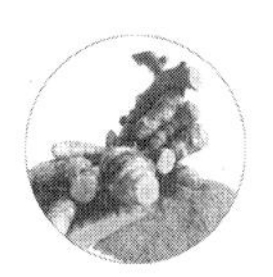

done about it? [J]. Progress in Cardiovascular Diseases, 2010, 53 (2): 114 - 120.

[67] IZUMIYA Y, SHIOJIMA I, SATO K, et al. Vascular endothelial growth factor blockade promotes the transition from compensatory cardiac hypertrophy to failure in response to pressure overload [J]. Hypertension, 2006, 47 (5): 887 - 893.

[68] SEIDMAN A, HUDIS C, PIERRI M K, et al. Cardiac dysfunction in the trastuzumab clinical trials experience [J]. Journal of Clinical Oncology, 2002, 20 (5): 1215 - 1221.

[69] VAN DALEN E C, VAN DER PAL H J H, KOK W E M, et al. Clinical heart failure in a cohort of children treated with anthracyclines: a long-term follow-up study [J]. European Journal of Cancer, 2006, 42 (18): 3191 - 3198.

[70] VAN DALEN E C, VAN DER PAL H J H, KREMER L C M. Different dosage schedules for reducing cardiotoxicity in people with cancer receiving anthracycline chemotherapy [J]. Cochrane Database of Systematic Reviews, 2016, (3).

[71] KREMER L C M, VAN DALEN E C, OFFRINGA M, et al. Frequency and risk factors of anthracycline-induced clinical heart failure in children: a systematic review [J]. Annals of Oncology, 2002, 13 (4): 503 - 512.

[72] NOUSIAINEN T, JANTUNEN E, VANNINEN E, et al. Early decline in left ventricular ejection fraction predicts doxorubicin cardiotoxicity in lymphoma patients [J]. British Journal of Cancer, 2002, 86 (11): 1697 - 1700.

[73] MEINARDI M T, VAN DER GRAAF W T A, GIETEMA J A, et al. Evaluation of long term cardiotoxicity after epirubicin containing adjuvant chemotherapy and locoregional radiotherapy for breast cancer using various detection techniques [J]. Heart, 2002, 88 (1): 81 - 82.

[74] 杨俊泉，熊伟，王翠兰，等. 蒽环类化疗药物治疗乳腺癌疗效及心脏毒性的临床研究 [J]. 中国煤炭工业医学杂志，2006 (9): 991 - 992.

[75] 周南南. 不同剂量强度蒽环类化疗药物对乳腺癌病人心脏毒性的临床观察 [J]. 肿瘤防治杂志，2005 (18): 50 - 51.

[76] 陈玲玲，蒋宗惠，黄俊. 不同剂量表阿霉素治疗乳腺癌心脏毒性观察 [J]. 中华全科医学，2012, 10 (11): 1719 - 1720.

[77] 邱莹玉，高凌霞，刘翠英. 儿童急性白血病应用柔红霉素化疗后引起心肌损害 16 例分析 [J]. 慢性病学杂志，2010, 12 (9): 1130, 1133.

[78] 王科明，王朝霞，陈廷峰，等. 吡喃阿霉素累积量和心脏毒性关系的研究 [J]. 中国肿瘤临床，1999 (10): 77 - 78.

[79] 王远鹤. 吡柔比星用于乳腺癌术后新辅助化疗的安全性和有效性分析 [J]. 临床军医杂志，2013, 41 (12): 1239 - 1240 + 1243.

[80] 陶卫平，蒋振旻，吴耀贵. 吡柔比星与多柔比星的急性心脏毒性比较 [J]. 医药

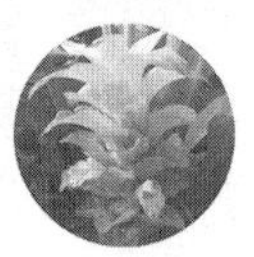

导报，2009，28（9）：1216－1217.

[81] 张敬东，谢鹏鸿，刘旭梅，等．吡柔比星为主联合治疗老年非霍奇金淋巴瘤临床观察［J］．中国肿瘤临床与康复，2009，16（5）：426－427.

[82] 邵维维，周筋，安晓彤，等．吡柔比星治疗恶性血液病致心肌损害的分析［J］．天津医药，2009，37（9）：796－797.

[83] FLOYD J D，NGUYEN D T，LOBINS R L，et al. Cardiotoxicity of cancer therapy［J］. Journal of Clinical Oncology，2005，23（30）：7685－7696.

[84] TRIPPETT T M，SCHWARTZ C L，GUILLERMAN R P，et al. Ifosfamide and vinorelbine is an effective reinduction regimen in children with refractory/relapsed hodgkin lymphoma，AHOD00P1：a children's oncology group report［J］. Pediatric Blood & Cancer，2015，62（1）：60－64.

[85] CITRON M L，BERRY D A，CIRRINCIONE C，et al. Randomized trial of dose-dense versus conventionally scheduled and sequential versus concurrent combination chemotherapy as postoperative adjuvant treatment of node-positive primary breast cancer：first report of Intergroup Trial C9741/Cancer and Leukemia Group B Trial 9741［J］. J Clin Oncol，2003，21（8）：1431－1439.

[86] 王蕊，杜晓峰，罗宙红．紫杉醇药物化疗对合并糖尿病的恶性肿瘤病人的心电损伤［J］．实用医学杂志，2017，33（5）：848－849.

[87] 周正宇，张静，邱宇安，等．多西他赛对老年非小细胞肺癌病人心脏毒性的临床研究［J］．中国医学创新，2016，13（31）：94－96.

[88] 王新超，王牧，马云起．紫杉醇类药物为主的联合化疗治疗晚期乳腺癌临床观察［J］．现代医学，2003（2）：112－113.

[89] 韩江琼，陈云兰，胡跃红，等．多西紫杉醇与紫杉醇联合吡柔比星和环磷酰胺在局部进展期乳腺癌化疗中致心脏毒性的观察［J］．昆明医科大学学报，2013，34（3）：76－78.

[90] 王全峰，闫文冰，潘静，等．紫杉醇联合表阿霉素在局部晚期乳腺癌新辅助化疗中的近期疗效观察［J］．泰山医学院学报，2015，36（6）：621－624.

[91] 李达，彭玲．紫杉醇致急性心肌损伤急性左心衰1例［J］．肿瘤预防与治疗，2012，25（2）：126－127.

[92] DENT R G，MCCOLL I. Letter：5-fluorouracil and angina［J］. Lancet，1975，1（7902）：347－348.

[93] SORRENTINO M F，KIM J，FODERARO A E，et al. 5-fluorouracil induced cardiotoxicity：Review of the literature［J］. Cardiology Journal，2012，19（5）：453－458.

[94] POLK A，VAAGE-NILSEN M，VISTISEN K，et al. Cardiotoxicity in cancer patients treated with 5-fluorouracil or capecitabine：a systematic review of incidence，manifestations and predisposing factors［J］. Cancer Treat Rev，2013，39（8）：974－984.

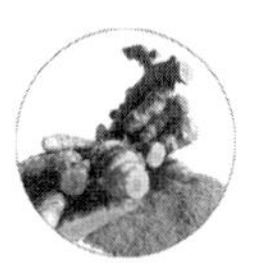

[95] KOSMAS C, KALLISTRATOS M S, KOPTERIDES P, et al. Cardiotoxicity of fluoropyrimidines in different schedules of administration: a prospective study [J]. J Cancer Res Clin Oncol, 2008, 134 (1): 75 - 82.

[96] MEYDAN N, KUNDAK I, YAVUZSEN T, et al. Cardiotoxicity of de gramont's regimen: incidence, clinical characteristics and long-term follow-up [J]. Jpn J Clin Oncol, 2005, 35 (5): 265 - 270.

[97] MEYER C C, CALIS K A, BURKE L B, et al. Symptomatic cardiotoxicity associated with 5-fluorouracil [J]. Pharmacotherapy, 1997, 17 (4): 729 - 736.

[98] 林榕波，吴光峰，林娇，等. 氟尿嘧啶为基础的化疗方案 FOLFOX 或 FOLFIRI 在结直肠癌治疗中的心脏毒性 [J]. 现代肿瘤医学，2015，23 (15): 2161 - 2163.

[99] 金高娃，李全福. 含曲妥珠单抗化疗方案对内蒙古地区乳腺癌病人左室射血分数的影响 [J]. 肿瘤防治研究，2012，39 (8): 973 - 975.

[100] 谢奕彪，边莉，王涛，等. 曲妥珠单抗联合蒽环类及紫杉类方案在乳腺癌新辅助化疗中安全性的观察和分析 [J]. 中国癌症杂志，2012，22 (5): 396 - 398.

[101] 胡月珍. 曲妥珠单抗与蒽环类药物不同联合治疗方案对乳腺癌的疗效及病人心脏功能的影响 [J]. 实用癌症杂志，2016，31 (10): 1684 - 1686, 1690.

[102] 任鹏，杨彦楠. 曲妥珠单抗与蒽环类药物同步及序贯应用于乳腺癌辅助治疗的安全性和近期疗效比较 [J]. 现代实用医学，2016，28 (6): 766 - 768.

[103] MILLER K D, CHAP L I, HOLMES F A, et al. Randomized phase Ⅲ trial of capecitabine compared with bevacizumab plus capecitabine in patients with previously treated metastatic breast cancer [J]. J Clin Oncol, 2005, 23 (4): 792 - 799.

[104] MILES D W, CHAN A, DIRIX L Y, et al. Phase Ⅲ study of bevacizumab plus docetaxel compared with placebo plus docetaxel for the first-line treatment of human epidermal growth factor receptor 2-negative metastatic breast cancer [J]. J Clin Oncol, 2010, 28 (20): 3239 - 3247.

[105] ROBERT N J, DIERAS V, GLASPY J, et al. RIBBON-1: randomized, double-blind, placebo-controlled, phase Ⅲ trial of chemotherapy with or without bevacizumab for first-line treatment of human epidermal growth factor receptor 2-negative, locally recurrent or metastatic breast cancer [J]. J Clin Oncol, 2011, 29 (10): 1252 - 1260.

[106] BRUFSKY A M, HURVITZ S, PEREZ E, et al. RIBBON-2: a randomized, double-blind, placebo-controlled, phase Ⅲ trial evaluating the efficacy and safety of bevacizumab in combination with chemotherapy for second-line treatment of human epidermal growth factor receptor 2-negative metastatic breast cancer [J]. J Clin Oncol, 2011, 29 (32): 4286 - 4293.

[107] AGHAJANIAN C, BLANK S V, GOFF B A, et al. OCEANS: a randomized, double-blind, placebo-controlled phase Ⅲ trial of chemotherapy with or without bevaci-

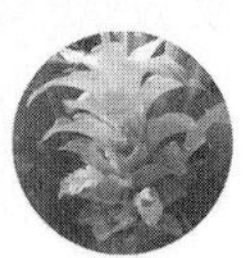

zumab in patients with platinum-sensitive recurrent epithelial ovarian, primary peritoneal, or fallopian tube cancer [J]. J Clin Oncol, 2012, 30 (17): 2039 - 2045.

[108] VON MINCKWITZ G, EIDTMANN H, REZAI M, et al. Neoadjuvant chemotherapy and bevacizumab for hER2-negative breast cancer [J]. New England Journal of Medicine, 2012, 366 (4): 299 - 309.

[109] KELLY W K, HALABI S, CARDUCCI M, et al. Randomized, double-blind, placebo-controlled phase Ⅲ trial comparing docetaxel and prednisone with or without bevacizumab in men with metastatic castration-resistant prostate cancer: CALGB 90401 [J]. Journal of Clinical Oncology, 2012, 30 (13): 1534 - 1540.

[110] CUNNINGHAM D, LANG I, MARCUELLO E, et al. Bevacizumab plus capecitabine versus capecitabine alone in elderly patients with previously untreated metastatic colorectal cancer (AVEX): an open-label, randomised phase 3 trial [J]. Lancet Oncol, 2013, 14 (11): 1077 - 1085.

[111] CAMERON D, BROWN J, DENT R, et al. Adjuvant bevacizumab-containing therapy in triple-negative breast cancer (BEATRICE): primary results of a randomised, phase 3 trial [J]. Lancet Oncol, 2013, 14 (10): 933 - 942.

[112] CORRIE P G, MARSHALL A, DUNN J A, et al. Adjuvant bevacizumab in patients with melanoma at high risk of recurrence (AVAST-M): preplanned interim results from a multicentre, open-label, randomised controlled phase 3 study [J]. Lancet Oncol, 2014, 15 (6): 620 - 630.

[113] PUJADE-LAURAINE E, HILPERT F, WEBER B, et al. Bevacizumab combined with chemotherapy for platinum-resistant recurrent ovarian cancer: the AURELIA open-label randomized phase Ⅲ trial [J]. Journal of Clinical Oncology, 2014, 32 (13): 1302 - 1308.

[114] CHINOT O L, WICK W, MASON W, et al. Bevacizumab plus radiotherapy-temozolomide for newly diagnosed glioblastoma [J]. N Engl J Med, 2014, 370 (8): 709 - 722.

[115] PERREN T J, SWART A M, PFISTERER J, et al. A phase 3 trial of bevacizumab in ovarian cancer [J]. N Engl J Med, 2011, 365 (26): 2484 - 2496.

[116] RYAN C J, SMITH M R, DE BONO J S, et al. Abiraterone in metastatic prostate cancer without previous chemotherapy [J]. New England Journal of Medicine, 2013, 368 (2): 138 - 148.

[117] MINAMI S B, SHA S H, SCHACHT J. Antioxidant protection in a new animal model of cisplatin-induced ototoxicity [J]. Hear Res, 2004, 198 (1/2): 137 - 143.

[118] WATANABE K C, JINNOUCHI K, HESS A, et al. Carboplatin induces less apoptosis in the cochlea of guinea pigs than cisplatin [J]. Chemotherapy, 2002, 48 (2): 82 - 87.

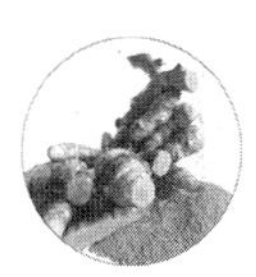

[119] HUANG E, TEH B S, STROTHER D R, et al. Intensity-modulated radiation therapy for pediatric medulloblastoma: early report on the reduction of ototoxicity [J]. Int J Radiat Oncol Biol Phys, 2002, 52 (3): 599 -605.

[120] GRADISHAR W J, STEPHENSON P, GLOVER D J, et al. A phase Ⅱ trial of cisplatin plus WR-2721 (amifostine) for metastatic breast carcinoma: an eastern cooperative oncology group study (E8188) [J]. Cancer, 2001, 92 (10): 2517 - 2522.

[121] PICCART M J, LAMB H, VERMORKEN J B. Current and future potential roles of the platinum drugs in the treatment of ovarian cancer [J]. Ann Oncol, 2001, 12 (9): 1195 -1203.

[122] HATZOPOULOS S, DI STEFANO M, CAMPBELL K C, et al. Cisplatin ototoxicity in the Sprague Dawley rat evaluated by distortion product otoacoustic emissions [J]. Audiology, 2001, 40 (5): 253 -264.

[123] BOWERS W J, CHEN X, GUO H, et al. Neurotrophin-3 transduction attenuates cisplatin spiral ganglion neuron ototoxicity in the cochlea [J]. Mol Ther, 2002, 6 (1): 12 -18.

[124] 张品良, 梅慧, 王允亭. 顺铂肾毒性预防的研究进展 [J]. 国外医学 (肿瘤学分册), 1998 (2): 98 -100.

[125] SIMON T, HERO B, DUPUIS W, et al. The incidence of hearing impairment after successful treatment of neuroblastoma [J]. Klin Padiatr, 2002, 214 (4): 149 - 152.

[126] OH S H, YU W S, SONG B H, et al. Expression of heat shock protein 72 in rat cochlea with cisplatin-induced acute ototoxicity [J]. Acta Otolaryngol, 2000, 120 (2): 146 -150.

[127] CALLEJO A, DUROCHAT A, BRESSIEUX S, et al. Dose-dependent cochlear and vestibular toxicity of trans-tympanic cisplatin in the rat [J]. Neurotoxicology, 2017, 60: 1 -9.

[128] MEECH R P, CAMPBELL K C, HUGHES L P, et al. A semiquantitative analysis of the effects of cisplatin on the rat stria vascularis [J]. Hear Res, 1998, 124 (1/2): 44 -59.

[129] HELLBERG V, WALLIN I, EHRSSON H, et al. Cochlear pharmacokinetics of cisplatin: an in vivo study in the guinea pig [J]. Laryngoscope, 2013, 123 (12): 3172 -3177.

[130] XIA L, CHEN Z, SU K, et al. Comparison of cochlear cell death caused by cisplatin, alone and in combination with furosemide [J]. Toxicol Pathol, 2014, 42 (2): 376 -385.

[131] SERGI B, FERRARESI A, TROIANI D, et al. Cisplatin ototoxicity in the guinea

pig: vestibular and cochlear damage [J]. Hear Res, 2003, 182 (1/2): 56-64.
[132] 唐玥玓，林代诚. 顺铂对豚鼠耳蜗外毛细胞钙激活的钾电流的作用的初步研究 [J]. 四川医学, 2001 (7): 624-625.
[133] KOMUNE S, MATSUDA K, NAKAGAWA T, et al. Disturbance of regulation of sodium by cis-diamminedichloroplatinum in perilymph of the guinea pig cochlea [J]. Ann Otol Rhinol Laryngol, 1995, 104 (2): 149-154.
[134] 张瀛，秦家凤，员彭年，等. 硒拮抗顺铂耳毒的实验研究 [J]. 昆明医学院学报, 1996 (2): 41-44.
[135] RAVI R, SOMANI S M, RYBAK L P. Mechanism of cisplatin ototoxicity: antioxidant system [J]. Pharmacol Toxicol, 1995, 76 (6): 386-394.
[136] EVANS P, HALLIWELL B. Free radicals and hearing, cause, consequence, and criteria [J]. Ann N Y Acad Sci, 1999, 884: 19-40.
[137] DAVIS C A, NICK H S, AGARWAL A. Manganese superoxide dismutase attenuates Cisplatin-induced renal injury: importance of superoxide [J]. J Am Soc Nephrol, 2001, 12 (12): 2683-2690.
[138] 崔鹏程，陈文弦，周惠敏. 硒拮抗顺铂耳毒性作用的扫描电镜观察 [J]. 陕西医学杂志, 1992 (3): 189.
[139] ANDREWS P A, HOWELL S B. Cellular pharmacology of cisplatin: perspectives on mechanisms of acquired resistance [J]. Cancer Cells, 1990, 2 (2): 35-43.
[140] VICKERS A E, ROSE K, FISHER R, et al. Kidney slices of human and rat to characterize cisplatin-induced injury on cellular pathways and morphology [J]. Toxicol Pathol, 2004, 32 (5): 577-590.
[141] CIARIMBOLI G, LUDWIG T, LANG D, et al. Cisplatin nephrotoxicity is critically mediated via the human organic cation transporter 2 [J]. Am J Pathol, 2005, 167 (6): 1477-1484.
[142] LIEBERTHAL W, TRIACA V, LEVINE J. Mechanisms of death induced by cisplatin in proximal tubular epithelial cells: apoptosis vs. necrosis [J]. Am J Physiol, 1996, 270 (4 Pt 2): F700-708.
[143] MEGYESI J, SAFIRSTEIN R L, PRICE P M. Induction of p21WAF1/CIP1/SDI1 in kidney tubule cells affects the course of cisplatin-induced acute renal failure [J]. J Clin Invest, 1998, 101 (4): 777-782.
[144] LEIST M, JAATTELA M. Four deaths and a funeral: from caspases to alternative mechanisms [J]. Nat Rev Mol Cell Biol, 2001, 2 (8): 589-598.
[145] WEI Q, DONG G, FRANKLIN J, et al. The pathological role of Bax in cisplatin nephrotoxicity [J]. Kidney Int, 2007, 72 (1): 53-62.
[146] RAZZAQUE M S, KOJI T, KUMATORI A, et al. Cisplatin-induced apoptosis in human proximal tubular epithelial cells is associated with the activation of the Fas/Fas

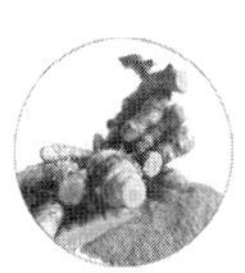

ligand system [J]. Histochem Cell Biol, 1999, 111 (5): 359-365.

[147] RAMESH G, REEVES W B. TNFR2-mediated apoptosis and necrosis in cisplatin-induced acute renal failure [J]. Am J Physiol Renal Physiol, 2003, 285 (4): F610-F618.

[148] TOPPING R P, WILKINSON J C, SCARPINATO K D. Mismatch repair protein deficiency compromises cisplatin-induced apoptotic signaling [J]. J Biol Chem, 2009, 284 (21): 14029-14039.

[149] PARK M S, DE LEON M, DEVARAJAN P. Cisplatin induces apoptosis in LLC-PK1 cells via activation of mitochondrial pathways [J]. J Am Soc Nephrol, 2002, 13 (4): 858-865.

[150] JIANG M, WANG C Y, HUANG S, et al. Cisplatin-induced apoptosis in p53-deficient renal cells via the intrinsic mitochondrial pathway [J]. Am J Physiol Renal Physiol, 2009, 296 (5): F983-F993.

[151] KAUSHAL G P, KAUSHAL V, HONG X, et al. Role and regulation of activation of caspases in cisplatin-induced injury to renal tubular epithelial cells [J]. Kidney Int, 2001, 60 (5): 1726-1736.

[152] SETH R, YANG C, KAUSHAL V, et al. p53-dependent caspase-2 activation in mitochondrial release of apoptosis-inducing factor and its role in renal tubular epithelial cell injury [J]. J Biol Chem, 2005, 280 (35): 31230-31239.

[153] LIU H, BALIGA R. Endoplasmic reticulum stress-associated caspase 12 mediates cisplatin-induced LLC-PK1 cell apoptosis [J]. J Am Soc Nephrol, 2005, 16 (7): 1985-1992.

[154] PEYROU M, HANNA P E, CRIBB A E. Cisplatin, gentamicin, and p-aminophenol induce markers of endoplasmic reticulum stress in the rat kidneys [J]. Toxicol Sci, 2007, 99 (1): 346-353.

[155] CUMMINGS B S, SCHNELLMANN R G. Cisplatin-induced renal cell apoptosis: caspase 3-dependent and -independent pathways [J]. J Pharmacol Exp Ther, 2002, 302 (1): 8-17.

[156] JIANG M, YI X, HSU S, et al. Role of p53 in cisplatin-induced tubular cell apoptosis: dependence on p53 transcriptional activity [J]. Am J Physiol Renal Physiol, 2004, 287 (6): F1140-F1147.

[157] WEI Q, DONG G, YANG T, et al. Activation and involvement of p53 in cisplatin-induced nephrotoxicity [J]. Am J Physiol Renal Physiol, 2007, 293 (4): F1282-F1291.

[158] JIANG M, WEI Q, WANG J, et al. Regulation of PUMA-alpha by p53 in cisplatin-induced renal cell apoptosis [J]. Oncogene, 2006, 25 (29): 4056-4066.

[159] ZHOU H, KATO A, YASUDA H, et al. The induction of cell cycle regulatory and

DNA repair proteins in cisplatin-induced acute renal failure [J]. Toxicol Appl Pharmacol, 2004, 200 (2): 111 - 120.

[160] MEGYESI J, UDVARHELYI N, SAFIRSTEIN R L, et al. The p53-independent activation of transcription of p21 WAF1/CIP1/SDI1 after acute renal failure [J]. Am J Physiol, 1996, 271 (6 Pt 2): F1211 - F1216.

[161] YU F, MEGYESI J, SAFIRSTEIN R L, et al. Identification of the functional domain of p21 (WAF1/CIP1) that protects cells from cisplatin cytotoxicity [J]. Am J Physiol Renal Physiol, 2005, 289 (3): F514 - F520.

[162] YU F, MEGYESI J, SAFIRSTEIN R L, et al. Involvement of the CDK2-E2F1 pathway in cisplatin cytotoxicity in vitro and in vivo [J]. Am J Physiol Renal Physiol, 2007, 293 (1): F52 - F59.

[163] YU F, MEGYESI J, PRICE P M. Cytoplasmic initiation of cisplatin cytotoxicity [J]. Am J Physiol Renal Physiol, 2008, 295 (1): F44 - F52.

[164] MA S F, NISHIKAWA M, HYOUDOU K, et al. Combining cisplatin with cationized catalase decreases nephrotoxicity while improving antitumor activity [J]. Kidney Int, 2007, 72 (12): 1474 - 1482.

[165] RAMESH G, REEVES W B. p38 MAP kinase inhibition ameliorates cisplatin nephrotoxicity in mice [J]. Am J Physiol Renal Physiol, 2005, 289 (1): F166 - F174.

[166] JIANG M, WEI Q, PABLA N, et al. Effects of hydroxyl radical scavenging on cisplatin-induced p53 activation, tubular cell apoptosis and nephrotoxicity [J]. Biochem Pharmacol, 2007, 73 (9): 1499 - 1510.

[167] SANTOS N A, BEZERRA C S, MARTINS N M, et al. Hydroxyl radical scavenger ameliorates cisplatin-induced nephrotoxicity by preventing oxidative stress, redox state unbalance, impairment of energetic metabolism and apoptosis in rat kidney mitochondria [J]. Cancer Chemother Pharmacol, 2008, 61 (1): 145 - 155.

[168] DE MARTINIS B S, BIANCHI M D. Effect of vitamin C supplementation against cisplatin-induced toxicity and oxidative DNA damage in rats [J]. Pharmacol Res, 2001, 44 (4): 317 - 320.

[169] PACE A, SAVARESE A, PICARDO M, et al. Neuroprotective effect of vitamin E supplementation in patients treated with cisplatin chemotherapy [J]. J Clin Oncol, 2003, 21 (5): 927 - 931.

[170] ATESSAHIN A, YILMAZ S, KARAHAN I, et al. Effects of lycopene against cisplatin-induced nephrotoxicity and oxidative stress in rats [J]. Toxicology, 2005, 212 (2/3): 116 - 123.

[171] SHIMEDA Y, HIROTANI Y, AKIMOTO Y, et al. Protective effects of capsaicin against cisplatin-induced nephrotoxicity in rats [J]. Biol Pharm Bull, 2005, 28

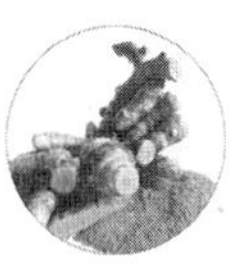

(9): 1635 - 1638.

[172] DENG J, KOHDA Y, CHIAO H, et al. Interleukin-10 inhibits ischemic and cisplatin-induced acute renal injury [J]. Kidney Int, 2001, 60 (6): 2118 - 2128.

[173] ZHANG B, RAMESH G, NORBURY C C, et al. Cisplatin-induced nephrotoxicity is mediated by tumor necrosis factor-alpha produced by renal parenchymal cells [J]. Kidney Int, 2007, 72 (1): 37 - 44.

[174] LIU M, CHIEN C C, BURNE-TANEY M, et al. A pathophysiologic role for T lymphocytes in murine acute cisplatin nephrotoxicity [J]. J Am Soc Nephrol, 2006, 17 (3): 765 - 774.

[175] RAMESH G, REEVES W B. TNF-alpha mediates chemokine and cytokine expression and renal injury in cisplatin nephrotoxicity [J]. J Clin Invest, 2002, 110 (6): 835 - 842.

[176] LUO J H, TSUJI T, YASUDA H, et al. The molecular mechanisms of the attenuation of cisplatin-induced acute renal failure by N-acetylcysteine in rats [J]. Nephrology Dialysis Transplantation, 2008, 23 (7): 2198 - 2205.

[177] KUNAK C S, UGAN R A, CADIRCI E, et al. Nephroprotective potential of carnitine against glycerol and contrast-induced kidney injury in rats through modulation of oxidative stress, proinflammatory cytokines, and apoptosis [J]. British Journal of Radiology, 2016, 89 (1058).

[178] KOLEV T M, VELCHEVA E A, STAMBOLIYSKA B A, et al. DFT and experimental studies of the structure and vibrational spectra of curcumin [J]. International Journal of Quantum Chemistry, 2005, 102 (6): 1069 - 1079.

[179] KUTTAN R, BHANUMATHY P, NIRMALA K, et al. Potential anticancer activity of turmeric (Curcuma longa) [J]. Cancer Lett, 1985, 29 (2): 197 - 202.

[180] ODOT J, ALBERT P, CARLIER A, et al. In vitro and in vivo anti-tumoral effect of curcumin against melanoma cells [J]. International Journal of Cancer, 2004, 111 (3): 381 - 387.

[181] LOH G W, TING L S L, ENSOM M H H. A systematic review of limited sampling strategies for platinum agents used in cancer chemotherapy [J]. Clinical Pharmacokinetics, 2007, 46 (6): 471 - 494.

[182] 陈干涛，白少华，高志强. 姜黄素联合顺铂抗胰腺癌细胞增殖的效应 [J]. 中国中西医结合消化杂志，2008 (1): 26 - 28.

[183] 郭辉. 姜黄素对雄激素依赖性及雄激素非依赖性前列腺癌细胞的诱导凋亡作用 [D]. 武汉：华中科技大学，2006.

[184] 谌科，胡志全，叶章群. 姜黄素和顺铂联用对雄激素非依赖性前列腺癌细胞 PC-3 作用 [J]. 中国医院药学杂志，2005 (6): 542 - 544.

[185] CHAN M M, FONG D, SOPRANO K J, et al. Inhibition of growth and sensitization

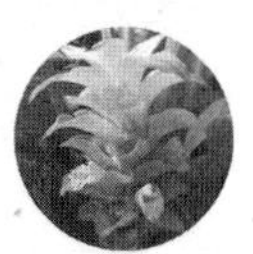

to cisplatin-mediated killing of ovarian cancer cells by polyphenolic chemopreventive agents [J]. Journal of Cellular Physiology, 2003, 194 (1): 63 -70.

[186] NOTARBARTOLO M, POMA P, PERRI D, et al. Antitumor effects of curcumin, alone or in combination with cisplatin or doxorubicin, on human hepatic cancer cells. Analysis of their possible relationship to changes in NF-κB activation levels and in IAP gene expression [J]. Cancer Lett, 2005, 224 (1): 53 -65.

[187] 李昱辰，仲来福. 姜黄素对顺铂所致大鼠肾毒性的防护作用 [J]. 毒理学杂志, 2006 (2): 91 -93.

[188] TAN C, TASAKA H, YU K P, et al. Daunomycin, an antitumor antibiotic, in the treatment of neoplastic disease. Clinical evaluation with special reference to childhood leukemia [J]. Cancer, 1967, 20 (3): 333 -353.

[189] MERLE P, BLANC J F, PHELIP J M, et al. Doxorubicin-loaded nanoparticles for patients with advanced hepatocellular carcinoma after sorafenib treatment failure (RELIVE): a phase 3 randomised controlled trial [J]. Lancet Gastroenterol Hepatol, 2019, 4 (6): 454 -465.

[190] TAK W Y, LIN S M, WANG Y, et al. Phase Ⅲ HEAT study adding lyso-thermosensitive liposomal doxorubicin to radiofrequency ablation in patients with unresectable hepatocellular carcinoma lesions [J]. Clin Cancer Res, 2018, 24 (1): 73 -83.

[191] PAN J X, CHEN G, LI J J, et al. Isocorydine suppresses doxorubicin-induced epithelial-mesenchymal transition via inhibition of ERK signaling pathways in hepatocellular carcinoma [J]. Am J Cancer Res, 2018, 8 (1): 154 -164.

[192] MOULDER S, MORONEY J, HELGASON T, et al. Responses to liposomal Doxorubicin, bevacizumab, and temsirolimus in metaplastic carcinoma of the breast: biologic rationale and implications for stem-cell research in breast cancer [J]. J Clin Oncol, 2011, 29 (19): e572 -e575.

[193] ZHANG F, YANG Y, SMITH T, et al. Correlation between HER-2 expression and response to neoadjuvant chemotherapy with 5-fluorouracil, doxorubicin, and cyclophosphamide in patients with breast carcinoma [J]. Cancer, 2003, 97 (7): 1758 -1765.

[194] BUCHHOLZ T A, TU X, ANG K K, et al. Epidermal growth factor receptor expression correlates with poor survival in patients who have breast carcinoma treated with doxorubicin-based neoadjuvant chemotherapy [J]. Cancer, 2005, 104 (4): 676 -681.

[195] LAI J, YANG H, ZHU Y, et al. miR7-5p-mediated downregulation of PARP1 impacts DNA homologous recombination repair and resistance to doxorubicin in small cell lung cancer [J]. BMC Cancer, 2019, 19 (1): 602.

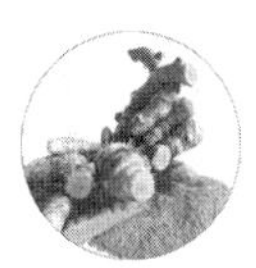

[196] LV L, AN X, LI H, et al. Effect of miR-155 knockdown on the reversal of doxorubicin resistance in human lung cancer A549/dox cells [J]. Oncol Lett, 2016, 11 (2): 1161 - 1166.

[197] ZIRAKZADEH A A, KINN J, KRANTZ D, et al. Doxorubicin enhances the capacity of B cells to activate T cells in urothelial urinary bladder cancer [J]. Clin Immunol, 2017, 176: 63 - 70.

[198] SMOLENSKY D, RATHORE K, CEKANOVA M. Phosphatidylinositol-3-kinase inhibitor induces chemosensitivity to a novel derivative of doxorubicin, AD198 chemotherapy in human bladder cancer cells in vitro [J]. BMC Cancer, 2015, 15: 927.

[199] GALSKY M D, PAL S K, CHOWDHURY S, et al. Comparative effectiveness of gemcitabine plus cisplatin versus methotrexate, vinblastine, doxorubicin, plus cisplatin as neoadjuvant therapy for muscle-invasive bladder cancer [J]. Cancer, 2015, 121 (15): 2586 - 2593.

[200] TAO J, LU Q, WU D, et al. microRNA-21 modulates cell proliferation and sensitivity to doxorubicin in bladder cancer cells [J]. Oncol Rep, 2011, 25 (6): 1721 - 1729.

[201] MOHAJERI M, SAHEBKAR A. Protective effects of curcumin against doxorubicin-induced toxicity and resistance: a review [J]. Critical Reviews in Oncology Hematology, 2018, 122: 30 - 51.

[202] MEIYANTO E, PUTRI D D P, SUSIDARTI R A, et al. Curcumin and its analogues (PGV-0 and PGV-1) enhance sensitivity of resistant MCF-7 cells to doxorubicin through inhibition of HER2 and NF-κB activation [J]. Asian Pacific Journal of Cancer Prevention, 2014, 15 (1): 179 - 184.

[203] MISRA R, SAHOO S K. Coformulation of doxorubicin and curcumin in poly (D, L-lactide-co-glycolide) nanoparticles suppresses the development of multidrug resistance in K562 cells [J]. Molecular Pharmaceutics, 2011, 8 (3): 852 - 866.

[204] VENKATESAN N, PUNITHAVATHI D, ARUMUGAM V. Curcumin prevents adriamycin nephrotoxicity in rats [J]. British Journal of Pharmacology, 2000, 129 (2): 231 - 234.

[205] LIU J, ZHONG F, DAI Q, et al. Curcumin prevents adriamycin-induced nephropathy MCP-1 expression through blocking histone acetylation [J]. International Journal of Clinical and Experimental Medicine, 2016, 9 (7): 12696 - 12704.

[206] IMBABY S, EWAIS M, ESSAWY S, et al. Cardioprotective effects of curcumin and nebivolol against doxorubicin-induced cardiac toxicity in rats [J]. Human & Experimental Toxicology, 2014, 33 (8): 800 - 813.

[207] SWAMY A V, GULLIAYA S, THIPPESWAMY A, et al. Cardioprotective effect of curcumin against doxorubicin-induced myocardial toxicity in albino rats [J]. Indian

Journal of Pharmacology, 2012, 44 (1): 73 -77.

[208] HOSSEINZADEH L, BEHRAVAN J, MOSAFFA F, et al. Curcumin potentiates doxorubicin-induced apoptosis in H9c2 cardiac muscle cells through generation of reactive oxygen species [J]. Food Chem Toxicol, 2011, 49 (5): 1102 -1109.

[209] LU J K, CHU E F, TONY H, et al. Curcumin downregulates phosphate carrier and protects against doxorubicin induced cardiomyocyte apoptosis [J]. Biomed Research International, 2016.

[210] HE H, LUO Y, QIAO Y, et al. Curcumin attenuates doxorubicin-induced cardiotoxicity via suppressing oxidative stress and preventing mitochondrial dysfunction mediated by 14-3-3 gamma [J]. Food & Function, 2018, 9 (8): 4404 -4418.

[211] HOSSEINZADEH L, BEHRAVAN J, MOSAFFA F, et al. Curcumin potentiates doxorubicin-induced apoptosis in H9c2 cardiac muscle cells through generation of reactive oxygen species [J]. Food and Chemical Toxicology, 2011, 49 (5): 1102 -1109.

[212] CARLSON L J, COTE B, ALANI A W G, et al. Polymeric micellar co-delivery of resveratrol and curcumin to mitigate in vitro doxorubicin-induced cardiotoxicity [J]. Journal of Pharmaceutical Sciences, 2014, 103 (8): 2315 -2322.

[213] NAMDARI M, EATEMADI A. Cardioprotective effects of curcumin-loaded magnetic hydrogel nanocomposite (nanocurcumin) against doxorubicin-induced cardiac toxicity in rat cardiomyocyte cell lines [J]. Artificial Cells Nanomedicine and Biotechnology, 2017, 45 (4): 731 -739.

[214] KHAZDAIR M R, MOHEBBATI R, KARIMI S, et al. The protective effects of Curcuma longa extract on oxidative stress markers in the liver induced by Adriamycin in rats [J]. Physiology and Pharmacology, 2016, 20 (1): 31 -37.

[215] SOMPARN N, KUKONGVIRIYAPAN V, KUKONGVIRIYAPAN U, et al. Protective effects of tetrahydrocurcumin and curcumin against doxorubicin and cadmium-induced cytotoxicity in Chang Liver Cells [J]. Tropical Journal of Pharmaceutical Research, 2015, 14 (5): 769 -776.

[216] SOMPARN N, KUKONGVIRIYAPAN V, KUKONGVIRIYAPAN U, et al. Tetrahydrocurcumin protection against doxorubicin-induced apoptosis [J]. Scienceasia, 2015, 41 (2): 114 -118.

[217] MOHAMAD R H, EL-BASTAWESY A M, ZEKRY Z K, et al. The role of curcuma longa against doxorubicin (adriamycin) -induced toxicity in rats [J]. Journal of Medicinal Food, 2009, 12 (2): 394 -402.

[218] MOHEBBATI R, SHAFEI M N, SOUKHTANLOO M, et al. Adriamycin-induced oxidative stress is prevented by mixed hydro-alcoholic extract of Nigella sativa and Curcuma longa in rat kidney [J]. Avicenna J Phytomed, 2016, 6 (1): 86 -94.

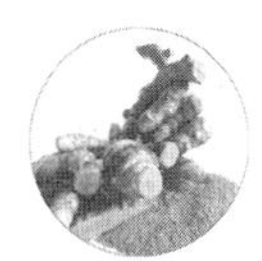

[219] SADZUKA Y, NAGAMINE M, TOYOOKA T, et al. Beneficial effects of curcumin on antitumor activity and adverse reactions of doxorubicin [J]. International Journal of Pharmaceutics, 2012, 432 (1-2): 42-49.

[220] NAIK S R, THAKARE V N, PATH S R. Protective effect of curcumin on experimentally induced inflammation, hepatotoxicity and cardiotoxicity in rats: Evidence of its antioxidant property [J]. Experimental and Toxicologic Pathology, 2011, 63 (5): 419-431.

[221] DAYTON A, SELVENDIRAN K, MEDURU S, et al. Amelioration of doxorubicin-induced cardiotoxicity by an anticancer-antioxidant dual-function compound, HO-3867 [J]. Journal of Pharmacology and Experimental Therapeutics, 2011, 339 (2): 350-357.

[222] 刘珊，蒋永新，熊伟，等. 肿瘤放疗抵抗机制研究进展 [J]. 国际肿瘤学杂志，2014，41 (10): 747-749.

[223] 李敏，张楠，樊赛军. 姜黄素具有肿瘤放射增敏和辐射损伤保护双向作用的研究进展 [J]. 中华放射医学与防护杂志，2013，33 (3): 326-330.

[224] 李刚，王子明，种铁. 姜黄素对人肾癌 ACHN 细胞放射的增敏作用及其机制 [J]. 西安交通大学学报（医学版），2011，32 (3): 299-302，306.

[225] 王辉，牛国梁，张树友，等. 姜黄素对人乳腺癌 MDA-MB-231 细胞裸鼠移植瘤放射增敏的作用 [J]. 中国癌症杂志，2012，22 (5): 342-346.

[226] 吴宏，闫国诚，王双全，等. 姜黄素对胃癌细胞放疗增敏作用的研究 [J]. 陕西医学杂志，2014，43 (2): 137-139.

[227] 王东，裘建明，杨关根，等. 姜黄素对直肠癌细胞放疗增敏的机制研究 [J]. 中华胃肠外科杂志，2015 (6): 602-605.

[228] 邓蕙妍，朱慧兰. Nrf2 激活剂抗皮肤氧化损伤作用的研究进展 [J]. 国际皮肤性病学杂志，2012，38 (5): 297-300.

[229] WIDEL M, KRZYWON A, GAJDA K, et al. Induction of bystander effects by UVA, UVB, and UVC radiation in human fibroblasts and the implication of reactive oxygen species [J]. Free Radic Biol Med, 2014, 68: 278-287.

[230] DANG B, YANG Y, ZHANG E, et al. Simulated microgravity increases heavy ion radiation-induced apoptosis in human B lymphoblasts [J]. Life Sci, 2014, 97 (2): 123-128.

[231] 何为，周福祥，徐会，等. A549 细胞线粒体 DNA 缺失模型建立 及其放射敏感性变化 [J]. 中华放射医学与防护杂志，2014，34 (4): 255-258.

[232] BROWN J M. Tumor hypoxia in cancer therapy [J]. Methods Enzymol, 2007, 435: 297-321.

[233] YANG C L, MA Y G, XUE Y X, et al. Curcumin induces small cell lung cancer NCI-H446 cell apoptosis via the reactive oxygen species-mediated mitochondrial

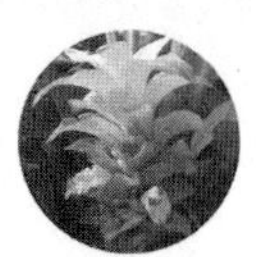

pathway and not the cell death receptor pathway [J]. DNA Cell Biol, 2012, 31 (2): 139 - 150.

[234] 吴宏，闫国诚，王双全，等. 姜黄素通过抑制 NF-κB 的活化增加胃癌细胞的放疗敏感性 [J]. 山西医科大学学报，2014，45 (1): 8 - 12.

[235] 蔡勇，王季颖. 姜黄素联合顺铂对非小细胞肺癌细胞 A549 放疗增敏作用的初步研究 [J]. 临床肿瘤学杂志，2015 (1): 13 - 17.

[236] 李峰，王辉，牛国梁，等. 姜黄素对乳腺癌 MDA-MB-231 细胞株放射增敏作用的研究 [J]. 中国现代医学杂志，2013，23 (35): 33 - 37.

[237] TIAN Y H, XIE G Z, REN C, et al. Radiation-induced G2 phase arrest may contribute to the radioresistance of breast cancer stem cells [J]. Nan Fang Yi Ke Da Xue Xue Bao, 2011, 31 (1): 53 - 56.

[238] 张莉，邓守恒，李芳，等. 姜黄素体外同步放疗对宫颈癌细胞增殖影响的实验研究 [J]. 山西医药杂志（下半月刊），2013，42 (4): 369 - 371.

[239] 潘广晔，张作峰，王刚平，等. HIF-1α 和 Survivin 在乳腺癌中的表达及意义 [J]. 中国临床实用医学，2016 (1): 20 - 23.

[240] AKTAS C, KURTMAN C, OZBILGIN M K, et al. An experimental study of radiation effect on normal tissue: analysis of HIF-1alpha, VEGF, eIF2, TIA-1, and TSP-1 expression [J]. Turk J Haematol, 2013, 30 (4): 371 - 378.

[241] 何静，刘安文，蔡婧，等. 姜黄素对乳腺癌细胞 VEGF-C 表达及增殖、侵袭性的影响 [J]. 肿瘤防治研究，2011，38 (10): 1109 - 1112.

[242] 尚进才，王亚洲，高岩，等. 热休克蛋白的研究进展 [J]. 医学理论与实践，2010，23 (5): 527 - 529.

[243] SHUKLA S, PRANAY A, D'CRUZ A K, et al. Immunoproteomics reveals that cancer of the tongue and the gingivobuccal complex exhibit differential autoantibody response [J]. Cancer Biomark, 2009, 5 (3): 127 - 135.

[244] TIKOO K, MEENA R L, KABRA D G, et al. Change in post-translational modifications of histone H3, heat-shock protein-27 and MAP kinase p38 expression by curcumin in streptozotocin-induced type I diabetic nephropathy [J]. Br J Pharmacol, 2008, 153 (6): 1225 - 1231.

[245] ANGELO L S, WU J Y, MENG F, et al. Combining curcumin (diferuloylmethane) and heat shock protein inhibition for neurofibromatosis 2 treatment: analysis of response and resistance pathways [J]. Mol Cancer Ther, 2011, 10 (11): 2094 - 2103.

[246] GIOMMARELLI C, ZUCO V, FAVINI E, et al. The enhancement of antiproliferative and proapoptotic activity of HDAC inhibitors by curcumin is mediated by Hsp90 inhibition [J]. Cell Mol Life Sci, 2010, 67 (6): 995 - 1004.

[247] 马聚珂，徐伟. ABCG2 在肿瘤干细胞多药耐药性中的作用机制 [J]. 国际耳鼻

咽喉头颈外科杂志，2011，35（1）：24－27.

[248] JIANG M, HUANG O, ZHANG X, et al. Curcumin induces cell death and restores tamoxifen sensitivity in the antiestrogen-resistant breast cancer cell lines MCF-7/LCC2 and MCF-7/LCC9 [J]. Molecules, 2013, 18 (1): 701－720.

[249] FAN H, SHAO M, HUANG S, et al. miR593 mediates curcumin-induced radiosensitization of nasopharyngeal carcinoma cells via MDR1 [J]. Oncol Lett, 2016, 11 (6): 3729-3734.

第五章 姜黄素对胃溃疡（肿瘤相关性疾病）的治疗

胃溃疡是全球常见疾病，患病率为6%～15%。精神、饮食、感染和药物等因素是胃溃疡发生、发展、复发的重要因素。慢性胃溃疡是胃癌的重要发展阶段，约5%胃溃疡具有癌变性。另外，抗肿瘤治疗会引起胃肠道溃疡，影响抗肿瘤治疗效果，降低肿瘤病人生存质量。姜黄素具有较好的抗胃溃疡作用，但由于水溶性差、口服吸收差、生物利用度低，限制了其在医药领域的广泛使用。我们以聚乙烯吡咯烷酮（PVP）作为载体，制备出姜黄素固体分散体（SDs）口服制剂，解决姜黄素水溶性差、口服吸收差、生物利用度低等难点，并开展了口服制剂抗胃溃疡药理学研究。

体外实验表明，姜黄素在 1×10^{-6} mol/L 浓度下能刺激小鼠成纤维细胞 3T3 的生长（促进率为 17.4%）。我们同时通过幽门结扎、乙醇、吲哚美辛、乙酸、冷水－束缚应激、盐酸/法莫替丁制备出 6 种不同大鼠胃溃疡模型。实验证明，灌胃给予姜黄素 SDs（24 mg/kg）具有明显抗胃溃疡药理作用，能够有效降低多种因素（如化学、药物、精神应激因素）引起的溃疡指数。实验表明姜黄素能够有效抑制 H^+-K^+-ATPase 活性，抑制胃泌素、内皮素、总酸、游离酸分泌；下调多种因素刺激而导致炎症及溃疡相关基因 NF-κB、TNF-α、TGF-β1、IL-1β、IL-6、IL-8、iNOS mRNA 的过度表达；同时，对应激调控基因 HSP70 mRNA 的表达起上调作用，对 MMP-9 mRNA 的表达起下调作用。姜黄素提高 SOD、GSH-Px、CAT 酶活力，减少脂质过氧化物 MDA 含量，增强机体清除氧自由基，抑制氧自由基对胃黏膜的损害，促进胃黏膜损伤部位的愈合。

因此，姜黄素 SDs 抗胃溃疡的药理作用机理是，通过抑制炎性细胞因子过度表达，提高机体的抗应激能力及抗氧化能力，清除氧自由基，促进胃黏膜细胞生长、愈合，从而达到抗胃溃疡效果。于此，开展姜黄素治疗胃癌、结直肠癌具有现实意义。

第一节　胃溃疡的研究现状

胃溃疡（gastric ulcer，GU）是消化性溃疡中的常见疾病，是一种全球性多发性疾病，但在不同国家、不同地区发病率相差悬殊。欧美文献报道，本病患病率为6%～15%。在我国，人群中的患病率缺乏大规模流行病学调查，但在内镜检查病例中，消化性溃疡的检出率高达16%～33%。统计资料显示：男性患胃溃疡病的概率

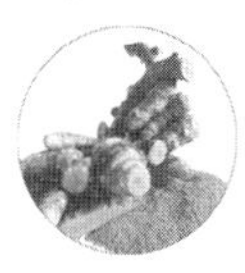

高于女性，男女之比为（3.6～4.7）：1[1]；我国南方患病率高于北方，城市高于农村，这与饮食习惯、工作紧张程度有关。胃溃疡的发作有季节性，秋冬和冬春之交是高发季节；胃溃疡多见于中老年。研究表明，50岁以上的病人占50%以上[2]。胃溃疡的临床表现为无规律的中上腹痛、食欲不振、恶心、呕吐、消瘦或贫血，常被忽略以致严重者出现大出血。胃溃疡直径常可超过2.5 cm，且多发生于高位胃体的后壁或小弯，可导致急性穿孔；长期胃溃疡病史、胃溃疡顽固不愈的病人甚至导致胃癌(包括溃疡型胃癌和溃疡癌变)[3]。

一、胃溃疡的发病原因和发病机制

胃溃疡的发病原因和发病机制比较复杂，现在人们逐渐认识到精神及心理、社会因素对胃溃疡的发生、发展和转化起着重要作用。近年来的研究发现，胃溃疡的发病原因不单是消化系统问题，还与以下因素有密切关系：

1. 精神因素

目前认为，胃溃疡的直接发病机制是攻击因子与防御－修复因子的不平衡，当攻击因子增加或/和防御因子削弱，致胃肠黏膜损伤防护机制失去平衡时，即形成溃疡。精神因素产生应激所致的焦虑或抑郁、烦恼等不良情绪可通过下列两个途径来影响消化系统：①植物神经系统。迷走神经过度兴奋，壁细胞分泌胃酸增多，使胃黏膜屏障遭到破坏。交感神经兴奋时间过长，胃肠蠕动抑制，胃黏膜血管痉挛、缺血，细胞代谢障碍，黏膜糜烂、坏死，终致溃疡发生。②内分泌系统。通过下丘脑－垂体－肾上腺轴而使皮质酮释放，促进胃酸分泌而减少胃黏液分泌[4]，导致攻击因子增强而保护因子削弱，最终引起溃疡发生。精神因素是胃溃疡发生、发展和复发中起着决定性作用的因素。

现代社会的激烈竞争使人们承受的精神压力越来越大，精神应激因素包括失业、学生升学压力、就业困难、经济纠纷、人际冲突、工作紧张等。国内几个大规模流行病学调查资料显示，精神应激因素为消化性溃疡诱因者占5.4%～20.5%[5]。在初诊为胃溃疡或复发的病人中，分别有84%和80%在症状发作前一周内有严重精神应激因素刺激，而健康人在相同时间内仅20%有精神应激因素刺激[6]。精神应激因素刺激与消化性溃疡的发病及复发密切相关，精神应激因素刺激通过神经体液因素削弱了胃黏膜保护因子的作用，使大脑皮质调节功能降低，植物神经和内分泌功能紊乱，引起胃酸及胃蛋白酶分泌增加，黏液分泌减少，胃排空障碍，内容物在胃窦部潴留，胃酸增加，胃壁血管痉挛，血液循环障碍，最终导致溃疡。

2. 饮食因素

随着现代社会人们的生活节奏加快，进餐不定时、进食过快、食物冷热辛辣刺激、餐后不休息等因素往往导致胃病的发生。高脂肪食物可促进胃酸分泌，增加胆汁反流，增加对胃肠道黏膜的刺激作用；咖啡、浓茶和可乐等饮料可刺激胃酸分泌；过量饮酒能促进胃酸分泌，破坏胃黏膜上皮，损害胃黏膜屏障，进一步刺激肥大细胞释

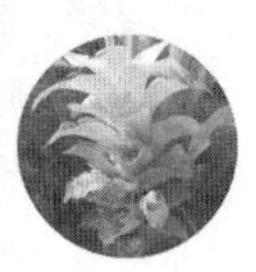

放组胺，引起黏膜下血管扩张、渗出，从而促进胃黏膜糜烂及溃疡形成。机体免疫功能降低，上消化道黏膜防御因子能力降低，使久治不愈的胃炎随着年龄的增加而加重，最终导致溃疡发生，这也是中老年人成为消化性溃疡高发人群的主要原因之一。

3. 感染因素

幽门螺杆菌（*helicobacter pylori*，*Hp*）是目前人类发生率很高的慢性细菌感染之一，自 1984 年 Marshall 和 Warren 从人体胃黏膜活检标本中找到幽门螺杆菌后，研究表明，*Hp* 感染是慢性活动性胃炎、消化性溃疡、胃黏膜相关淋巴组织（MALT）淋巴瘤和胃癌的主要致病因素[7]。1994 年，世界卫生组织/国际癌症研究机构（WHO/IARC）将 *Hp* 列为Ⅰ类致癌原[8]。*Hp* 感染存在着人种、地域、经济、卫生、疾病的显著差异，我国是 *Hp* 高感染国家，普通人群的感染率为 50%～80%[9]，目前尚无理想的疫苗可以预防。目前比较认可的 *Hp* 的致病原因是 *Hp* 感染－胃泌素胃酸的致病学说。正常情况下，胃壁有一系列完善的自我保护机制（胃酸、胃蛋白酶的分泌功能，不溶性与可溶性黏液层的保护作用，有规律的运动等），能抵御经口而入的千百种微生物的侵袭。自从在胃黏膜上皮细胞表面发现了 *Hp* 以后，才认识到 *Hp* 几乎是能够突破这一天然屏障的唯一元凶。目前，对 *Hp* 感染的研究能归入这一学说的资料最多，主要包括：①使 *Hp* 穿透黏液层在胃上皮细胞表面定居的因素；②对胃上皮细胞等起破坏作用的毒素因子；③各种炎症细胞及炎症介质；④免疫反应物质等。其中，近年来得到重要关注的是空泡毒素 vaca、细胞毒素相关蛋白质 caga，以及尿素酶等的作用及其分子生物学研究。

Hp 一旦进入胃内，就会依靠鞭毛提供的动力穿过黏液层，并通过尿素酶水解尿素产生氨，在菌体周围形成“氨云”保护层，抵抗胃酸的杀灭作用。胃上皮细胞存在着 *Hp* 黏附因子的特异性受体，由此 *Hp* 可特异地黏附于胃上皮细胞，避免随食物一起被胃排空。已发现的 *Hp* 导致的可能致病因素有尿素酶、黏附作用、空泡细胞毒素 A（vacuolating cytotoxin，VagA）和细胞毒相关基因 A（cytotoxin associated gene A，*cagA*）、脂多糖等，这些因素诱导黏膜炎症，激发机体免疫反应。尿素酶催化尿素分解成氨，能降低黏液中蛋白的含量，直接破坏黏液的完整性，削弱屏障功能，氨还可干扰细胞能量代谢，造成细胞变性。这些因素构成 *Hp* 感染的基本病理变化，即各种类型的急、慢性胃炎。

另外，*Hp* 感染能引起高胃泌素血症，使胃酸分泌增加，并刺激肠嗜铬样细胞（enterochromaffin-like cell，ECL）产生组胺，通过组胺进一步刺激壁细胞产生胃酸，引起胃黏膜损伤。其机制包括：*Hp* 的尿素酶水解尿素产生氨，局部黏膜的 pH 升高，不断刺激 G 细胞分泌胃泌素，反馈抑制功能受损；*Hp* 引起胃窦黏膜 D 细胞数量减少，影响生长抑素分泌，削弱对 G 细胞释放促胃泌素的抑制作用。根除 *Hp* 感染后，血清胃泌素水平下降。

除了卫生条件引起的 *Hp* 感染外，工作强度大、精神紧张使机体免疫功能降低也可导致。近年来，许多有关免疫系统在紧张－疾病链中介导作用的研究认为，紧张通过下丘脑－垂体－肾上腺轴系统对免疫功能产生抑制作用。紧张信息由中枢神经系统

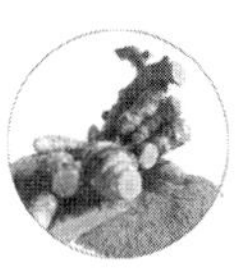

接受和整合并传送到大脑基底部（丘脑下部），丘脑下部分泌促肾上腺皮质激素释放激素（corticotropin releasing hormone，CRH），CRH 刺激脑垂体产生并分泌促肾上腺皮质激素（adrenocorticotropic hormone，ACTH），ACTH 又促进肾上腺皮质加强激素的合成和分泌，特别是加强糖皮质激素的分泌[10]。糖皮质激素的大量分泌会对免疫功能的多个失衡产生抑制作用，因此，机体免疫功能降低，上消化道黏膜防御因子与攻击因子之间功能失衡，相关性与其感染幽门螺杆菌呈正相关。总之，*Hp* 是一种重要的攻击因子，损伤局部的胃黏膜，增加侵袭因素胃泌素和胃酸分泌，削弱黏膜的防御和修复机制，导致溃疡的形成。

4. 药物因素

近年来，非甾体类抗炎药物（non-steroidal anti-inflammatory drugs，NSAIDs）的其临床应用范围逐渐扩大。据估计，全世界每年 NSAIDs 处方在 10 亿张以上，美国 FDA 已批准布洛芬、酮洛芬及萘普生为非处方用药，美国每年非处方用药量约为 300 亿片，约为 NSAIDs 处方用药的 7 倍[11]。短期服用 NSAIDs 主要用于缓解各种疼痛、退热及围手术期的镇痛；长期服用主要用于治疗类风湿性关节炎（rheumatiod arthritis，RA）及骨性关节炎（osteoarthritis，OA）。此外，还可用于治疗痛风性关节炎、强直性脊柱炎、脊椎关节炎等，也可用于治疗一些急性非炎症性疾病，如急性肌肉骨骼疾病、下腰背部疼痛、关节痛、普通感冒、急性痛风等。但是 NSAIDs 相关的胃肠黏膜损害最具临床意义，由于 NSAIDs 可产生局部及全身的镇痛作用，因此 NSAIDs 所致黏膜损伤包括溃疡更倾向于无任何临床症状[12]，但无症状的 NSAIDs 溃疡更易并发出血、穿孔，15% 的病人可有呕血，而黑便发生率可高达 50%[13]，部分病人甚至死亡。

NSAIDs 药物主要成分大多数是各种有机酸，进入血液循环后，与血浆白蛋白相结合，在局部组织含量增多，对胃黏膜的局部和系统损伤表现在几个方面：①H^+ 破坏胃黏膜屏障。NSAIDs 通过弥散作用分布于胃黏膜的表面上皮细胞并电离，形成的大量 H^+ 干扰胃黏膜上皮细胞内的代谢活动，导致细胞的胞膜和溶酶体膜的破裂，继而造成细胞死亡，破坏上皮细胞层的完整性。此外，大量的 H^+ 分解黏液层中的碳酸氢盐产生 CO_2，削弱了黏液 - 碳酸氢盐屏障，为胃酸、胃蛋白酶以及 *Hp* 的侵入打下了病理基础，从而造成局部的胃黏膜屏障的破坏。②对胃肠道黏膜保护因素的影响。胃肠黏膜内有合成前列腺素（PG）所必需的环氧合酶（COX）及丰富的内源性 PG，发挥着抑制胃酸分泌、刺激黏液和碳酸氢盐分泌、增加黏膜血流、促进损伤后黏膜的修复、减少炎症介质的释放的作用。而 COX 和 5 - 脂加氢酶在花生四烯酸生成白三烯和前列腺素的过程中起重要的酶催化作用。传统的 NSAIDs 抑制 COX-1 较明显，使内源性 PG 合成受阻，大量花生四烯酸通过脂肪加氢酶途径合成为白三烯，局部诱导了中性粒细胞粘连和血管的收缩，影响其血流情况，破坏黏膜的防御屏障。新型的 COX-2 选择性抑制剂使内源性 PG 合成受阻，削弱了 COX-2 诱导的内皮生长因子和转化生长因子等对胃肠黏膜的保护因子产生，降低了黏膜对外来侵袭力的防御。③对氧自由基的影响。NSAIDs 可以使胃肠黏膜的微循环血流减慢，且有白色血栓形成，往

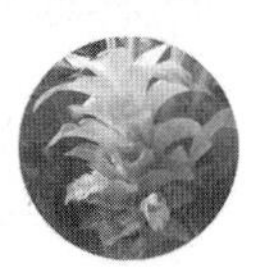

往随之出现黏膜出血现象。进一步研究证实白色血栓的主要成分是中性粒细胞。被黏附的中性粒细胞很快被激活并释放出氧自由基，氧自由基直接干扰细胞的代谢和分裂。胃肠道局部的较高浓度的氧自由基会直接破坏血管内皮细胞，内皮的完整性被破坏加之中性粒细胞的黏附，就会形成微血栓，降低胃肠黏膜的血流灌注，减低黏膜的防御功能。④抗凝机制。部分 NSAIDs 有抗血小板凝固作用，诱发消化道出血，这方面引起胃肠道溃疡的报道不多，但其在溃疡形成后出现出血、穿孔等并发症不可忽视。

5. 其他因素

在环境因素方面，长期吸烟者本病发病率显著高于对照人群，这是由于烟草能使胃酸分泌增加，血管收缩，抑制胰液和胆汁的分泌而减弱其在十二指肠内中和胃酸的能力，导致十二指肠持续酸化；使幽门括约肌张力减低，胆汁反流，破坏胃黏膜屏障。因此，长期大量吸烟不利于溃疡的愈合，容易复发。

在遗传因素方面，消化性溃疡病人一级亲属中的发病率明显高于对照人群。统计资料表明，单卵双生儿患相同类型溃疡病者占 50%。在多内分泌腺瘤病 I 型、系统性肥大细胞增多症等一些罕见临床综合征中，消化性溃疡也是其临床表现之一。因此，遗传因素是发病因素之一。O 型血者十二指肠溃疡的发病率较其他血型高 30%～40%。近年来研究发现，O 型血者细胞表面的黏附受体有利于 *Hp* 的定植，提示 O 型血者消化性溃疡家族聚集现象与 *Hp* 感染环境因素有关，而不仅仅是遗传作用。

二、胃溃疡的治疗

目前的研究认为，胃溃疡的形成是由攻击因子和防御－修复因子失去平衡所致的。攻击因子主要有活性氧（ROS）、胃酸、胃蛋白酶、微生物如 *Hp*、胆汁反流、非甾体类药物等；防御－修复因子主要有上皮前的黏液、碳酸氢盐、上皮后丰富的毛细血管网、上皮细胞更新速度、内源性前列腺素、表皮生长因子等。胃溃疡确诊后，一般采用综合性治疗措施，通过减弱攻击因子，增强防御－修复因子，促进溃疡愈合。胃溃疡的一般治疗包括生活规律，少量多餐，少食油腻及辛辣刺激性强的食物，避免生、冷、硬、难以消化的食物，少饮浓茶、浓咖啡、可乐等，消除紧张、焦虑情绪；改变不当生活习惯，戒烟酒，禁用或慎用对胃肠有刺激性药物，如甾体抗炎药物和激素等。当发生活动期溃疡时，需要借助于药物治疗，主要通过抑制胃酸、根除 *Hp*、保护胃黏膜等方法，达到缓解临床症状，促进溃疡愈合，减少并发症的治疗目的。胃溃疡病人往往伴有抑郁或焦虑等精神疾病问题。临床研究发现，治疗胃溃疡联合使用抗抑郁抗焦虑药物可显著提高对消化性溃疡治疗效果[14]。

1. 制酸药

碱性制酸药中和盐酸，使胃酸降低，降低胃蛋白酶活性，缓解疼痛，促进溃疡愈合。此类药物种类繁多，有碳酸氢钠、碳酸钙、三硅酸镁等，含钙、铋、铝的制酸剂可致便秘，镁制剂可致腹泻，故常将二种或多种制酸药制成复合剂，以抵消其副作

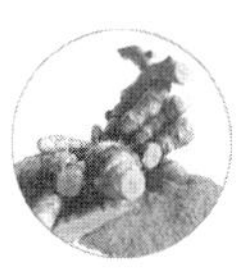

用。制酸药的剂型以液体（如凝胶溶液）最好，粉剂次之，片剂较差。制酸剂长期和大量应用，副作用较大，常见的有腹胀、食欲不振、钠潴留致高血压、软骨病或骨质疏松、代谢性碱中毒、肾功能损害等，因此限制了临床的广泛应用。目前，临床主要用复合制剂来增加中和胃酸的能力，减少副作用[15]。

2. 抑制胃酸分泌药物

酸是溃疡产生的基础，胃溃疡的最终形成是由胃酸、胃蛋白酶自身消化所致的。抑制胃酸分泌药主要包括 H_2 受体拮抗剂、质子泵拮抗剂、乙酰胆碱拮抗剂等。

1）H_2 受体拮抗剂（H_2RA）。H_2 受体拮抗剂可选择性竞争结合 H_2 受体，使壁细胞胃酸分泌减少，对消化性溃疡起积极的治疗作用。由于 H_2RA 有良好的疗效，副反应少及较低廉的价格，因此其成为治疗溃疡中应用广泛的药物。西米替丁（cimetidine）是第一代组胺受体拮抗药，结构和组胺相似，含有咪唑环。用药 4 周溃疡愈合率为 80% 左右。由于其副作用相对较多，目前临床应用已较少。雷尼替丁（ranitidine）是第二代组胺受体拮抗药，以呋喃环代咪唑环，不具有抗雄激素的作用，不影响肾功能，通过血脑屏障的量小，不导致精神错乱。雷尼替丁对细胞色素 P450 系统影响较小，治疗十二指肠溃疡疗效与西米替丁相似。法莫替丁（famotidine）为第三代组胺受体拮抗药，用噻唑环代咪唑环，口服给药达峰时间 1.5 ～3.5 h，起效快。单次给药抑制胃酸时间达 15 ～17 h，较西咪替丁明显延长。副作用少，对性腺激素无影响，不透过血脑屏障，不抑制细胞色素 P450 代谢系统，因此无明显药物间相互作用。双盲研究表明，十二指肠溃疡的 4 周治愈率为 75%～95%，胃溃疡的 8 周治愈率为 80%。20 mg 夜间服药治疗的病人，6 个月内的溃疡复发率为 26%。尼扎替丁（rizatidine）末端有一个硝基乙烯二胺结构，短期治疗十二指肠溃疡愈合率超过 90%，胃溃疡愈合率达 87%，没有严重副反应。罗沙替丁（roxatidine）的抑制胃酸的能力和雷尼替丁大致相同，它的生物利用度不受进食影响，不需空腹用药；不受抗酸药影响，可同进应用抗酸药，缓解疼痛。双盲研究表明，十二指肠溃疡愈合率超过 93.5%，胃溃疡愈合率达 85.5%，长期维持治疗（75 mg，睡前）可以预防 65% 的胃溃疡及十二指肠溃疡复发。副反应轻微，包括便秘和腹泻。

2）质子泵抑制剂（proton pump inhibitor，PPI）。胃酸分泌由胃黏膜壁细胞的一种特殊酶（H^+-K^+-ATPase）所介导，在静止状态时，此酶主要位于壁细胞。当壁细胞受到刺激时，胃酸分泌，质子泵激活，催化 ATP 水解，产生能量，促进 H^+、K^+交换，H^+逸出细胞膜时与 Cl^-结合，形成胃酸。组胺、胃泌素和乙酰胆碱等刺激相应的受体，激活蛋白酶，最后均作用于质子泵，使其活化，刺激分泌胃酸。因此，质子泵是胃酸分泌过程中最重要和最终的环节。质子泵抑制剂的抑酸机制就是抑制壁细胞的 H^+-K^+-ATPase 活性，阻止壁细胞内的 H^+转运到细胞外而在胃腔内形成胃酸，从而达到明显的抑酸作用。质子泵抑制剂虽然疗效确切，但也有着很多严重的不良反应，除了一般的消化系统反应外，严重的还对肝、肾、视觉神经等有着毒性作用，因此这类药物的长期使用受到限制。奥美拉唑（omeprazole，OME）是一种苯并咪唑硫氧化物，是目前临床应用最广泛的质子泵抑制剂，需酸性环境才

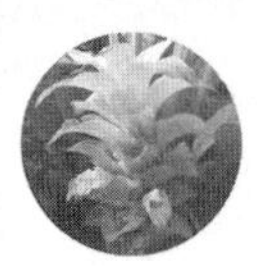

能被激活。血浆内OME进入壁细胞后，在分泌小管的酸间隙内质子化，转化为活性物质次磺酰胺，后者与质子泵管腔面上的2个半胱胺共价结合，对酶产生不可逆性的抑制作用，从而阻断酸分泌的最后步骤。待新的ATP酶合成后，酸分泌才能恢复，新的ATP酶一般在4～8 h后重新合成起来。80%OME经过肾脏排泄。OME在通常剂量（20～40 mg/d）下，可抑制不少于90%的24 h酸分泌，迅速控制症状和使溃疡病愈合。长期应用OME的安全性是一直受关注的问题。动物实验表明，给鼠长期喂饲高剂量OME，缺乏酸的反馈抑制，可致血清胃泌素明显升高，肠嗜铬样细胞（ECL）增生；在动物实验中，有长期应用OME的部分大鼠发展为类癌的报道。停药后胃泌素便逐渐降至正常，ECL增生也逆转。在临床上应用通常剂量OME（20～40 mg/d）治疗者，血清胃泌素仅中度升高（达正常的2～3倍）。长期应用OME的病例随访结果显示，迄今为止尚未发现明显ECL增生和类癌者。OME也能抑制细胞色素P450微粒体酶系统，从而影响通过该系统进行代谢的药物。OME所造成的缺酸状态引起上腹饱胀、腹痛、便秘、恶心等消化不良表现，也可诱发胃内菌群过度繁殖，肠道感染，使胃内亚硝酸盐增加，亚硝酸盐是诱发人类癌症的重要因素之一。但临床上对诱癌一事尚无确切的报告。兰索拉唑（lansoprazole）是另一种质子泵抑制剂，由于在同类药品中具有价廉、高效等特点，因此临床上使用得比较广泛。兰索拉唑的抗胃酸分泌活性大于原始质子泵抑制剂奥美拉唑。与奥美拉唑相比，兰索拉唑抑制H^+-K^+-ATPase作用更强，而对血浆胃泌素水平影响较少[16]。在一项研究中，消化性溃疡病人接受兰索拉唑10 mg（$n=130$）、其他的质子泵抑制剂20 mg（$n=100$）或H_2受体阻断剂治疗，比较用药1周后各组的症状缓解情况。结果表明，治疗7 d后，兰索拉唑较其他质子泵抑制剂或H_2受体阻断剂，有着更显著的缓解症状能力，且副作用发生率低于2%，主要症状包括腹泻、头痛、恶心、皮疹等。动物实验应用中长期（3个月至1年）超剂量（常用量100倍）药物，可出现高胃泌素血症，产生类癌。但在临床应用中，每日15～80 mg，未发现上述变化。泮托拉唑（pentoprazde）在酸性条件下较OME化学稳定性好，生物利用度高，与肝脏细胞色素P450酶无相互作用。据欧洲临床报告，40 mg/d，4周和8周的消化性溃疡治愈率大于96%，副反应很少。雷贝拉唑（rabeprazole，Pariet，波利特）药物解离能力强，对质子泵的抑制速度和强度优于奥美拉唑和兰索拉唑。不经细胞色素P450酶药物系统代谢，主要通过非酶代谢途径代谢转化成硫醚，无药物间相互作用。常见的不良反应有头痛、腹泻、恶心和皮疹等。分别对胃溃疡者应用20 mg/d和40 mg/d治疗，6周治愈率为93%和96%。埃索美拉唑（ESO）是单S型异构体的质子泵抑制剂，OME和其他质子泵抑制剂都是苯并咪唑类化合物，是S型和R型两种光学异构体的混合物。ESO与OME相比，仅小部分通过肝脏的细胞色素P450药物系统代谢，因此药物首过代谢率低，血浆浓度高，生物利用度高达89%，即24 h内对胃酸的抑制作用更持久、更有效，同时吸收迅速，口服后1～2 h血浆浓度达到高峰。常见副反应小，包括头痛、腹痛、腹泻等。文献报道使用40 mg/d剂量1周，停药4周后复查胃镜，溃疡愈合率

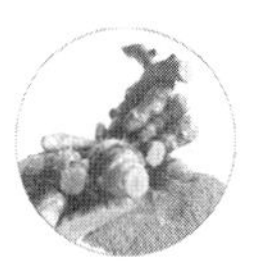

达92%～94%。

3）选择性M受体拮抗剂。盐酸哌仑西平（pirenzepine）已广泛应用于临床，可选择性地与壁细胞上的M_1受体结合，阻断乙酰胆碱的作用，抑制酸分泌。本品亲和性强，口服可充分发挥抗酸作用。除有抑酸作用外，还有改善胃黏膜微循环，增加黏液分泌等细胞保护作用。长期服用中断后，亦不会出现酸反跳现象。盐酸哌仑西平的疗效与H_2受体阻滞剂相当，可作为治疗胃溃疡的首选或并用药物[17]。

3. 胃黏膜保护药

随着人们对胃黏膜保护机制认识的加深，越来越多的胃黏膜保护剂应用于临床。许多研究表明，此类药物可增强黏膜的防御、修复作用，能显著增高溃疡愈合质量，并可轻度抑制胃酸分泌，主要包括胶体铋、硫糖铝、前列腺素、替普瑞酮（teprenone）、瑞巴派特（rebamipide）、吉法酯（gefarnate）、表皮生长因子（epidermal growth factor，EGF）、马来酸伊索拉定等。

胶体铋：在酸性环境下铋剂与溃疡面的黏蛋白形成螯合剂，覆盖于胃黏膜上发挥治疗作用，促进胃上皮细胞分泌黏液，抑制胃蛋白酶活性，促进前列腺素的分泌，对胃黏膜起保护作用；铋剂可干扰*Hp*的代谢，使菌体与黏膜上皮失去黏附作用，有杀灭*Hp*的作用。其治疗胃溃疡4周的愈合率为63%～90%。慢性肾功能不全者慎用，有便秘、恶心、一过性转氨酶升高等副反应，还可出现舌苔、牙齿黑染、黑便等，大量长期应用可发生脑病。硫糖铝：是硫酸化二糖和氢氧化铝的复合物，在酸性胃液中，凝聚成糊状黏稠物，附着于胃、十二指肠黏膜表面，阻止胃蛋白酶侵袭溃疡面，有利于黏膜上皮细胞的再生和阻止氢离子向黏膜内逆弥散，促进溃疡的愈合。硫糖铝能吸附胃液中的胆盐，对促进溃疡愈合有一定的意义。本药宜在每次进餐前1 h服1 g，连服4～6周为一个疗程。副作用轻微，如便秘、口干、皮疹、眩晕、嗜睡等。前列腺素：米索前列醇能抑制胃酸的分泌，增加胃十二指肠黏膜黏液/碳酸氢盐分泌，增加黏膜血流量，具有细胞保护作用，加强胃肠黏膜的防卫能力，使胃黏膜免受酸、NSAID药物、酒精、胆汁等因子的损害，加速黏膜修复。不良反应主要是腹泻，孕妇慎用，能引起子宫收缩。瑞巴派特（铝碳酸镁）是一种新型的胃黏膜保护剂。研究表明，瑞巴派特可通过抑制胆汁酸对胃黏膜的损害作用来加快胃黏膜的损伤修复；可清除黏膜上皮细胞内氧自由基，可刺激胃上皮细胞生长、血管生成、促进组织重建；直接刺激胃微小血管内皮细胞生长的作用；可促进前列腺素合成、增加胃黏膜血流量。另外，有研究对301例对*Hp*显阳性的胃溃疡病人采用随机开放对照法进行临床试验。分成瑞巴派特组100 mg（154例）和安慰剂组（147例），治疗时间为1周。结果显示瑞巴派特对*Hp*感染的胃溃疡同样具有很好的疗效[18]。施维舒（替普瑞酮），能促进胃黏液中重碳酸盐、糖蛋白、磷脂等防御因子的分泌和前列腺素的合成，改善胃黏膜血流，促进溃疡愈合。思密达对胃肠道黏膜有很强的吸附能力，能与黏液糖蛋白结合，提高黏膜屏障对攻击因子的防御能力。生长抑素可抑制胃酸的分泌，促进溃疡愈合。表皮生长因子具有促进黏膜的再生和修复，促进前列腺素的合成，增强胃黏膜屏障作用。上述八种药物

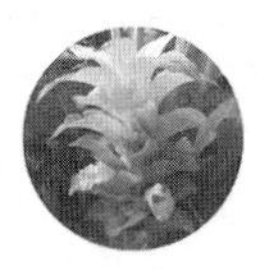

除后二者外在临床上均应用较多，有一定的疗效。

4. 促进胃动力药

胃溃疡部分病人可出现恶心、呕吐和腹胀等症状，提示有胃潴留、排空迟缓、胃液停留时间长，黏膜易受损伤；胆汁反流或胃食管反流者，可同时给予促进胃动力药物，如甲氧氯普胺、多潘立酮（domperidone，吗丁啉）、西沙必利（cisapride，普瑞博思）和莫沙必利（mosapride，加斯清）等。多潘立酮为多巴胺 D_2 受体拮抗剂，阻断多巴胺受体，促进胃肠动力，增强食管下括约肌张力，促进食管和胃酸排空。此药极少透过血脑屏障，较少引起锥体外系症状。西沙必利和莫沙必利分别属于第三、四代促胃肠动力药，其作用机制均通过刺激肠神经系统肌间运动神经丛节前神经元的 5 - 羟色胺（5-HT）受体，间接增加神经末梢乙酰胆碱的释放，加强胃肠道平滑肌的蠕动和收缩，从而促进胃排空[19]。替加色罗是新的促动力药，也可作为辅助治疗药物。临床上此类药物应用较普遍。

5. 根除幽门螺杆菌

存在 *Hp* 感染的消化性溃疡称 *Hp* 相关性溃疡，不论其活动或静止、初发或复发，也不论其有无并发症史，除了应用抗溃疡药物外，需同时对 *Hp* 进行联合抗生素的根除治疗。由于大多数抗菌药物在胃酸性环境中活性降低，不能穿透黏液层到达 *Hp* 寄居部位，以及 *Hp* 对部分抗生素固有或获得性耐药等因素均使 *Hp* 不易根除，因此主张采用联合应用抑制胃酸分泌药物、抗菌药物或起协同作用的胶体铋的治疗方案。目前对 *Hp* 根除率较高的为以质子泵抑制剂（PPI）或铋剂（B）加 2 种抗生素为主的三联疗法方案。以 PPI 为基础的三联疗法：PPI + 阿莫西林（A），或硝甲基咪唑类如甲硝唑（M），或替硝唑 + 克拉霉素（C）；疗程为 7 d，目前公认的 OAC（O：奥美拉唑）方案和 OMC 方案，根除率分别为 96.4% 和 94.6%。雷尼替丁铋是由英国葛兰素公司开发的一种新型的抗溃疡药物。众所周知，雷尼替丁对消化道溃疡有良好的治疗作用；铋制剂对 *Hp* 感染十分有效，该类药物能溶解贴近胃表面的 *Hp*，服用 2 h 后在胃窦黏液中即能达到抗菌浓度。雷尼替丁铋就是基于这种思路而被开发出来的。该药是一种单一的药物，既具有雷尼替丁的作用，也具有枸橼酸铋钾或次水杨酸铋等铋制剂的作用。许多研究[20]均观察了雷尼替丁铋在体内与体外的抗 *Hp* 作用，在相同的铋浓度水平，应用时间 - 杀菌率分析，显示雷尼替丁铋比枸橼酸铋或枸橼酸铋和雷尼替丁混合物能产生更强更快的杀菌作用。此 3 种药物对 14 种不同的 *Hp* 菌株的生长抑制研究表明：雷尼替丁铋的平均最小抑菌浓度（MIC）约为枸橼酸铋与雷尼替丁混合物平均 MIC 的一半[21]。

6. 钙通道阻滞剂

盐酸氟桂利嗪（flunarizine HCl，西比灵）为新型的第四类选择性钙通道阻滞剂，可阻滞过量的钙离子跨膜进入细胞内，避免钙超载造成的损伤。在整体上，其对大脑细胞起保护作用，可改善脑供血不足所致循环障碍，增加了脑血流量，使神经垂体、内分泌系统功能得到有利调节，减少胃酸分泌，增加胃黏液生成。在局部，其抑制了胃、十二指肠过量的钙离子内流引起的血管平滑肌持续性收缩，使血管扩张，血流量

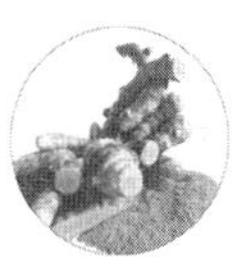

增加，溃疡灶缺血缺氧的状态得以改善，有利于溃疡灶的愈合。另外，西比灵有一定的镇静、催眠作用，使病人思想情绪及精神状态趋于稳定，改善了睡眠，打破了由于精神等因素所致的恶性循环，降低了植物神经的兴奋性，改善胃的运动，减少胃酸的分泌，从而有利于溃疡愈合[22]。

7. 清除自由基保护胃细胞

醋氨已酸锌（zinc acexamate，ZAC）属有机锌化合物，是一种治疗消化性溃疡的药物，国内外动物试验表明它可抑制胃酸分泌，保护胃黏膜，抑制 *Hp* 增殖。关于醋氨已酸锌治疗消化性溃疡的作用机制是多方面的，可能与下列机制有关：锌对胃黏膜起稳定作用，通过锌离子与质膜蛋白硫基反应形成稳定的硫醇盐而稳定膜结构；锌离子可以阻止肥大细胞脱颗粒，阻止组胺增加，从而防止溃疡形成；有间接清除氧自由基的作用[23]。

8. 中医理论指导下的中药治疗

胃溃疡属中医“胃脘病”范畴，从病证上看，溃疡病有虚、实、寒、热之分，近年来多见寒热错杂、虚实夹杂证，以单纯某个证型出现则较为少见，以虚实相兼，寒、热、湿、瘀错杂多见。现代人生活方式的改变、高度精神压力、生存环境的影响、营养状况的改善、饮食结构的变化、疾病谱的推移，使正虚的发病率下降，而产生湿热、气郁、瘀滞、痰浊的机会增多。国内研究已证实，通过对416例溃疡病胃镜诊断与证型之间关系分析统计，发现脾胃虚寒者只占35%，而肝胃郁热者占51%、肝气犯胃者占9%，其比例因虚致病逐渐减少。

现代医学认为胃黏膜的破坏因素和防御－修复因素的作用处于相对的动态平衡状态，与中医“阴平阳秘、精神乃治”相吻合。因此，一旦破坏因素增强和/或防御因素作用减弱，机体就易发生溃疡病。防御因素中的黏液－黏膜屏障、黏膜血流和上皮细胞更新、前列腺素及表皮生长因子等，这些大多属于中医学“正气”之范畴，合乎“正气存内，邪不可干”“四季脾旺不受邪”之义；破坏因素包括胃酸、胃蛋白酶、*Hp* 感染、胃泌素、情绪应激、烟、酒、药物的不良作用等，这些因素大多属于中医学之“邪气”。正如《脾胃论》所云：“饮食不节、寒温不适，脾胃乃伤。”此外，溃疡病是典型的身心疾病，与人的精神、情志密切相关，临床不少病人是因为长期焦虑、忧伤、烦恼、怨恨、紧张等持续而强烈的精神刺激导致本病的。已患溃疡病的病人如果遇到上述不良精神刺激和情绪反应也可以使原有的病情加重。中医同样认为，七情失和、肝气郁结、肝气横逆犯胃是造成本病发生主要病因之一。这些认识说明溃疡病发生非独脾胃虚弱，而是与肝、肺、肾等脏腑功能失调密切相关。综上所述，中医对胃溃疡病因病机的认识是多角度的。

胃溃疡的诊断须依靠仪器、化验以及病理检查等多层次诊断，运用中医理论进行辨证施治，采用多方位综合治疗。①整体治疗与局部治疗相结合。溃疡病在中医证候学上的表现是多种多样的，如脾胃虚寒、肝胃郁热、肝胃不和、气滞血瘀等，治疗多通过整体辨证、归纳病机，采用相应的温中健脾、调肝清胃、疏肝和胃、理气活血等治法，已取得肯定疗效。近年来，外用类中药内服治疗溃疡病取得良好疗效，如锡类

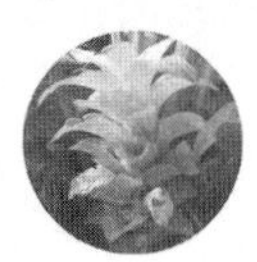

散、赛胃安、加减生肌散、乌贼骨粉、田七粉、儿茶等，具有敛溃疡、护胃膜、制胃酸、生新肌的作用，对加速胃黏膜的修复、促进溃疡的愈合质量大有裨益。②辨病用药与特异治疗相结合。近年来，通过大量的临床与实验研究，出现不少特异治疗的方药，如大黄、枳实、枳壳有促进胃肠收缩、增加胃动力的作用；乌贼骨、浙贝母等有制酸治疗作用；白芍加甘草、佛手、厚朴、延胡索、徐长卿有缓解胃肠平滑肌痉挛和镇痛作用；白及、滑石等药有修复、保护受损黏膜的治疗作用；黄连、蒲公英、白花蛇舌草有抗炎、抗 *Hp*、促进炎症吸收的作用；丹参、莪术、三七等具有增加胃黏膜血流量、改善血循环的作用；四逆散具有抗酸性胃溃疡的作用。③辨清分期与辨证施治相结合。胃溃疡活动期治疗应立足于辨病治疗，以清热化瘀、健脾益气、温络活血为主，中药有黄芪、党参、白术、茯苓、桂枝、蒲公英、川黄连、陈皮等。愈合期、瘢痕期为溃疡修复阶段，病情趋于缓解期，治疗以脏腑辨证为主；脾胃虚寒，治宜温中健脾为主，选用黄芪、党参、白术、茯苓、炙甘草，以抗胃黏膜损伤，增加胃黏膜血流和 PGE_2，促进溃疡愈合作用；肝胃不和，治以疏肝和胃为主，选用柴胡、白芍、枳壳、香附、陈皮、佛手之类，以达肝气条达、胃气自安、气机调畅之效。④治疗与预防相结合。溃疡病由于病程长，复发率高，顽固者可常年不愈，反复发作，因此强调治疗的长期性和持续性有一定意义。

中药可以通过抑制胃酸、胃蛋白酶分泌，抑杀 *Hp*，降低氧活性，增加黏膜 PGE_2 及黏液含量，改善局部血液循环，促进溃损部位疤痕化及加速上皮、腺体再生等而治愈溃疡，如补中益气汤、愈疡散等均可降低胃酸分泌及胃蛋白酶活性而抑制应激型、幽门结扎型溃疡的发生。党参、川芎、蒲公英等组成的复方能够抑制幽门结扎型溃疡模型的形成，该方可使胃壁黏液量明显增加，是其抗溃疡的重要原因。干姜芩连人参汤用于治疗胃溃疡在临床上亦取得很好的效果，体外药敏实验证明，其对 *Hp* 最低抑菌浓度为3.1%，最低杀菌浓度为6.2%，可见对 *Hp* 的抑杀作用也是中药治疗胃溃疡取得疗效的重要机制。六味煎（当归、白芍、香附、丹参、甘草、煅瓦楞子）使胃细胞 DNA 的复制加速，mRNA 转录加快，蛋白质合成增加，从而促进了胃黏膜的修复，这就从分子水平上揭示了中医药治愈溃疡的机理[24]。

姜黄属中的莪术和姜黄是治疗胃肠道疾病的常用中药。莪术性温，味辛苦，功能行气破血，消积止痛[25]；姜黄性温，味辛苦，功能破血行气，通经止痛。《本草备要》中提到“莪术，消瘀通经，开胃化食”“治心腹诸痛，冷气吐酸”。除挥发油外，姜黄素是莪术和姜黄发挥药理作用的主要活性成分。姜黄素可增加胃黏蛋白量，可使清醒兔的胃分泌减少，包括减少胃酸分泌量和降低胃蛋白酶分泌量[26]。陈桂芝等[27]用姜黄素治疗大鼠溃疡性结肠炎发现姜黄素能够抑制 IL-1 和 IL-6 的含量，对结肠黏膜具有保护作用。在酒精性和非酒精性诱导的急性胰腺炎模型中，姜黄素可明显减轻胰腺炎的严重程度，其组织学、血清淀粉酶、胰蛋白酶、中性粒细胞浸润等参数均得到改善。姜黄素在体内和体外对各种毒物如四氯化碳、黄曲霉素B1、对乙酰氨基酚、铁和环磷酰胺诱导的肝损伤都有保护作用。Park 等[28]研究发现，姜黄素对 CCl_4 所致的急、慢性肝损伤具有保护作用，可能与其抗脂质过氧化

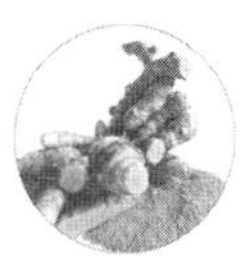

作用有关。此外，姜黄素可显著降低酒精加多不饱和脂肪酸喂养动物血中的碱性磷酸酶、γ-谷氨酰转移酶及组织中的胆固醇、甘油三酯和游离脂肪酸含量，使肝和肾组织中的磷脂显著降低，因此推测其具有预防实验性脂肪肝作用，同时可能对实验性脂肪肝纤维化具有一定的治疗作用。Naik 等[29]和 Nanji 等[30]报道姜黄素能显著降低酒精诱导的体外肝细胞乳酸脱氢酶和超氧化物歧化酶活性，强烈抑制 NF-κB 活化，从而预防酒精诱导的大鼠肝脂肪变性、坏死和炎症。Mahattanadul 等[31]研究发现，姜黄素、双脱甲氧基姜黄素（20～80 mg/kg，每天口服 2 次，连续 10 d）能够有效抑制醋酸诱导的大鼠胃溃疡，抑制溃疡表面 iNOS 的蛋白表达，姜黄素与双脱甲氧基姜黄素作用效果一致。Chattopadhyay 等[32]研究发现姜黄素（25 mg/kg，腹腔注射）能够有效抑制吲哚美辛诱导的大鼠胃溃疡，清除吲哚美辛诱导 ROS 氧化损伤，显示 82% 的保护率。

第二节　姜黄素对实验性胃溃疡的药效学研究

本节通过体外实验和多种常用胃溃疡动物模型，来研究姜黄素抗胃溃疡作用。

一、对小鼠成纤维细胞 3T3 的增殖作用

成纤维细胞是疏松结缔组织的主要细胞成分，细胞呈梭形或扁的星状，具有突起。成纤维细胞胞体较大，胞质弱嗜碱性，胞核较大呈椭圆形，染色质疏松着色浅，核仁明显。电镜下，其胞质可见丰富的粗面内质网、游离核糖体和发达的高尔基复合体，表明它具有合成和分泌蛋白质的功能。成纤维细胞还可合成和分泌胶原纤维、弹性纤维、网状纤维及有机基质。处于成熟期或称静止状态的成纤维细胞，胞体变小，呈长梭形，粗面内质网和高尔基复合体均不发达，被称为纤维细胞。在内脏损伤时，参与修复过程的成纤维细胞多来自间质和包膜，以及黏膜下或浆膜下层的结缔组织，且有大量的成纤维细胞的聚集，主要是由成纤维细胞通过分裂增殖而来，以及由邻近的间充质细胞、纤维细胞和毛细血管周细胞等演变或游走到伤处。因此，研究姜黄素对成纤维细胞是否具有促增殖作用，与胃溃疡愈合的机理有一定的相关性。在胃溃疡的愈合过程中，黏膜再生和肉芽组织形成占据着重要地位，成纤维细胞的生长趋势将直接影响到溃疡的愈合质量。

本实验采用小鼠 3T3 成纤维细胞株作为研究对象，通过从低到高的各浓度的姜黄素固体分散体和辅料对照组给药后的 *OD* 值相比较，结果显示姜黄素固体分散体具有明显的促进成纤维细胞增殖的作用；而姜黄素低浓度可促进小鼠成纤维细胞增殖，高浓度表现为抑制的作用。总体来看，姜黄素能够很好地促进体外培养的小鼠 3T3 成纤维细胞的增殖，有利于溃疡伤口的愈合。

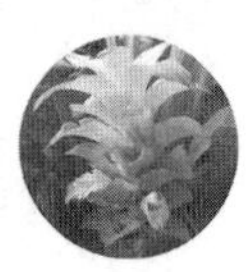

二、对乙醇性大鼠胃溃疡的防治作用

乙醇诱导胃黏膜损伤动物模型类似于人类酒精性胃黏膜损伤，现在社会上许多人过量饮酒，这是造成胃溃疡的直接致病因素。给予大鼠75%乙醇后，高浓度的酒精直接作用于胃黏膜，损伤黏膜上皮，破坏细胞间连接从而造成黏膜损伤；同时可以影响黏膜血流，导致供血出现障碍而损伤胃黏膜细胞；另外，胃肠黏膜在缺血缺氧及细胞能量不足等情况下还产生大量的氧自由基（OFR）。OFR也称活性氧，在胃溃疡的发病机理中占有重要位置，为重要攻击因子，介导产生的脂质过氧化产物被认为是细胞膜损伤的主要因素。OFR在体内堆积对生物大分子具有促黏膜损伤作用，可致蛋白质变性和酶失活，导致细胞死亡，组织损伤、坏死。OFR引起的组织损伤一般归因于体内自由基的生成增多或/和清除系统功能减弱。OFR通过脂质过氧化及共价键结合的方式造成胃黏膜的损伤。清除OFR不但能防止胃肠黏膜损伤，还可促进损伤的修复。机体的抗氧化系统包括SOD、GSH-Px等，具有保护细胞DNA、蛋白质和细胞膜的功能。当细胞内氧自由基水平增加时，可诱导SOD的生物合成及增加其活性，SOD活力的高低间接反映了氧自由基的生成量和机体清除氧自由基的能力。MDA则是胃黏膜脂质过氧化产物，MDA含量的高低，间接反映了机体细胞受氧自由基攻击的严重程度。

NO是一种内源性血管舒张因子，许多活性物质的舒血管效应都是由NO介导的。NO作为一种新的细胞间信息交换的载体，在消化系统有着双向的调节作用。它通过维持胃黏膜上皮细胞的完整性、改善胃黏膜血流、促进黏液分泌和黏膜损伤后的修复而具有胃黏膜保护作用。NO可促进肉芽组织中新生血管形成，加大溃疡边缘黏膜血流量，从而带走毒性代谢产物，并为溃疡部位提供氧气和营养。研究发现NO可通过提高SOD活性、降低MDA活性来清除胃黏膜急性损伤过程中产生的氧自由基。此外，NO还可促进胃黏液分泌、降低胃黏膜髓MPO活性，从而起到胃黏膜保护作用。NO充分发挥其胃黏膜保护因子的作用，从而加速溃疡愈合。[33] NO可由炎症因子激活的巨噬细胞和内皮细胞的iNOS产生，过度表达的NO参与炎症反应以及溃疡的形成。NO的调节作用取决于它产生的部位以及数量。

正常条件下，白细胞沿血管内壁滚动而很少黏附于管壁上，但在组织细胞上则不同。在研究中性粒细胞在非甾体消药（NSAIDS）所致大鼠胃溃疡所起作用时发现，粒细胞缺乏大鼠对NSAIDS所致损伤敏感性降低，NSAIDS可刺激白细胞黏附于胃肠微循环的血管内皮细胞上，阻止白细胞黏附于血管内皮，可降低NSAIDS对胃黏膜的损伤作用。研究认为，这是由于多种炎性细胞因子如TNF-α、IL-1β、IL-6、IL-8等上调细胞黏附分子所造成。浸润的中性粒细胞在胃黏膜局部受炎性细胞因子作用，发生脱颗粒和呼吸暴发，产生大量自由基，造成黏膜组织损伤。Jainu用抑制氧自由基生成或清除氧自由基的药物预防十二指肠溃疡复发亦取得了良好的效果，在应激后3 h，胃黏膜中蛋白和非蛋白巯基浓度显著下降，而IL-1β可部分阻止这种下降，IL-1β还

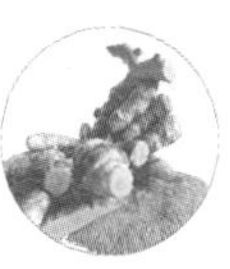

能降低应激 3 h 后胃黏膜中 MDA 的浓度，有效地减轻应激性胃黏膜损伤程度，其机制可能与增加胃黏膜内源性巯基化合物有关。[34]

IL-6 最早用于诱导 B 细胞成熟，因此又被称作 B 细胞刺激因子。IL-6 可由多种淋巴细胞和非淋巴细胞分泌，其功能包括促进 B 细胞、T 细胞的分化以及诱导肝细胞蛋白合成。利用正常人胃黏膜和感染 *Hp* 的炎性胃黏膜细胞进行体外培养，并测定 IL-6 的生成量，结果表明 *Hp* 阳性病人细胞培养上清液中 IL-6 浓度显著高于 *Hp* 阴性者的。重组 TNF-α 在体外也可刺激成纤维细胞和内皮细胞合成 IL-6，并观察到活动性胃炎病人胃黏膜中 TNF-α 的产生与 IL-6 呈正相关。

实验中选用了目前临床上使用得较多且效果较好的胃溃疡治疗药物兰索拉唑，将其作为阳性对照药，这是因为兰索拉唑作为质子泵抑制剂，对各种类型的胃溃疡具有较好的疗效，通过比较可以更确切地反映出姜黄素的疗效。

乙醇诱导的大鼠胃溃疡实验研究结果显示，姜黄素各剂量组均能显著地降低乙醇诱导的大鼠胃溃疡的溃疡指数，24 mg/kg 剂量的姜黄素组溃疡抑制率为 53.7%，具有显著性差异（$P<0.05$）。

本实验研究结果显示，姜黄素能显著提高体内的 GSH 的水平，提高 SOD、CAT、GSH-Px 的活性，降低 MDA、NO 水平，说明姜黄素具有较强的抗氧化、清除氧自由基的生物活性，同时也提示了提高机体抗氧化能力、清除乙醇诱导的 OFR 是姜黄素对乙醇性胃溃疡大鼠模型的防治作用机理之一。

乙醇能明显的提高大鼠血清中胃泌素的水平，提高胃黏膜上 H^+-K^+-ATPase 的活性。H^+-K^+-ATPase 与 H^+ 的分泌密不可分，是胃酸分泌环节中的关键一步和最后一步。兰索拉唑主要是通过抑制 H^+-K^+-ATPase 的活性来治疗胃溃疡的。[35]

胃泌素是存在于胃肠道中的一种激素，其生理作用主要是调节胃酸分泌，调节胃内分泌细胞的增殖，释放组胺。[36] 乙醇能刺激大鼠胃壁细胞分泌胃泌素，导致胃酸分泌过多而产生溃疡。姜黄素对 H^+-K^+-ATPase 和胃泌素均有抑制作用，能减少胃酸的分泌。

本实验给予大鼠高浓度的乙醇，造成大鼠胃黏膜严重损伤并发生溃疡，使黏膜组织中炎症因子 TNF-α 和 IL-6 mRNA 的表达增强。给予姜黄素中、高剂量组大鼠胃黏膜的 TNF-α 和 IL-6mRNA 的表达明显降低，与同期模型对照组相比，具有显著性差异（$P<0.05$，$P<0.01$）。同时，血清中炎症因子 TNF-α、IL-1β 含量显著降低（$P<0.001$），说明姜黄素具有较好的保护效果。

三、对幽门结扎型大鼠胃溃疡的作用

幽门结扎术是 Shay 等 1945 年创立的一种简单而有效的造成大鼠胃溃疡方法。此法操作简便，重复性好。溃疡发生率约为 97%，可观察受试药物对胃液成分的影响。其原理是结扎动物幽门后，胃液滞留胃中，致溃疡因素增强，胃壁防御能力相对减弱，导致溃疡形成。溃疡发生在对胃液抵抗力较弱的大鼠前胃部黏膜，严重时可形成

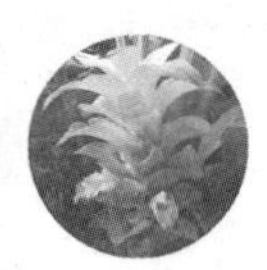

穿孔。幽门结扎法可将胃液存留于胃内，导致胃酸及胃蛋白酶的堆积，使大鼠胃部受胃酸侵蚀形成溃疡。

NF-κB 最先发现于 B 淋巴细胞中，能与免疫球蛋白 κ 轻链基因的增强子 κB 序列（GCG ACTTTCC）特异性结合，故称为核转录因子-κB，激活后参与多种免疫相关受体、细胞因子、炎症因子、黏附分子、凋亡、应激等基因的表达和调控，且与胃溃疡疾病的发生有关。NF-κB 存在于多种细胞的细胞质中，如巨噬细胞、淋巴细胞、单核细胞、内皮细胞等。

实验研究证实，NF-κB 的激活将导致其炎症相关因子的过度表达，使炎性分子释放增多，这些炎性分子具有重要作用，如 IL-8 是目前已知最强的多形核白细胞趋化和激活因子，能趋化中性粒细胞向炎症部位聚集，从而引起明显的炎症反应。多种基因涉及机体的炎症反应，这些基因活化的前提首先是 NF-κB 的激活。多种细胞因子如 IL-1、TNF-α 导致一个特异的 IκB 激酶（IKK）复合物的激活，可使 IκB 发生磷酸化，使其被蛋白酶降解，NF-κB 暴露出蛋白序列上核定位信号，从而使 NF-κB 定位于细胞核，结合到反应基因启动子特异性元件。多种免疫和炎症反应有关的基因（包括 IL-1、IL-6、IL-8、INF、TNF-α）的调控区都含有 κB 位点，因此 NF-κB 可激活它们的转录。反过来，由 NF-κB 调节的产物，如 TNF-α 和 IL-1β，又能激活 NF-κB。这意味着存在一个能放大且延续炎症反应的复杂的调节环路。[37]

NF-κB 是炎症呈持续放大反应的中心环节，而过强的炎症反应可导致组织损伤。IL-1β 主要由单核/巨噬细胞分泌，在许多炎症过程中发挥作用。该因子的生物活性包括促进 T、B 淋巴细胞增生，激活中性粒细胞并导致内皮细胞黏附分子表达增加，还可引起 PGE_2 和胶原酶合成增加。IL-1β 和 TNF-α 可抑制溃疡的修复，甚至引起溃疡的复发。而 NF-κB 抑制剂或抗 TNF-α 抗体可显著抑制溃疡的形成，提示 NF-κB 的激活和随之诱导的 TNF-α 的释放均参与 PMA 介导的胃溃疡的形成。胃黏膜属于更新较快的组织，正常情况下，存在一定的细胞凋亡与增殖，借以维护黏膜的生理平衡。多种应激因素通过诱导细胞凋亡形成溃疡，而 NF-κB 能促细胞凋亡，抑制 NF-κB 的活性可能使细胞免于凋亡[38]。在大鼠腹腔内或皮下注射 IL-1β，可见中性粒细胞沉积于瘢痕黏膜的表皮细胞中，而 48 h 后，当大量中性粒细胞浸润时，愈合的溃疡复发，给予抗 IL-1β 血清可防止中性粒细胞聚集和降低溃疡复发率，这表明 IL-1β 所致溃疡复发是依赖于中性粒细胞。IL-1β 还可诱导 IL-8 的生成，后者是中性粒细胞、内皮细胞和巨噬细胞的激活因子，可在乙酸诱导胃溃疡的同一部位引起溃疡复发。[39]

IL-8 曾被称为中性粒细胞活性肽－1（NAP-1），机体内许多细胞、包括巨噬细胞、T 细胞、成纤维细胞、内皮细胞和上皮细胞，在受到细菌内毒素、TNF-α、IL-1β 刺激时，都可生成和分泌 IL-8。IL-8 是目前已知最强的多形核白细胞趋化和激活因子，其主要生物学效应是趋化中性粒细胞向炎症部位聚集，促进其吞噬作用，提高溶酶体酶活性并促进其释放，引起粒细胞呼吸暴发，生成活性氧代谢物，从而对病原微生物包括幽门螺杆菌进行有效杀灭，但亦造成局部组织炎症和溃疡加剧。

目前认为，TNF-α、IL-1、IL-6 诱发的炎症反应在很大程度上是通过诱导产生以

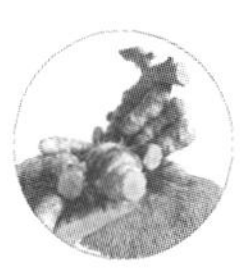

IL-8 为主的趋化因子所介导的，溃疡的胃黏膜组织匀浆的 IL-8 活性均增高。对胃溃疡、十二指肠溃疡及胃窦部胃炎 *Hp* 感染阳性病人胃黏膜活检标本进行 IL-8 活性测定，发现 *Hp* 感染密度与 IL-8 活性及组织炎性细胞浸润程度呈正相关。利用 RT-PCR 法进行测定，发现近 70% 新鲜胃窦黏膜活检组织表达 IL-8 mRNA，而在非 *Hp* 感染病人中则不足 9%。这表明 *Hp* 感染时，胃黏膜是合成 IL-8 的活跃部位。胃黏膜中 IL-8 合成和分泌增加可能是引起 *Hp* 感染后组织胃炎的一个发病原因。胃黏膜和血清 IL-8 之间的浓度梯度有助于吸引中性粒细胞从血液循环进入炎症部位。[40]

TNF-α 是由巨噬细胞、单核细胞经细菌内毒素等刺激后所释放的一种细胞因子，TNF-α 一经释放，炎症反应立即被启动。TNF-α 可促进其他细胞因子（包括 IL-1、IL-6、IL-8 等）的继发性释放并引起中性粒细胞和内皮细胞活化，急性期蛋白生成，凝血过程启动，产生小血管内凝血，影响黏膜血氧供给，加剧溃疡。TNF-α 被认为是 IL-8 的强诱导剂，它可能部分通过“细胞因子网络”中的正反馈调节机制诱导 IL-8 产生。服用 NSAIDS 药物消炎痛后，血浆中 TNF-α 显著升高，胃微循环中广泛的白细胞附壁而造成胃黏膜损伤。[41]

实验中选用阳性药兰索拉唑，其抗溃疡机制主要是通过抑制质子泵（H^+-K^+-ATP 酶），从而减少胃酸的分泌，尤其对幽门结扎诱导的胃溃疡具有很好的疗效，因此通过比较可以更确切地反映出姜黄素固体分散体的疗效。

正常对照组胃黏膜上皮细胞未见萎缩、变性、坏死、脱落或化生；腺体形态及数量未见异常；壁细胞呈现圆形或三角形，多为单核，胞浆嗜酸性。主细胞呈现柱状，胞浆嗜碱性，胃黏膜各层未见大量炎细胞浸润，黏膜各层未见溃疡发生，无出血现象（图 5－1、图 5－2）。模型对照组镜下可见胃黏膜层明显出血（图 5－3），且片状坏死区范围从上皮、固有层直至黏膜肌层；坏死黏膜区内上皮细胞和腺体细胞的核消失，可见有较多炎症细胞浸润（图 5－4）或形成炎症灶（图 5－5）；黏膜下层见炎性细胞浸润，肌层和浆膜层形态正常。兰索拉唑对照组镜下可见黏膜层出血，少量腺体结构存在，少量炎性细胞浸润，肌层和浆膜层形态正常（图 5－7、图 5－8）。姜黄素对照组镜下可见胃黏膜出血，上皮细胞少量坏死，少量炎性细胞浸润（图 5－9、图 5－10）。

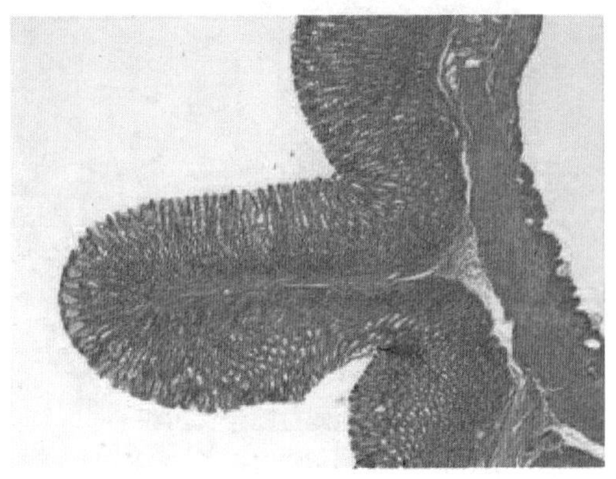

图 5－1　正常组胃组织（HE ×40）

胃黏膜各层形态正常。

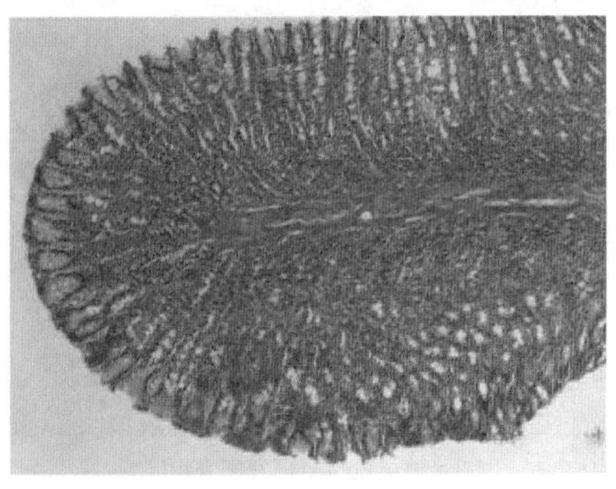

图 5－2　正常组胃组织（HE ×100）

胃细胞形态正常，未见细胞坏死，排列规则。

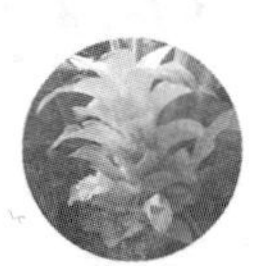

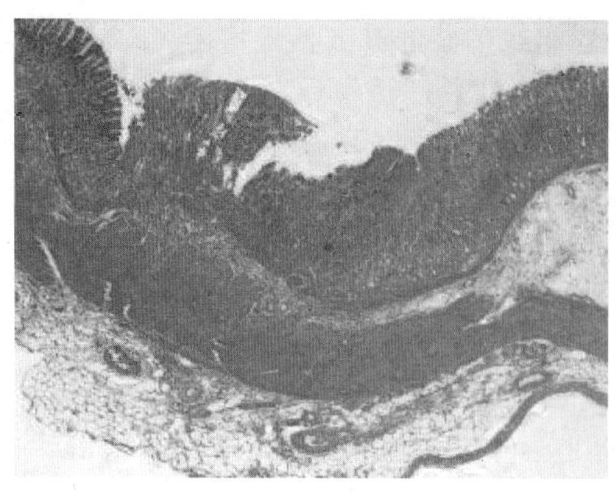

图 5-3 模型组胃组织（HE×40）

胃黏膜层灶性坏死，受损面达黏膜肌层，损伤范围较大，伴有严重出血，腺体结构消失。

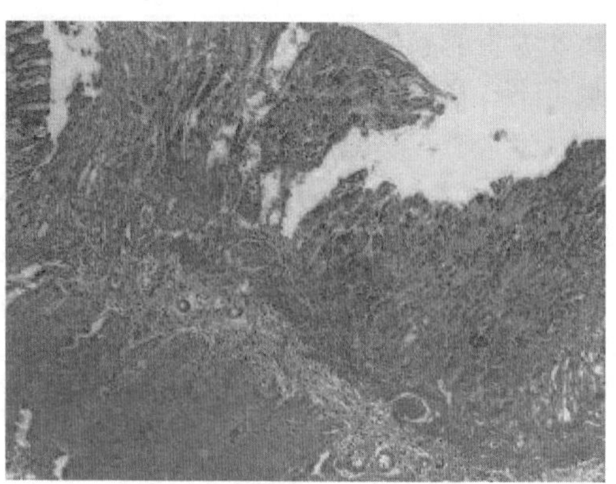

图 5-4 模型组胃组织（HE×100）

胃黏膜细胞呈现坏死，伴有炎性细胞浸润，坏死区内腺体结构消失，坏死组织脱落。

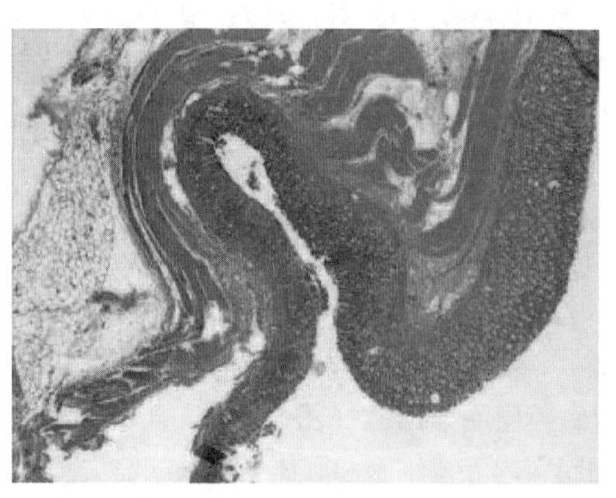

图 5-5 模型组胃组织（HE×40）

胃黏膜层充血，炎性细胞灶性浸润。

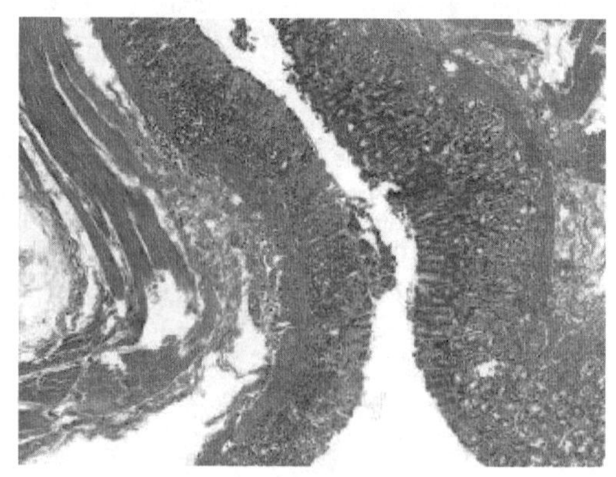

图 5-6 模型组胃组织（HE×100）

黏膜层与黏膜肌层间炎性细胞浸润。

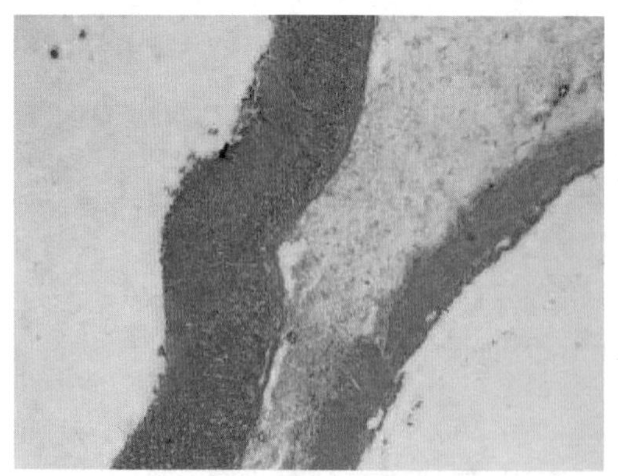

图 5-7 兰索拉唑组胃组织

[8 mg/(kg·d)，HE×40]

胃黏膜层出血，上皮细胞少量坏死。

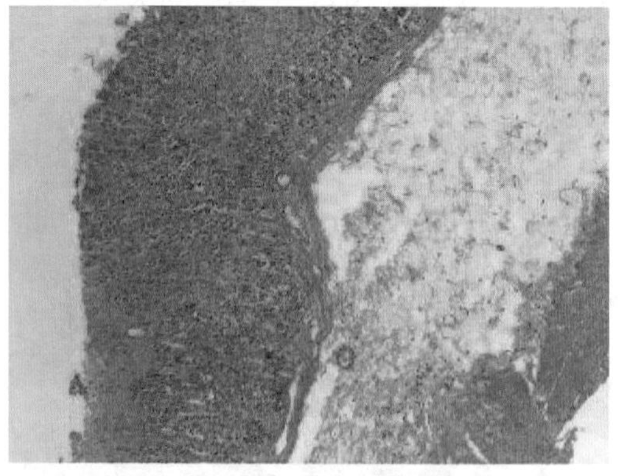

图 5-8 兰索拉唑组胃组织

[8 mg/(kg·d)，HE×100]

胃黏膜上皮细胞坏死，炎性细胞浸润，部分腺体结构存在。

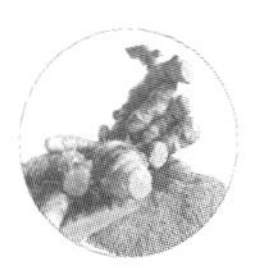

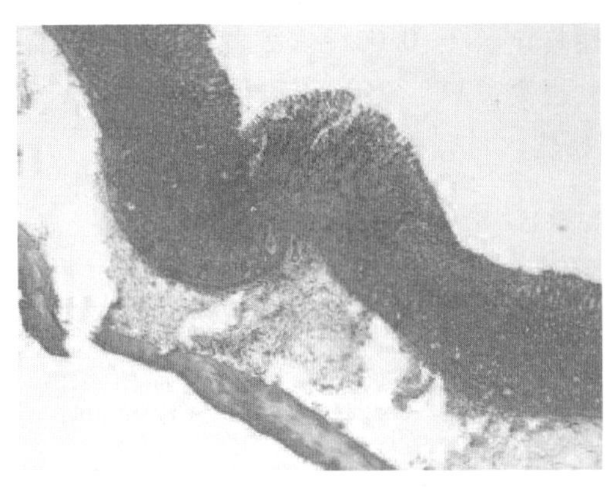

图5－9 姜黄素组胃组织
[24 mg/(kg·d)，HE ×40]
胃黏膜灶性出血，损伤达黏膜肌层。

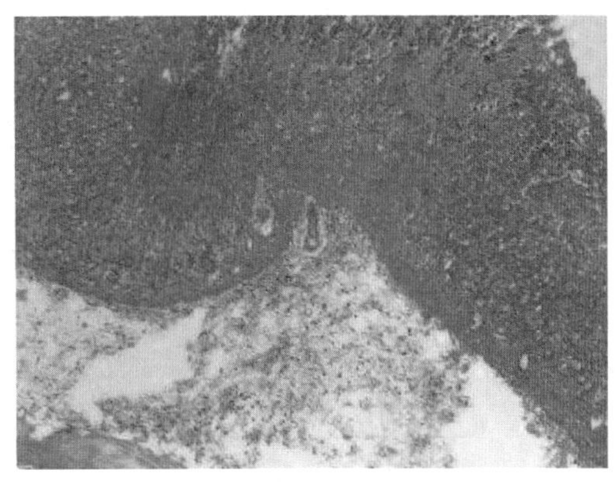

图5－10 姜黄素组胃组织
[24 mg/(kg·d)，HE ×100]
胃黏膜上皮细胞急性出血、坏死，黏膜下层炎症细胞浸润。

从实验结果来看，与模型组相比，姜黄素 SDs 各剂量组均能明显降低溃疡指（$P<0.01$），这表明姜黄素对幽门结扎型的胃溃疡有明显的预防和治疗作用。本实验测定了姜黄素对大鼠胃酸、H^+-K^+-ATPase 的影响，结果显示姜黄素 SDs 能明显减少胃液中总酸、游离酸的含量，同时能够降低 H^+-K^+-ATPase 活性，这说明姜黄素的抗幽门结扎型胃溃疡的作用主要与减少胃酸分泌、降低 H^+-K^+-ATPase 活性有关。

幽门结扎可造成大鼠胃酸潴留而损伤胃黏膜并发生溃疡，使黏膜组织中炎症因子 IL-8、NF-κB 和 TGF-β_1 的表达增强。姜黄素组的 IL-8 和 TGF-β1 的表达明显降低，与同期模型对照组相比，具有显著性差异（$P<0.05$，$P<0.01$），说明姜黄素作用机理还与抑制炎症因子 IL-8、NF-κB 和 TGF-β_1 的表达有关。

四、对吲哚美辛诱发大鼠溃疡的防治作用

吲哚美辛是一类具有消炎、解热、镇痛的非甾体抗炎药物，一般认为它是通过抑制胃黏膜细胞内环氧化酶而使前列腺素合成减少，从而破坏胃黏膜屏障，改变细胞膜的通透性，影响黏膜血流和细胞再生等机制，引起胃损伤。此种模型的优点是操作简便，成型率高，适用于各种类型的抗溃疡药物，缺点是溃疡比较表浅，不适合做长时间药效学观察。非甾体抗炎药由于具有抗炎、抗风湿、止痛、退热和抗凝血等作用已成为全球使用较多的药物种类之一，全世界每天大约有 3000 万人在使用，在临床上广泛用于骨关节炎、类风湿性关节炎、多种发热和各种疼痛症状的缓解。但是在长期口服非甾体抗炎药的病人中，有 10%～25% 的病人发生消化性溃疡，其中有约 1% 的病人出现严重的并发症如出血或穿孔。

大剂量的吲哚美辛可抑制胃黏膜防御－修复因子而损伤胃黏膜，模型对照组胃黏膜组织的 H^+-K^+-ATPase 活性增强，CAT 和 SOD 活性降低，MDA 水平升高而 GSH 生

成降低，与同期正常对照组相比，具有显著性差异（$P<0.001$）。姜黄素固体分散体能够降低胃黏膜组织中 H^+-K^+-ATPase 活性，提高 CAT、SOD 的活性，降低 MDA 水平和使 GSH 的含量升高，与同期模型对照组相比，具有显著性差异（表 5－1）。

表 5－1　姜黄素对吲哚美辛诱导胃溃疡大鼠胃黏膜 H^+-K^+-ATPase、GSH、CAT、MDA、SOD 的影响（$\bar{x} \pm SD$，$n=10$）

组别	H^+-K^+-ATPase（μmol Pi/mgprot·h）	CAT（U/mgprot）	GSH（mg/gprot）	MDA（nmol/mgprot）	SOD（U/mgprot）
正常对照组	$4.09 \pm 0.93^{***}$	$35.22 \pm 6.61^{***}$	$4.83 \pm 0.56^{***}$	$1.12 \pm 0.26^{***}$	$91.24 \pm 14.17^{***}$
模型对照组	8.54 ± 2.39	17.65 ± 6.61	2.13 ± 0.50	2.61 ± 0.29	35.08 ± 8.50
兰索拉唑对照组	$4.87 \pm 1.44^{***}$	$28.55 \pm 5.71^{***}$	$4.22 \pm 1.01^{***}$	$2.01 \pm 0.38^{***}$	$66.06 \pm 12.22^{***}$
姜黄素对照组	6.84 ± 1.44	22.50 ± 4.47	$2.94 \pm 0.46^{**}$	$2.33 \pm 0.26^{*}$	$46.92 \pm 8.04^{**}$

与同期模型对照组比较：$^{*}P<0.05$，$^{**}P<0.01$，$^{***}P<0.001$。

五、对冷水－束缚应激性大鼠胃溃疡的防治作用

应激（stress）也称为刺激，是人类面对困难与逆境而产生的压力。应激是一个动态过程，它包括应激源、应激反应、整个应激系统的各种因素的相互影响以及动态过程各个阶段的反馈作用，是一个复杂过程。不良的应激因素作用于机体，如果适应机制失调，机体器官的组织及功能就会发生改变，从而产生应激性疾病，即身心疾病。急性、慢性应激可引起血液和组织中肾上腺素、去甲肾上腺素含量升高，此种神经递质和免疫细胞膜表面的各型肾上腺素能受体结合，对免疫细胞的成熟、分化、增殖、激活及转运等产生重要的抑制性调节作用。

现代医学认为精神应激可导致胃溃疡发生。通常认为应激状态下三大因素对胃溃疡致病起主要作用：黏膜缺血、黏膜屏障受损、胃酸分泌过高。机体应激后许多攻击因子导致的胃黏膜损伤程度取决于胃液的酸度。

应激状态被普遍认为是机体对各种应激性刺激的非特异性防御反应，是中枢神经系统、内分泌系统和免疫系统相互作用的结果，大鼠在应激状态下，激素、生化指标和氧自由基均发生变化。当机体处于应激状态时，下丘脑功能失调，分泌大量的促肾上腺皮质激素，其作用使胃液分泌增加，造成黏膜糜烂与溃疡。大鼠的胃液酸度与应激性溃疡的发生有相关性。在应激状态下，由于损伤因子的刺激和防御作用的减弱，可出现下丘脑调控垂体等内分泌腺体功能障碍，引起胃黏膜微循环障碍，胃黏膜屏障受损，迷走神经兴奋性异常增高，壁细胞激活，胃黏膜内脂质过氧化物含量升高和氧自由基产生增加，最终胃黏膜对 H^+ 和胃蛋白酶失去抵抗力，从而导致急性胃黏膜病变。

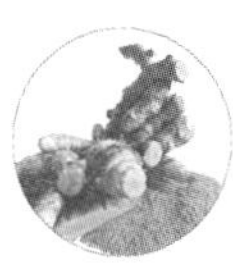

此种溃疡模型制备简便经济、溃疡发生率高。此法于 1968 年由 Takai 等设计成功，其特点是溃疡程度与浸泡水温的高低和时间长短有关，水温越低，时间越长，其溃疡程度越重。为了减少动物的死亡数，本实验采用在 11 ～ 12 ℃浸泡 3.5 h，溃疡发生率可达 100％。其原理是动物受到应激刺激后，交感神经系统兴奋性升高，血管收缩，引起胃黏膜缺血缺氧，抵抗力下降。副交感神经垂体肾上腺系统兴奋性升高，引起胃酸、胃蛋白酶和胃泌素分泌增加，从而引起应激性溃疡。

NOS 有两种类型：结构型（cNOS）和诱导型（iNOS）。cNOS 又可分为 eNOS 和 nNOS。其中，eNOS 存在于血管内皮细胞和神经元，在正常生理状态下表达。eNOS 依赖 Ca^{2+} 合成 NO，具有舒张血管作用，在调节胃酸分泌、胃黏膜微循环以及保持胃黏膜的完整性方面起着重要作用，在病理状态下还有助于促进溃疡的愈合。iNOS 主要分布于巨噬细胞和血管平滑肌细胞，正常情况下不表达。受 iNOS 催化生成的 NO 较多，持续时间长，不需要钙离子和调钙蛋白参与反应生成，具有细胞毒作用，参与介质免疫反应，可引起细胞和组织损伤。姜黄素能降低 iNOS mRNA 的表达，从而能减轻炎症反应，减少对细胞和组织的损伤；但对维持正常生理状态的 eNOS 没有明显影响，因此对于改善局部微循环，促进溃疡愈合起了一定作用[42]。模型对照组 iNOS 表达增高，与同期正常对照组相比，具有显著性差异（$P<0.001$）；给予 E07 各剂量组对 iNOS 表达量随着给药剂量的增高而降低，与同期模型对照组相比，具有显著性差异（$P<0.05$，$P<0.01$）。

HSP 作为一种在进化过程中高度保守的应激蛋白，其主要功能是提高细胞对应激因素的耐受，使细胞维持正常的生理功能，增加细胞对致死性刺激的防御和适应能力。主要可分为 HSP110、HSP90、HSP70、HSP60 家族和低分子量 HSP。组织或细胞在应激环境中过长暴露会使 HSP 的合成迅速增加，而增加的 HSP 主要作为分子伴侣发挥作用。HSP70 在正常消化道黏膜和应激诱导的消化道溃疡组织中均有表达，且溃疡组织的 HSP70 转录产物表达高于正常消化道黏膜。HSP70 能够加快溃疡愈合，以阻断信号通路，抑制应激诱导的应激激酶（JNK）激活，从而减少细胞凋亡，同时 HSP70 在细胞内具有抗氧化的生物活性，这对于减轻应激损伤，维持消化道黏膜细胞的稳定及生存至关重要。长期忍受过大的精神应激压力，易导致神经系统产生氧化性损伤，从而出现焦虑、抑郁等症状。大量的临床研究表明抑郁病人血液中 HSP70 处于低活性、低水平状态，使用抗抑郁药物能够提高 HSP70 的活性[43]。

本实验的在应激状态下，HSP70 基因的合成增加，HSP70 基因具有加快溃疡愈合的作用。模型对照组 HSP70 基因调控作用高于正常对照组，姜黄素组 HSP70 基因表达量与同期模型对照组相比，具有显著性差异（$P<0.01$）。兰索拉唑对照组 HSP70 基因表达量低于姜黄素组，与同期模型对照组相比，具有显著性差异（$P<0.001$），提示姜黄素通过对 HSP70 调控作用产生更强的促进溃疡愈合和抗抑郁作用。

六、对乙酸注射致大鼠慢性胃溃疡的治疗作用

乙酸法慢性胃溃疡模型在溃疡形状、部位、肉眼与组织学检查、愈合过程都类似

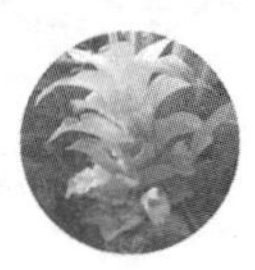

于人类胃溃疡，且制作方便、重复性好，因此广泛用于抗溃疡药物的药效学和药理学研究。该模型适用于观察药物促进溃疡修复愈合的作用，作为筛选治疗慢性胃溃疡药物的实验模型。其原理是通过乙酸直接腐蚀胃壁组织，引起血液循环障碍，组织坏死脱落，使受损部位形成一个圆形或卵圆形深可涉及胃壁各层组织的穿透性溃疡。溃疡呈圆形或椭圆形，中心凹陷，四周微微隆起，密布毛细血管。已愈合的溃疡周围稍有隆起。溃疡愈合的过程可分为四个时期。溃疡组织坏死期：表面为急性炎性渗出物，内部含很多白细胞和红细胞，其下为嗜酸性纤维样坏死带，坏死组织可能脱落。肉芽组织增生期是愈合早期，特征为溃疡底部形成丰富的新生小血管和疏松的结缔组织，炎性细胞浸润其中。肉芽－瘢痕过渡期是愈合中期，此时肉芽组织数量较之前减少，出现纤维组织。瘢痕期是愈合后期，溃疡底形成一层致密的纤维组织，是由肉芽组织转变而来，此时新生小血管消失，炎性细胞消失，再生的黏膜可以超出原来的厚度，胃壁各层组织的再生状况良好。

目前的研究认为溃疡的形成可能与细胞外基质的破坏有关。细胞外基质是细胞附着的基本框架和代谢的场所，其成分的合成与降解处于动态平衡状态，一旦平衡打破，将直接影响所构成的组织的形态和功能，导致各种病理改变，如形成溃疡等。而细胞外基质的降解与基质金属蛋白酶（MMPs）活性有关，抑制因子（TIMPs）可以抑制 MMPs 的活性，从而起到减轻及缓解溃疡的作用[44]。

本研究发现，在溃疡第 5 d 时，姜黄素能够显著地抑制 MMP-9 mRNA 基因的升高，对其具有下调的作用。愈合第 10 d 时，MMP-9 mRNA 基因的量降至非常低，实验中未能扩增出来，提示乙酸注射胃溃疡模型的早期以炎症性损伤为主，愈合后期的炎症反应明显降低，相关调控基因的表达不占优势。

消化性溃疡病的发生是局部黏膜损害因素与保护因素之间的平衡失调造成的，在诸多保护因素中黏膜血流量的正常充足是非常重要的，所有造成黏膜局部血流异常的因素都可以诱发溃疡。血管内皮收缩因子 ET 则是调节血管内皮舒缩平衡、局部器官血流的重要因子，ET 是迄今为止已知最强的缩血管物质，已有动物实验表明，胃黏膜下注射外源性 ET 可引起局部微血管长时间收缩，而胃黏膜损害时，黏膜内 ET 增加，胃黏膜血流量减少，且微循环改变的时相与胃黏膜内内皮素增加密切相关。本文结果提示，姜黄素可抑制 ET 的分泌，使溃疡局部毛细血管血流增加，改善微循环，从而促进乙酸烧灼引起的胃溃疡加快愈合。

本实验病理组织检查结果显示，乙酸注射形成胃溃疡后，镜下可见典型的胃溃疡病理结构。姜黄素可使胃黏膜层缺损、黏膜肌层破裂宽度、溃疡底部厚度均不同程度减轻，溃疡周围黏膜上皮再生，溃疡已有肉芽组织填充，再生胃黏膜结构接近正常。这些改变表明姜黄素对乙酸型大鼠胃溃疡有较好的改善作用。溃疡局部黏膜缺损逐渐缩小，炎性坏死渗出物明显减少，且肉芽组织显著增生并逐步形成致密的纤维结缔组织增生，再生黏膜上皮明显向黏膜缺损处移行，腺体显著增生，呈现出明显的溃疡修复现象。

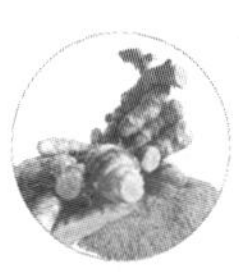

七、对盐酸/法莫替丁大鼠胃溃疡模型的作用

本研究设计了 HCl－法莫替丁胃溃疡模型来验证姜黄素对 HSP70 和 IL-1β 基因的调控作用，以及对 HSP72 蛋白在胃黏膜中的表达的作用，评价其对抗胃溃疡的防御能力。浸润的中性粒细胞在胃黏膜局部受炎性细胞因子作用，发生脱颗粒和呼吸暴发，产生大量自由基，造成黏膜组织损伤。使用抑制氧自由基生成或清除氧自由基的药物预防十二指肠溃疡复发亦取得了良好的效果。在应激后 3 h，胃黏膜中蛋白和非蛋白巯基浓度显著下降，而 IL-1β 可部分阻止这种下降。IL-1β 还能降低应激 3 h 后胃黏膜中 MDA 的浓度。IL-1β 能有效地减轻应激性胃黏膜损伤程度，其机制可能与增加胃黏膜内源性巯基化合物有关[45]。模型对照组大鼠的 IL-1β 表达很高，与同期正常对照组相比，具有显著性差异（$P<0.001$），提示造模对胃黏膜的损伤使炎症因子表达增强。HCl 对照组的 IL-1β 表达与模型对照组相近，提示给予法莫替丁对 IL-1β 表达无明显的影响。姜黄素组能够抑制 IL-1β 表达，与同期模型对照组相比，具有显著性差异（$P<0.05$）。

在消化道中，*HSP70* 基因在正常细胞中水平较低，而在应激状态下可显著地升高，因此认为 *HSP70* 基因与应激状态下消化道黏膜保护有关。*HSP70* 基因存在于人及动物的胃黏膜，胃黏膜在受到外源性刺激（如乙醇等）后将迅速合成 *HSP70*，在急性胃黏膜损害过程中具有保护作用。*HSP70* 基因的诱导表达可以减少应激状态下某些蛋白质的变性和聚集，也可以防止应激导致的细胞凋亡，其反过来又可抑制蛋白激酶 JNK（一种细胞凋亡的调节因子）的活化。因此，可以认为 *HSP70* 基因是细胞凋亡的抑制剂。除了抑制应激性溃疡的发生之外，*HSP70* 基因还可以抑制胃黏膜细胞的凋亡以及多种因素引起的细胞损伤等[46]。实验中选用 H_2 受体拮抗剂法莫替丁，将其作为造模药。将预先分组给药的 SD 大鼠禁食后灌胃给予法莫替丁，使 *HSP70* 基因的表达降低，12 h 后 *HSP70* 基因的表达降到最低值，再用 HCl 灌胃造成黏膜损伤，病变黏膜表现为条索状出血性缺损，完成造模后处死动物，检测 *HSP70* 基因的表达水平。模型组因低水平表达 *HSP70* 基因，黏膜防御能力降低，损伤最为严重；HCl 组对 *HSP70* 基因影响不大，*HSP70* 基因含量较模型组高；姜黄素组能够提高 *HSP70* 基因的表达，含量与模型组相比具有显著性差异（$P<0.05$）。

本实验还进行了 HSP72 蛋白表达的研究。Nakamura 等[47]研究首次证实，培养的胃黏膜细胞经热休克诱导 HSP 表达后能抵抗 75% 致死浓度乙醇引起的细胞表皮脱落和急性坏死。束缚水浸应激 15 min 后，能迅速活化大鼠胃黏膜热休克转录因子（heat shock factor，HSF），并诱导 HSP70 mRNA 表达和 HSP 蛋白产生。诱导程度与胃黏膜损害的严重性呈负相关，表明 HSP72 蛋白在胃黏膜屏障中起重要作用[48]。Itoh 等[49]报道大鼠胃中 HSP 蛋白诱导和胃黏膜保护之间呈正相关，用高热预处理整体动物后再束缚水浸应激，可观察到 HSP72 蛋白高水平表达，并减轻束缚水浸应激造成的急性胃黏膜损伤。Tsukimi 等[50]研究乙酸诱导的慢性胃溃疡时发现，溃疡基底部 HSP72

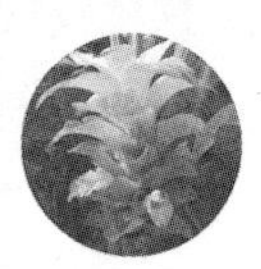

蛋白表达显著，溃疡边缘伴随溃疡愈合 HSP72 蛋白缓慢增加。奥美拉唑可强烈抑制胃酸分泌，促进溃疡愈合，并增强溃疡基底部和溃疡边缘 HSP70 蛋白表达。因此，Tsukimi 等认为，HSP72 蛋白表达增强参与了溃疡的加速愈合。Konturek 等[51]报道，*Hp* 感染病人在感染期间 HSP72 蛋白表达减少，对阿司匹林耐受性下降，*Hp* 根除后，HSP72 蛋白表达增加并恢复对阿司匹林的耐受性。由此推断，HSP72 蛋白表达在胃黏膜对阿司匹林的适应机制中起重要作用。日本学者 Wada 等[52]报道，一种新的胃黏膜保护剂肌肽锌发挥作用的机制通过增加胃黏膜中 HSP72 的表达来完成的。长期忍受过大的精神应激压力，导致神经系统产生氧化性损伤，神经元凋亡增加，导致焦虑、抑郁等症状。大量的临床研究表明抑郁病人血液中 HSP72 处于低活性、低水平状态，使用抗抑郁药物能够提 HSP72 的活性。慢性应激是最常用的诱发抑郁的动物模型。在各种应激条件下，表达高水平 HSP72 的细胞形态上保持完好并且具有活力，而表达水平低或未表达 HSP72 的细胞功能则严重受损，甚至死亡。预先诱导 HSP72 高表达的细胞对随后多种严重刺激的耐受能力提高。[53]

在 HCl－法莫替丁实验中，HSP72 在正常大鼠胃黏膜中有一定的表达。当给予大鼠法莫替丁后，可抑制 HSP72 的表达，从而评价姜黄素对 HSP72 表达的作用。模型对照组 HSP72 表达量降低，给予姜黄素组大鼠胃黏膜的 HSP72 表达显著增加，提示其具有较强的调控 HSP72 蛋白表达的作用。

本章通过体外细胞和多种常用胃溃疡动物模型的实验，从基因调控、生化指标、病理切片等多方面观察了姜黄素抗胃溃疡作用，实验结果显示姜黄素具有胃溃疡防治作用，其作用机理是抗氧化、抗炎、促进伤口愈合，具体总结如下：

1）减弱攻击因子。姜黄素通过抗氧化，清除体内氧自由基而对溃疡具有预防保护作用，能提高血和胃黏膜中 SOD 的活力及 GSH 的含量，降低过量的 MDA 水平，促进清除自由基，从而减低自由基对生物膜的损害，减轻胃黏膜的损伤。同时能够减少胃蛋白酶原转化为具活性的胃蛋白酶，抑制胃酸的分泌，而这种作用可能是通过抑制 H^+-K^+-ATPase 及减少胃泌素的分泌而产生的。

2）增强防御因子。姜黄素通过促进胃壁黏液的分泌，从而增强胃壁屏障的保护作用。姜黄素增加溃疡部位的血流，改善微循环，从而促进胃溃疡的愈合。同时对应激调控基因 HSP70 mRNA 的表达起上调作用，增加 HSP70 蛋白表达，从而减轻对胃黏膜组织的损害。细胞增殖实验的结果也揭示了姜黄素具有促进损伤细胞生长的作用。

3）姜黄素能够下调多种应激因素刺激导致炎症及溃疡相关基因（NF-κB、TNF-α、TGF-β1、IL-1β、IL-6、IL-8、iNOS、MMP-9 mRNA）的过度表达，改善黏膜血氧供给，改善局部微循环，减少活性氧代谢物形成，抑制中性粒细胞浸润，促进溃疡面的愈合。

参考文献

[1] 陆星华，于中麟，汪鸿志，等. 溃疡病的流行病学研究：北京半区 358 644 例胃镜分析 [J]. 中华消化杂志，1996 (3)：152－154.

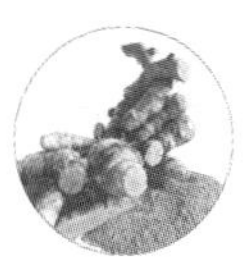

[2] 刘建波，张锦坤. 有关消化性溃疡流行病学问题的近况与发展 [J]. 临床消化病杂志，1992 (2)：55 - 59.

[3] 陈灏珠. 实用内科学（下册） [M]. 北京：人民卫生出版社，2005：1866 - 1877.

[4] 李岩，王学清，张宁，等. 功能性消化不良病人抑郁及焦虑状况分析 [J]. 中华消化杂志，2005，25 (7)：428 - 429.

[5] 马桂凤，姚宏昌. 帕罗西丁治疗消化性溃疡的临床研究 [J]. 中国全科医学，2002，5 (3)：195 - 196.

[6] 洪波，韩宝安. 精神心理因素对消化性溃疡的影响与对策 [J]. 临床军医杂志，2003，31 (2)：120.

[7] MURAKAMI K, KODAMA M, FUJIOKA T. Latest insights into the effects of Helicobacter pylori infection on gastric carcin ogenesis [J]. World J Gastro-enterol, 2006, 12: 2713 - 2720.

[8] SCHISTOSOMES. Liver flukes and Helicobacter pylori IARC Working Group on the Evaluation of Carcinogenic Risks to Humans Lyon [J]. IARC Monogr Eval Carcinog Risks Hum, 1994, 61: 1 - 241.

[9] 周曾芬，张永生，王玉明，等. 云南省云县彝族汉族地区幽门螺杆菌感染的流行病学调查 [J]. 中华流行病学杂志，1997，18 (1)：18 - 21.

[10] 余善法，姜开友，王生，等. 职业紧张对皮质醇分泌的影响研究 [J]. 环境与职业医学，2003，20 (5)：338 - 342.

[11] MCCARTHY D. Nonsteriodal anti-inflammatory drug related gastrointestinal toxicity: definition and EPIDEMIOLOGY [J]. Am J Med, 1998, 105: 3S - 9S.

[12] CAPPELL M S, FENG P H, AZUMA T, et al. Diagnosis and treatment of nonsteroidal anti-inflammatory drug-associated upper gastrointestinal toxicity [J]. Gastroenterol Clin N, 2000, 29: 97 - 124.

[13] HAWKEY C J. Nonsteroidal anti-inflammatory drug gastropathy [J]. Gastroenterology, 2000, 119: 521 - 535.

[14] 杨珍. 精神因素对消化性溃疡的影响的临床研究 [J]. 国际医药卫生导报，2008，14 (13)：42 - 44.

[15] 杨学文. 2003—2005 年我国促胃肠动力药市场分析 [J]. 市场经纬，2007，18 (19)：1457 - 1458.

[16] GYIRES K. Gastric mucosal protection from prostagl and instogene therapy [J]. Curr Med Chem, 2005, 12 (2): 203 - 215.

[17] TAKAKURA K, HARADA J, MIZOGAMI M, et al. Prophylactic effects of pirenzepine (M1-blocker) on intraoperative stress ulcer: comparison with an H_2-blocker [J]. Anesth Analg, 1994, 78 (1): 84 - 86.

[18] TERANO A, ARAKAWA T, SUGIYAMA T, et al. Rebamipide, a gastro-protec-

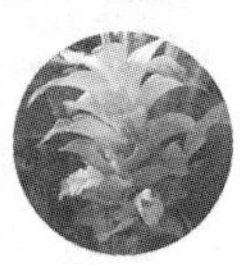

tive and anti-inflammatory drug, promotesgastric ulcer healing following eradication therapy for Helicobacter pylori ina Japanese population: a randomized, double-blind, placebo-controlled trial [J]. Gastroenterol Chin N, 2007, 42 (8): 690 -693.

[19] 杨广林，王和贤，张彪，等. 术后肠外营养引起胃排空延迟的治疗 [J]. 肠外与肠内营养，2000，7 (3)：131 -132.

[20] LAMBERT JR, MIDOLO P. The actions of bismuth in the treatment of Helicob-acter pylori infection [J]. Aliment Pharmacol Ther, 1997, 11 (1): 27 -33.

[21] 林东，张敏，陈淑梅，等. 雷尼替丁铋盐治疗幽门螺杆菌阳性消化性溃疡疗效观察 [J]. 中国实用内科杂志，2007，27 (9)：691 -692.

[22] 费洛明. 西比灵佐治消化性溃疡 51 例疗效观察 [J]. 现代中西医结合杂志，2007，16 (12)：1612 -1613.

[23] TSUTSUI Y, NAKAMURA Y, YAMAGUCHI S, et al. Effects of zincacexamate (NAS-501) on superoxide radicals and lipid peroxidation of rat gastric mucosa [J]. Pharmacology, 1999, 58 (4): 209 -219.

[24] 刘绍能. 中医药治疗消化性溃疡的机理研究进展 [J]. 中医研究，1997，10 (1)：23 -26.

[25] 杨桂平，丁济民. 莪术为主治疗消化性溃疡 62 例 [J]. 湖北中医杂志，2003，25 (11)：24.

[26] SAKAI K, SAITOH Y, IKAWA C, et al. Effect of water extracts of aloe and some herbs in decreasing blood ethanol concentration in rats Ⅱ [J]. Chem Pharm Bull (Tokyo), 1989, 37 (1): 155.

[27] 陈桂芝，罗丽丹，秦灵芝，等. 姜黄素对大鼠溃疡性结肠炎的影响 [J]. 咸宁学院学报（医学版），2006，20 (4)：298 -301.

[28] PARK EJ, JEON CH, KO G, et al. Protective effect of curcumin in rat liver injury induced by carbon tetrachloride [J]. J Pharm Pharmacol 2000, 52 (4): 437 -440.

[29] NAIK RS, MUJUMDAR AM, GHASKADBI S. Protection of liver cells from ethanol cytotoxicity by curcumin in liver slice culture in vitro [J]. J Ethnophamacol, 2004, 95 (1): 31 -37.

[30] NANJI A A, JOKELAINEN K, TIPOE G L, et al. Curcumin prevents alcoholind liver disease in rats by inhibiting the expression of NF-kappa B-dependent genes [J]. Am J Physiol-Gastr L, 2003, 284 (2): G321 -G327.

[31] MAHATTANADUL S, NAKAMURA T, Panichayupakaranant P, et al. Comparative antiulcer effect of bisdemethoxycurcumin and curcumin in a gastric ulcer model system [J]. Phytomedicine, 2009, 16: 342 -351.

[32] CHATTOPADHYAY I, BANDYOPADHYAY U, BISWAS K, et al. Indomethacin inactivates gastric peroxidase to induce reactive-oxygen-mediated gastric mucosal injury

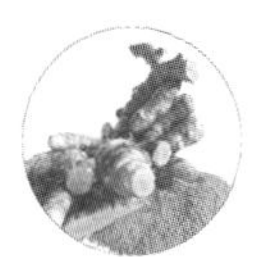

and curcumin protects it by preventing peroxidase inactivation and scavenging reactive oxygen [J]. Free Radical Bio Med, 2006, 40: 1397-1408.

[33] JURJUS A R, KHOURY N N, REIMUND J M. Animal models of inflammatory bowel disease [J]. J Pharmacol Toxicol Met, 2004, 50: 81-92.

[34] JAINU M, SHYAMALA D C S. Gastroprotective action of cissus quadrangularis extract against NSAID induced gastric ulcer: role of proinflammatory cytokines and oxidative damage [J]. Chem-Biol Interac, 2006, 161: 262-270.

[35] SHIN J M, SACHS G. Differences in binding properties of two proton pump inhibitors on the gastric H^+-K^+-ATPase in vivo [J]. Biochem Pharmacol, 2004, 68: 2117-2127.

[36] STEWART D J, ACKROYD R. Peptic ulcers and their complications. Surgery (Oxford), 2008, 26: 452-457.

[37] 凌江红，李家邦. NF-κB与幽门螺杆菌相关胃炎和消化性溃疡 [J]. 世界华人消化杂志，2005，13（15）：1846-1866.

[38] SCHMID R M, ADLER G. NF-κB/Rel/IκB: Implications in gastrointestinal diseases [J]. Gastroenterology, 2000, 118: 1208-1228.

[39] WATANABE T, HIGUCHI K, TOMINAGA K, et al. Acid regulates inflammstory response in a rat model of induction of gastric ulcer recurrence by interleukin 1 beta [J]. Gut, 2001, 48: 774-781.

[40] OHYAUCHI M, IMATANI A, OHARA S, et al. IL-8 polymorphism increases the risk of gastric cancer, gastric ulcer, and atrophic gastritis in Japanese population [J]. Gastroenterology, 2003, 124: 402-405.

[41] HOLTON J. Peptic ulcer disease [J]. Genomic and personalized medicine, 2009: 1122-1137.

[42] PAE C U, MANDELLI L, SERRETTI A, et al. Heat-shock protein-70 genes and response to antidepressants in major depression [J]. Prog Neuro-Psychoph Biol Psych, 2007, 31: 1006-1011.

[43] TOKUHARA K, HAMADA Y, TANAKA H, et al. Rebamipide, anti-gastric ulcer drug, up-regulates the induction of iNOS in proinflammatory cytokine-stimulated hepatocytes [J]. Nitric Oxide, 2008, 18: 28-36.

[44] RYU B M, LI Y, QIAN Z J, et al. Differentiation of human osteosarcoma cells by isolated phlorotannins is subtly linked to COX-2, iNOS, MMPs, and MAPK signaling: Implication for chronic articular disease [J]. Chem-Biol Interact, 2009, 179: 192-201.

[45] WADA I, OTAKA M, JIN M, et al. Expression of HSP72 in the gastric mucosa is regulated by gastric acid in rats-Correlation of HSP72 expression with mucosal protection [J]. Biochem Bioph Res Co, 2006, 349: 611-618.

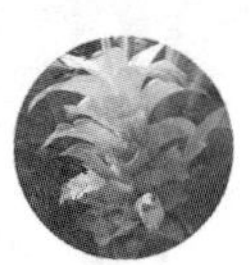

[46] JAINU M, DEVI C S S. Gastroprotective action of Cissus quadrangularis extract against NSAID induced gastric ulcer: role of proinflammatory cytokines and oxidative damage [J]. Chem-Biol Interact, 2006, 161: 262 -270.

[47] NAKAMURA K, ROKNTAN K, MARUI N, et al. Induction of heat shock proteins and their implication in protection against ethanol-induced damage in cultured guinea pig gastric mucosal cells [J]. Gastroenlerology, 1991, 101 (7): 161 -166.

[48] 荣芳，侯恒. 热休克蛋白与胃黏膜保护的研究 [J]. 医学综述，2008，14 (9): 12.

[49] ITOH Y H, NOGUCHI R. Pretreatment with mild whole body heating prevents gastric ulcer induced by restraint and water immersion stress in rat [J]. Int J Hyperthermia, 2000, 16 (5) : 183 -191.

[50] TSUKIMI Y, NAKAI H, ITOH S, et al. Involvement of heat shock proteins in the healing of acetic acid induced gastric ulcers in rats [J]. J Physiol Pharmacol, 2001, 52 (4): 391 -406.

[51] KONTUREK J W, FISCHER H , KONTUREK P C, et al. Heat shock protein 70 in gastric adaptation to aspirin in helicobacter pylori infection [J]. J Physiol Pharmacol, 2001, 52 (3): 153 -164.

[52] WADA I , OTAKA M, JIN M, et al. Expression of HSP72 in the gastric mucosa in regulated by gastric acid in rat-correlation of HSP72 expression with mucosal protection [J]. Biochem Bioph Res Co, 2006, 349 (2) : 611 -618.

[53] 王玮文，邵枫，刘美，等. 慢性应激对大鼠行为和免疫细胞热休克蛋70表达的影响 [J]. 心理学报，2007，39 (6): 1034 -1040.

附　录　中英文缩写对照

AKT/PKB	protein kinase B	蛋白激酶 B
ALB	albumin	白蛋白
ALP	alkaline phosphatase	碱性磷酸酶
AOM	azoxymethane	氧化偶氮甲烷
AP	ammonium persulfate	过硫酸铵
AP-1	activating protein-1	激活蛋白
AR	androgen receptor	雌激素受体
ARE	antioxidantresponseelement	抗氧化反应元件
Arh-R	aryl hydrocarbon receptor	芳香烃受体
B4	leukotriene	白三烯
BASO	basophils	嗜碱性粒细胞
BCA	bicinchoninic acid	二喹啉甲酸
C4	leukotriene	白三烯
cAK	autophosphorylation-activated protein kinase	磷酸化激活的蛋白激酶
CAT	catalase	过氧化氢酶
CBP	CREB-binding protein	环磷酸腺苷反应元件结合蛋白－结合蛋白
CCl4	carbon tetrachloride	四氯化碳
CDKIs	cylin dependent kinases in inhibitors	细胞周期素依赖性激酶抑制剂
CDPK	Ca^{2+}-dependent protein kinase	依赖 Ca^{2+} 离子的蛋白激酶
CHO	cholesterol	总胆固醇
CM	curcumin	姜黄素
cNOS	constitutive nitric oxide synthase	结构型一氧化氮合成酶
COX-2	cyclooxygenase-2	环氧合酶－2
cPK	protamine kinase	鱼精蛋白激酶
Cre	creatinine	肌酐
CRH	corticotropin releasing hormone	促肾上腺皮质素释放激素
CRS	cold-restraint stress	冷水－束缚应激
CTGF	connective tissue growth factor	结缔组织生长因子
Cur	curcumin	姜黄素
CYP450	cytochrome P450	细胞色素 P450
ddH_2O	distilled water	双蒸水
DENA	N-nitrosodiethylamine	N－亚硝基二乙胺

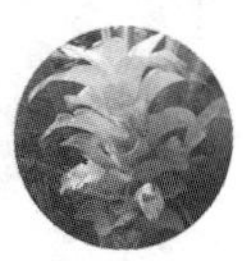

DEPC	diethyl phosphoryl cyanide	焦碳酸二乙酯
DMBA	dimethylbenzanthracene	二甲基苯并蒽
DMSO	dimethyl sulfoxide	二甲基亚砜
dNTP	deoxyadenosine triphosphte	脱氧核苷三磷酸
DR-5	death receptor-5	死亡受体－5
DSC	differential scanning calorimeter	差示扫描量热
ECL	enhanced chemiluminescence	增强化学发光
ECM	extracellular Matrix	细胞外基质
EGF	epidermal growth factor	表皮生长因子
EGF-R	epidermal growth factor-receptor	表皮生长因子受体
EGFRK	epidermal growth factor receptor-kinase	表皮生长因子受体激酶
EGR1	early growth response gene 1	早期生长反应基因 1
ELAM-1	endothelial leukocyte adhesion molecule-1	白细胞内皮细胞黏附分子－1
eNOS	endothelial nitric oxide synthase	内皮细胞氮氧化物合酶
EOS	eosinophils	嗜酸性粒细胞
EPC-R	endothelial protein C-receptor	内皮蛋白受体
ERK	extracellular receptor kinase	胞受体激酶
ER-α	estrogen receptor-alpha	雌激素受体－α
ET	endothelin	内皮素
FAK	focal adhesion kinase	黏着斑激酶
FAP	familia ladenomatous polyposis	家族性腺瘤样息肉病
Fas-R	fas receptor	Fas 受体
FCM	flow cytometry	流式细胞术
FGF	fibroblast growth factor	纤维细胞生长因子
FPTase	farnesyl protein transferase	法尼基蛋白转移
FT-IR	fourier transformation infra-red spectrometer coupled with infra-red microscope	傅里叶变换红外光谱－红外显微镜联用仪
GCL	glutamate cysteine ligase	谷氨酸半胱氨酸连接酶
GLU	glucose	血糖
GM-CSF	granulocyte macrophage-colony stimulating factor	粒细胞－巨噬细胞集落刺激因子
GOT	aspartate aminotransferase	天门冬氨酸氨基转换酶
GPT	alanine aminotransferase	丙氨酸氨基转移酶
GSH	glutathione	谷胱甘肽
GSH-PX	glutathione peroxidase	谷胱甘肽－过氧化物酶
GST	glutathione S-transferase	谷胱甘肽－S－转移酶
GU	gastric ulcer	胃溃疡
H^+-K^+-ATP	H^+-K^+-ATPase	氢钾 ATP 酶
H2-R	histamine (2)-receptor	组胺 2 受体
HCT	haematocrit	红细胞压积
HE	hematoxylin Eosin	苏木素伊红
HGB	hemoglubin	血红蛋白

HGF	hepatocyte growth factor	肝细胞生长因子
HIV	human immunodeficiency virus	人体免疫缺损病毒/艾滋病毒
HL	Hodgkin's lymphoma	霍奇金淋巴瘤
HO-1	heme oxygenase-1	血红素氧合酶 - 1
HP	hereditary pancreatitis	热带性胰腺炎
Hp	*Helicobactor Pylori*	幽门螺旋杆菌
HPV	human papilloma virus	人类乳头瘤病毒
HRP	horseradish peroxidase	辣根过氧化物酶
HSP-70	heat-shock protein 70	热休克蛋白 - 70
HUVEC	human umbilical vein endothelial cell	人脐静脉内皮细胞
IAP	inhibitory apoptosis protein	凋亡抑制蛋白
IARK	IL-1 receptor-associated kinase	白介素 1 受体相关激酶
IBC	Invasive bladder cancer	浸润性膀胱癌
IBD	inflammatory bowel disease	炎症性肠病
ICAM-1	intracellular adhesion molecule-1	细胞黏附分子 - 1
IgG	immunoglobulin G	免疫球蛋白 G
IL-8	interleukin-8	白介素 - 8
IL-8-R	interleukin 8-receptor	白介素 8 受体
iNOS	inducible Nitric Oxide Synthase	诱导型一氧化氮合成酶
InsP3-R	inositol 1, 4, 5-triphosphate receptor	三磷酸肌醇受体
IR	integrin receptor	整合素受体
JAK	janus kinase	酪氨酸蛋白激酶
JNK	c-jun N-terminal kinase	c-jun 氨基端激酶
LDH	lactate dehydrogenase	乳酸脱氢酶
LDL-R	low density lipoprotein-receptor	低密度脂蛋白受体
LO	lipoxygenase	脂氧化酶
LOX	lipoxygenase	脂氧化酶
LPS	lipopolysaccharides	细菌脂多糖
LYM	lymphocyte	淋巴细胞
MAPK	mitogen-activated protein kinase	有丝分裂原激活蛋白激酶
MCP	monocyte chemoattractant protein	单核细胞趋化蛋白
MDA	malondialdehyde	丙二醛
mgprot	millgram protein	mg 蛋白
MIF	migration inhibition protein	迁移抑制蛋白
MIP	macrophage inflammatory protein	巨噬细胞炎性蛋白
MM	multiple myeloma	多发性骨髓瘤
MMP	matrix metallo proteinases	基质金属蛋白酶
MONO	monocyte	单核细胞
MT	metallothionein	金属硫蛋白
MTT	methylthiazolyldiphenyl-tetrazolium bromide	四噻唑蓝
NAT	arylamine N-acetyltransferases	芳香胺乙酰基转移酶

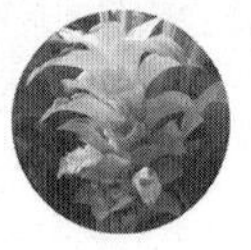

NEU	neutrophil	中性粒细胞
NF-κB	nuclear factor-kappa B	核转录因子 – κB
NGF	nerve growth factor	神经生长因子
NHL	non-Hodgkin's lymphoma	非霍奇金淋巴瘤
NOS	nitric oxide synthase	一氧化氮合成酶
Nrf-2	nuclear factor 2-related factor	核因子 – 2 相关因子
NSAIDS	non-steroidal anti-inflammatory drug	非甾体消炎药
OD	optical density	光密度
OME	omeprazole	奥美拉唑
p300-HAT	p300 histone acetyltransferase	p300 组蛋白乙酰基转移酶
PARP	poly ADP-ribose polymerase	DNA 修复酶
PCa	prostatic cancer	前列腺癌
PCNA	proliferating cell nuclear antigen	增殖细胞核抗原
PDGF	platelet-derived growth factor	血小板衍生生长因子
PEG	polyethylene glycol	聚乙二醇
PG	prostaglandin	前列腺素
PGE	prostaglandin E	前列腺素 E
PhK	phosphorylase kinase	磷酸化酶激酶
PKA	protein kinase A	蛋白激酶 A
PKB	protein kinase B	蛋白激酶 B
PKC	protein kinase C	蛋白激酶 C
PLC	primary liver carcinoma	原发性肝癌
PLT	platelet	血小板
PMs	physical mixture solid	物理混合物
PMSF	phenylmethyl sulfonylfluoride	苯甲基磺酰氟化物
pp60c-src	pp60c-src tyrosine kinase	pp60c-src 酪氨酸激酶
PPAR-γ	peroxisome proliferator-activated receptor-gamma	过氧化物酶增殖激活受体 – γ
PVP	polyvinylpyrrolidione	聚乙烯吡咯烷酮
RBC	red blood cell	红细胞
RIPA	radio immuneprecipitation assay	细胞组织裂解液
ROS	reactive oxygen species	活性氧
rTaq	thermu aquaticus DNA polymerase	嗜热菌来源 DNA 聚合酶
RT-PCR	reverse transcription-polymerase chain reaction	逆转录 – 聚合酶链反应
SBC	superficial bladder cancer	浅表性膀胱癌
SDs	solid dispersions	固体分散体
SDS	sodium dodecylsulfate	十二烷基磺酸钠
SDS-PAGE	sodium dodecylsulfate-polyacrylamide gel electrophoresis	十二烷基磺酸钠 – 聚丙烯酰胺凝胶
SEM	scanning electron microscope	扫描电镜
SHP-2	Src homology 2 domain-containing protein-tyrosine phosphatase 2	酪氨酸蛋白磷酸酶 2（含 SH2）

SOD	super oxide dimutese	超氧化物歧化酶
SPF	special pathogen free	无特殊病原体
STAT	signal transducers and activators of transcription	信号转导和转录激活因子
TEMED	tetramethylethylenediamine	四甲基乙二胺
TG	triglyceride	甘油三酯
TGF-β1	transforming growth factor-β1	转化生长因子－β1
TIMP-2	tissue inhibitor of matrix metalloproteinas-2	组织金属蛋白－2 抑制剂
TK	protein tyrosine kinase	蛋白酪氨酸激酶
TNF-α	tumor necrosis factor alpha	肿瘤坏死因子－α
TP	total-protein	总蛋白质
TPA	tissue polypeptide antigen	组织多肽抗原
Tris	tris (Hydroxymethyl) aminomethane	三羟甲基氨基甲烷
UGT	UDP-glucuronosyl transferase	尿苷二磷酸葡萄糖醛酸转移酶
UI	ulcer index	溃疡指数
uPA	urokinase-type plasminogen activator	尿激酶型纤溶酶原激活因子
UREA	blood urea nitrogen	血液尿素
UVB	ultraviolet radiation b	短波紫外线
VCAM-1	vascular cell adhesion molecule-1	血管细胞黏附分子－1
VEGF	vascular endothelial growth factor	血管内皮生长因子
WBC	white blood cell	白细胞
XD	xanthine dehydrogenase	黄嘌呤脱氢酶
XO	xanthine oxidase	黄嘌呤氧化酶
XRPD	power X-ray diffractometer	X 射线粉末衍射
ZnCM	Zn(Ⅱ)-curcumin	姜黄素锌